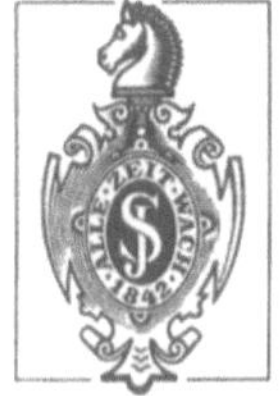

Monographien aus dem
Gesamtgebiete der Psychiatrie

**38**

Herausgegeben von
H. Hippius, München · W. Janzarik, Heidelberg
C. Müller, Prilly-Lausanne

Christoph Mundt

# Das Apathiesyndrom der Schizophrenen

Eine psychopathologische
und computertomographische Untersuchung

Mit 14 Abbildungen

Springer-Verlag Berlin Heidelberg GmbH

Priv.-Doz. Dr. med. Christoph Mundt
Psychiatrische Klinik der Universität Heidelberg
Abt. Allgemeine Psychiatrie mit Poliklinik
Voßstraße 4, 6900 Heidelberg

CIP-Kurztitelaufnahme der Deutschen Bibliothek
Mundt, Christoph:
Das Apathiesyndrom der Schizophrenen : e. psycho-
patholog. u. computertomograph. Unters. /
Christoph Mundt. – Berlin ; Heidelberg ; New
York ; Tokyo : Springer, 1985.
  (Monographien aus dem Gesamtgebiete der
  Psychiatrie ; Bd. 38)
  NE: GT
ISBN 978-3-642-86035-5     ISBN 978-3-642-86034-8 (eBook)
DOI 10.1007/978-3-642-86034-8

# Inhaltsverzeichnis

# 1 Problemstellung

## 1.1 Vorbemerkung

Das Vorlegen einer weiteren Schizophrenieverlaufsstudie unter einem vorwiegend psychopathologischen Aspekt bedarf heute einer Rechtfertigung. Die Zahl der in den letzten eineinhalb Jahrzehnten erschienenen Schizophrenieverlaufsstudien ist groß; sie mag den Eindruck erwecken, daß neue Ergebnisse nur aus einer verfeinerten Methodik zu erwarten seien, die sich abgrenzbaren Detailfragen zuwendet. Dieser Weg wurde vielfach beschritten und hat z. T. zur Ausbildung von Spezialgebieten mit nur noch schwer überschaubarer Literaturfülle geführt. Als Beispiele seien neben der klinischen Psychopathologie vorwiegend klassifikatorischer Provenienz die „high-risk"-Forschung, die experimentalpsychologische Vulnerabilitätsforschung, die „life-event"-Forschung, die sozialpsychologische Therapie- und Rehabilitationsforschung und die Ventrikelforschung genannt, zu deren Wertung im Grunde auch die Beurteilung der Demenzforschung an nicht psychotischen Alten berücksichtigt werden müßte.

Die Vorstellung eines hinsichtlich der Vielzahl der Forschungsansätze synoptischen Vorgehens unter dem Primat der klinischen Psychopathologie, wie es hier versucht wurde, ist von der Hoffnung getragen, zu einer verbesserten Integration der Ergebnisse der einzelnen Forschungsbereiche beizutragen und so zu einem in sich geschlossenen Bild vom schizophrenen Residuum zu kommen. Für den empirischen Teil der Studie bedeutet dies, daß, hypothesengeleitet, die nach dem Stand der Diskussion am wichtigsten erscheinenden Einflußgrößen auf das Apathiesyndrom der Schizophrenen gemeinsam und am gleichen Patientenkollektiv untersucht werden, damit eine Gewichtung dieser sonst zumeist getrennt voneinander untersuchten Variablen gegeneinander möglich wird. Die zu vermutende Komplexität der ätiopathogenetischen Einflüsse auf das Apathiesyndrom der Schizophrenen zwingt natürlich nach wie vor zu einer erheblichen Reduktion der zu untersuchenden Bereiche. Wir haben uns konzentriert auf die der Primärpersönlichkeit, der Morbuscharakteristika, der Hospitalisation und der Weite der zerebralen Liquorräume. Es wird zu zeigen sein, wie weit diese Auswahl von Faktoren in der Aufklärung der Varianz des Apathiesyndroms trägt.

Das Vorhaben einer Synopsis der am besten gesicherten maßgeblichen Einflußgrößen auf das Apathiesyndrom der Schizophrenen mußte methodologische Kompromisse eingehen. So konnte eine Langzeituntersuchung, die einen durchschnittlichen Krankheitsverlauf von mehr als 10 Jahren umfaßt, also über die Zeitspanne hinausgreift, nach der mit einer gewissen Regelhaftigkeit ein relativ stabiler Endzustand erreicht ist – in unserem Kollektiv 17 Jahre – nur retrospektiv angelegt sein.

Der Primat des klinisch-psychopathologischen Aspektes bei der Untersuchung der Patienten bringt trotz der Problematik der Begriffsbildungen, ihrer oft ungenügenden Präzisierbarkeit und Reliabilität den Vorteil einer Integration disparat erscheinender Forschungsrichtungen: Der heuristische Wert von morbusbezogener Verlaufsforschung, von Rehabilitationserfolgen und -mißerfolgen, von Ventrikelforschungen läßt sich nicht in einer Spezialterminologie destillieren. Der explorative Teil der Studie – dem Autor mindestens ebenso wichtig wie der hypothesengeleitete empirische – sollte helfen, den Konvergenzpunkt zu bestimmen, auf den die Ergebnisse so vieler disparat erscheinender Forschungsrichtungen hinstreben. Dazu war es nötig, neben aller Bemühung um Operationalisierung, die wesensmäßig stets ein Element starker Entfremdung in die individuelle Beobachtung trägt, den klinischen Blick für die unmittelbare Anmutung und Beeindruckbarkeit durch die Kranken freizuhalten, ohne systematisch verzerrend wirkenden Vorurteilen Tür und Tor zu öffnen. Das zweite Ziel der Studie neben einer Gewichtung der Einflußgrößen auf das Apathiesyndrom der Schizophrenen, nämlich dessen innere Schichtung, seine Struktur, den Sinn der Symptomvielfalt zu verstehen und mit einem Modell zu interpretieren, konnte nur durch dieses Offenhalten der klinischen Beeindruckbarkeit erreicht werden.

Zu danken haben wir allen Patienten und ihren Angehörigen, die die z. T. strapaziösen Untersuchungen geduldig mitgemacht haben; der Direktion und den Mitarbeitern des PLK Weinsberg, der Heime und des Therapeutikum Heilbronn für ihre Unterstützung; den Kollegen E. Glück, W. Radü, damals Radiologische Abteilung der Chirurgischen Universitätsklinik Heidelberg und K. Kohlmeyer, R. Shamena, Neuroradiologische Abteilung des Zentralinstituts für Seelische Gesundheit Mannheim für die computertomographischen Untersuchungen; Dipl.-Math. W. Morgenstern für seine statistisch-mathematische Aufarbeitung der Daten; Prof. Janzarik für seine anregende Beratung; Frau Bollschweiler für ihre Schreibarbeiten.

## 1.2 Das Phänomen und seine Bezeichnungen

Die Bezeichnung Apathiesyndrom versucht übergreifend zusammenzufassen, was mit immer wieder wechselnden Begriffen als etwas besonders Charakteristisches am Spätstadium schizophrener Erkrankungen, bisweilen auch an der prämorbiden Persönlichkeit, an Prodromi und den Intervallzuständen zwischen den Schüben angesehen wurde, oder auch als einziges, sich schleichend entwickelndes Krankheitsmerkmal. Kahlbaum gibt 1863 eine Beschreibung der Spätstadien bei Größenwahn, die das heute mit „Defekt" gemeinte Syndrom bei schizophrener Grunderkrankung kennzeichnet: Nach Beginn der Erkrankung mit Wahnsinn, Tobsucht oder Verwirrtheit könne es zu einem „Herabgesunkensein des psychischen Lebens kommen, namentlich der psychischen Leistungsfähigkeit auf eine niedrige Stufe, die etwa mit dem Seelenleben des Kindes oder gar dem eines niederen Tieres zu vergleichen wäre" (S. 64). Bei Höhenwahn – dem Größenwahn unserer Terminologie – könne „die Urtheilsschwäche fortschreiten, d. h. bis das Bild des Blödsinns an Stelle des Vergrößerungswahnes tritt und in seinem indifferenten Habitus auch jene charakteristischen Züge unterzugehen scheinen" (S. 80). Es ließen sich „Fälle aussondern, in welchen ... die psychischen Erscheinungen nur ein verwischtes Bild der Monomania grandescens (Größenwahn) erkennen lassen, Fälle, in welchen bei einem bis dahin ganz seelenkräftigen Menschen ... ziemlich plötzlich statt jener Wertüberschätzung nur eine auffallende Sorglosigkeit ... auftritt, worauf dann das geistige Interesse erlischt und endlich in dem rapiden Fortschreiten der geistigen Impotenz die vollständige Parallele zu dem am häufigsten wahrzunehmenden Bilde der Monomania grandescens erreicht wird" (S. 85). Kahlbaum gebraucht für diese Zustände auch den bis heute aktuellen Begriff der „dynamischen Einbußen". Es ist interessant, daß hier auch die Verflachungsphänomene der paranoiden Produktivsymptomatik bereits gesehen sind, das Verwischen des Individuellen, ein Phänomen, das z. B. von Berner (1965) und Gabriel (1978) in ihren Verlaufsbeobachtungen an wahnhaften Spätschizophrenien hervorgehoben wurde. In seiner einführenden Literaturübersicht weist Kahlbaum (1863) darauf hin, daß schon Esquirol Fälle von Größenwahn mit nachfolgender Demenz beschrieben habe. Calmeil, Bayle – der erstmals die nosologische Entität der progressiven Paralyse 1822 beschrieben hatte – hätten bereits an eine somatische Grundlage, eine Atrophie bestimmter zerebraler Lokalisationen als Ursache gedacht. Wie Neumann (zit. nach Kahlbaum) fasse aber auch er die Demenz nur als einen Krankheitstypus, der bei verschiedenen nosologischen Einheiten auftreten könne, nicht als eine solche nosologische Einheit selbst auf. In kritischer Haltung zu Griesinger (1845) und in Gegenposition zu Anschauungen, die Kraepelin (1904) später entwickeln wird, weist Kahlbaum mit einer erstaunlich modern anmutenden Auffassung darauf hin, daß sich Demenz als Endstadium vieler unterschiedlicher Krankheitsverläufe darbiete und schon deshalb nicht den „Prozeß" bezeichnen könne. Der „Terminalblödsinn" sei nicht Radix der Krankheit, sondern Komplikation.

Griesinger (1876) pointiert den Bezug von Akutsymptomatik zu dementen Endzuständen durch das Begriffspaar primäre Verrücktheit – sekundärer Blödsinn. Der „apathische Blödsinn" könne „mit oder ohne vorhergehende Komponente der Agitiertheit" auftreten. Die Kranken verlören die Farbigkeit ihrer inneren Bilder und Imaginationen, sie beschäftigten sich nicht mehr mit aktuellen Eindrücken und Erinnerungen, ja die Sprache scheine vergessen, denn sie gäben nur noch Bruchstücke der von früher gewohnten Äußerungen „halb zweckmäßig" von sich. Mit diesem „höchsten Grade von Stumpfheit der Phantasie und Nullität der Intelligenz" gehe einher die tiefste Schwäche des Willens. Auf Morel (zit. nach Scharfetter), der für die Konstituierung einer nosologischen Einheit die Kenntnis ihrer Symptomatologie, der Ursache, des Verlaufs und des Ausgangs forderte, soll der Begriff „démence precoce" zurückgehen (s. Scharfetter 1973), den er speziell für einen hebephrenen Verlaufstypus einführte. Kraepelin übernahm diesen Begriff, der sich bis um die Jahrhundertwende durchsetzte (Jahrmärker 1902; Stransky 1905; Trömner 1900), weil für ihn dieser Ausgang der Erkrankung zu einem diagnostischen Kriterium wurde und solche Krankheitsbilder einte, deren „gemeinsame Eigenthümlichkeit der Ausgang in eigenartige Schwächezustände bildet" (Kraepelin 1904), die aber von dem allgemeineren, z.B. auch die progressive Paralyse einschließenden Demenzsyndrom oder „Verblödungsprozessen" gesondert werden. Neben der Einbuße an Tatkraft und Regsamkeit, der „gemüthlichen Stumpfheit und geringen geistigen Leistungsfähigkeit" betont Kraepelin die Kritikschwäche und meist zunehmende Desorganisation des Denkens, Redens und Handelns, der oft eine verwahrloste äußere Haltung entspreche. Der Zerfall vormals kohärent geäußerter Wahnformen, die „faselige Verblödung", d.h. Zerfahrenheit oder „wahnhafte Verworrenheit" – eine Entwicklung wahnhafter Verläufe, die auch von modernen Autoren hervorgehoben wird (M. Bleuler 1972b; Ciompi u. Müller 1976; Gabriel 1978; Leonhard 1980) – ließen ihn das Schwergewicht jedoch auf den Demenzbegriff legen. Aus seiner Unterteilung der Endzustände in 9 Klassen ist bemerkenswert, daß sie gleitende Übergänge von der seltenen Heilung bis zum schwersten Apathiesyndrom mit aller möglichen Beimengung akuter Symptomatik zeichnen. Hingewiesen wird auf die „Vernichtung der einheitlichen psychischen Persönlichkeit, die Ausscheidung des Kranken aus der geistigen Gemeinschaft mit der Umgebung".

Im Gegensatz zu Kraepelin suchte E. Bleuler (1911) die Krankheit nicht vom Längsschnitt, sondern vom Querschnitt her zu erfassen und abzugrenzen. Obwohl sich E. Bleulers Namensgebung für die Krankheit – Schizophrenie – durchgesetzt hat, hielten er und M. Bleuler (1972) an der Bezeichnung Demenz für die schweren Endzustände fest, deren Apathieanteil innerhalb des psychopathologischen Gesamtbildes weitgehend im Autismusbegriff aufging, der seinerseits aber nicht speziell aus der Defektsymptomatik abgeleitet worden war. Wie auch die Introversionsthese Jungs (1973) impliziert dieser Begriff bereits eine Deutung, nämlich, daß es sich um eine

Abkehr von der Realität infolge der nicht mehr integrierbaren Spannungen eines in sich widersprüchlichen Charakters handle. Manche Autoren (Rümke 1942; Wyrsch 1949, 1960) behaupten, daß der schizophrenen Demenz etwas eigentümliches, spezifisches anhafte, das sie von organischen Demenzen unterscheidbar mache. Rümke weist auf das Praecoxgefühl hin, Weitbrecht (1962) auf das Fehlen mnestischer Störungen. Andere Autoren (Huber et al. 1979) können eine solche Spezifität in vielen Fällen nicht sehen und betonen gerade die Ununterscheidbarkeit des „reinen Defektes" von hirnorganischen Demenzen. Folgerichtig lehnen sie eine Interpretation des „Defektes" ab, die ihn als Einstellung, Verarbeitungsform und Schutzreaktion auf die Erkrankung einstufte.

Erst in den zwanziger Jahren mit den Arbeiten von Esser (1928) und Mayer-Gross (1932), später von Gerzberg (1937) über die rein asthenischen, pseudoneurotischen Endzustände nach produktiv schizophrenen Erkrankungen, die ohne Kenntnis der Vorgeschichte nicht als schizophrene Residuen zu erkennen seien, wurde der Demenzbegriff differenziert. Die bis dahin zusammengesehenen Komponenten der Müdigkeit, Willensschwäche, Gleichgültigkeit, affektiven Nivellierung, des Zerfalls der intellektuellen Leistungen und des Charakters des Bizarren, Absonderlichen, den die Patienten oft gewinnen, wurden zerlegt und einzeln benannt. Für die Benennung des Antriebsdefizits und der affektiven Gleichgültigkeit setzten sich Begriffe durch, die aus der Tradition dynamistischer bzw. von Insuffizienzhypothesen der Schizophrenielehre stammen: Kretschmer (1950) sprach wie Beringer (1926), von Verkürzung des intentionalen Bogens, von Versikkern der Energie auf freier Strecke, Conrad (1958) von Reduktion des energetischen Potentials, Janzarik (1959) von dynamischer Entleerung, später von dynamischer Insuffizienz (1968), Huber (1957, 1961, 1966) von der reinen Asthenie und dem reinen Defekt, dessen Erscheinungsbild in Beziehung gesetzt wurde zu ähnlichen Syndromen im Vorfeld der Psychose und – reversibel – in Intervallen zwischen den Schüben, während sich für das Element des eigentlichen Persönlichkeitswandels, also einer nicht von Apathie gekennzeichneten charakterlichen Entwicklung Schizophrener hin zum Exzentrischen, Bizarren, Skurrilen, Verschrobenen der Terminus Strukturverformung (Janzarik 1968) durchgesetzt hat. Die Zerfahrenheit, also formale Denkstörungen, wurden von Huber et al. (1979) als Akutsymptomatik angesehen und nicht zum „reinen Defekt" gerechnet, so daß drei Komponenten in der Psychopathologie des Endstadiums schizophrener Psychosen zu unterscheiden wären, die nur im Einzelfall isoliert, meist jedoch vermischt auftreten, also mehr Stilelemente oder Dimensionen als Kategorien darstellen: Potentialreduktion, Strukturverformung und Akutsymptomatik. Der Reinform einer fortbestehenden produktiven Akutsymptomatik ohne Potentialreduktion und Strukturverformung entspräche die „reine Psychose" Müller-Suurs (1949).

Die intensivere Beschäftigung mit den „asthenischen Basisstadien" zeigte, daß sich dort häufig eine produktive Mikrosymptomatik findet, die von Süllwold als Basisstörungen beschrieben wurde (1977). Sie wird in der Experimentalpsychologie und experimentellen Psychopathologie intensiv erforscht (z. B. Brenner 1983; Hartwich 1980). Auch älteren Autoren waren psychophysische Begleitsymptome schizophrener Psychosen bekannt, wie parästhesieähnliche Mißempfindungen, diskrete, fluktuierende Störungen der Wahrnehmung, des Körperschemas, leichte, fluktuierende Derealisations- und Depersonalisationserlebnisse. Die experimentellen Untersuchungen differenzierten diese als Störungen der Aufmerksamkeitsverteilung, des Sprachverständnisses, des Gedächtniszugriffs, der Auffassungsvorgänge und der Wahrnehmung, die offenbar weitgehend unabhängig sind von der Motivation der Patienten (Knight u. Sims-Knight 1979). Vor allem die Feinproduktivität der vegetativen Störungen, der Coenästhesien und Basisstörungen zeigt eine Ähnlichkeit mit Erscheinungen, wie sie bei schleichenden Krankheitsverläufen auch im Vorfeld der Psychose zu sehen sind (Glatzel 1972) und erinnern an die „reizbare Schwäche", die von vielen Autoren (Hecker 1913; Mauz 1930; Griesinger 1876; Fritsch 1976) als ein Signum der Primärpersönlichkeit Schizophrener angesehen wird.

Die Frage, wie sich Basisstörungen und die Befunde der psychophysiologischen Experimentalforschung zur schizophrenen Akutsymptomatik und zum „Defekt" verhalten, scheint noch ungeklärt. Es könnte sich um einen „trait" handeln, eine der Persönlichkeit eigene, ihre Vulnerabilität bedingende Eigenschaft sein, die sich auch bei Angehörigen Schizophrener findet. Es scheinen solche Störungen aber auch bisweilen erst mit der ersten Manifestation der Psychose aufzutreten, so daß manche Autoren zur Diskussion stellen, ob sie nicht schon zur Krankheitsmanifestation oder wenigstens zu ihren unspezifischen Begleiterscheinungen zu rechnen seien (Rey 1983; Oldigs et al. 1983). Schließlich ergibt sich das Problem, daß, angenommen es handelt sich bei den Basisstörungen um „traits", nicht sicher zwischen Eigenarten der Primärpersönlichkeit und einer Residualbildung als Folge einer psychotischen Entgleisung unterschieden werden kann. Zubin u. Spring (1977) gehen so weit, jede Defektbildung in der Schizophrenie überhaupt zu leugnen und zu behaupten, daß sich nach Abklingen der Akutsymptomatik, psychophysiologisch gesehen, das prämorbide Funktionsniveau wieder restituiere, wenn nicht Einstellungsänderungen, also ein quasineurotisches Phänomen das Verhalten des Patienten beeinflusse. Auf psychopathologischer Ebene kommt diese Annahme Janzariks strukturdynamischer Interpretation des Apathiesyndroms als einer prämorbiden Avitalität nahe.

Andere Autoren machten die geschilderte Gliederung der Defektsymptomatik nicht mit, sondern hielten an einem globalen Demenzbegriff bzw. einem ihm entsprechenden Synonym fest. So weist K. Schneider (1976) anhand der organischen Demenz darauf hin, daß die Störung von Teilleistungen wie mnestische Störungen und die Auffassungsfähigkeit zwar von der Urteilsfähigkeit als dem Kern des Gestörten bei der Demenz zu sondern seien, aber durch diese Leistungsstörungen nicht die Flexibilität, Offenheit, Selbstverfügbarkeit und damit die Persönlichkeit und ihre Werte und letztlich die Urteilskraft des Menschen affiziert würden. Auch Weitbrecht (1962) neigt eher einem globalen Demenzbegriff zu. Es sei nichts ungewöhnliches bei organischen wie schizophrenen Demenzen, daß Beeinträchtigung neben intakter Funktion stehe. In Anlehnung an Conrads (1958) gestaltpsychologische Analysen sieht er beim Dementen die Durchgliederung und thematische Verfügbarhaltung des Bewußtseinsfeldes, die Leistung, nicht Widerfahrnis sei, gestört, eine Störung, die auch partiell und reversibel sein könne.

Untersuchungen physiologischer Alterungsprozesse (Thomae 1983) zeigen jedoch, daß die organische Beeinträchtigung nur einen Faktor unter anderen für die Rückbildungsvorgänge abgibt. Aktive Hinwendung zur Umwelt, soziale Kompetenz, Lebenszyklen, wie frühes oder spätes Reifen der Persönlichkeit, gehen in Ausmaß und Erfolg der Auseinandersetzung mit der Umwelt im hohen Alter mit ein. Es ist nicht anzunehmen, daß das Altern Schizophrener sich solchen Regeln völlig entzieht. Sie werden vermutlich die von der Krankheit ausgehenden überindividuellen regelhaften Verlaufstendenzen überformen.

Im angelsächsischen Schrifttum hat sich statt einer begrifflichen Verfeinerung des psychopathologischen Gefüges des Residuums mit dem Ziel Grundstörungen, Elemente, Basisstörungen zu finden, eine solche der sozialen Behinderung durch den „Defekt" entwickelt mit dem Ziel, differente therapeutische und rehabilitative Hilfen zu entwickeln. Der akuten produktiven Symptomatik wird die Minussymptomatik als soziale Zurückgezogenheit gegenübergestellt (Andreasen 1982; Andreasen u. Osten 1982); der strukturierten, zielgerichteten Verhaltensweise des Gesunden die Behinderung des sozial nicht ausreichend kompetenten Schizophrenen. Die primären, sekundären und tertiären Behinderungen von Wing u. Brown (1970) umschreiben die Akutsymptomatik, die residuale Symptomatik und die „arme" Primärpersönlichkeit in ihren Auswirkungen auf das soziale Leben der Patienten. Die aus einem solchen Ansatz erwachsene Beurteilung und Beforschung der Copingstrategien (Brenner et al. 1983) stellt eine Verbindung zu den Vulnerabilitätshypothesen und der „expressed emotions"-Forschung her. Diese psychopathologisch globale, hinsichtlich der sozialen Auswirkungen jedoch differenzierte Beschreibung des schizophrenen Residuums ist im angelsächsischen Sprachraum bestimmend geworden, sie spiegelt sich z.B. in den sozialpsychiatrischen Forschungsschwerpunkten der WHO, in den Konstruktionen der in dieser Forschung vielfach verwandten Beurteilungsskalen, die das Ausmaß des Residuums zumeist indirekt-pragmatisch an sozialer Kompetenz und Zurückgezogenheit bemessen. Auch die Untersuchung der „new long stay"-Patienten legen einen globalen Maßstab von Chronizität und Behinderung an, in die persistierende Akutsymptomatik ebenso eingeht wie Selbstgefährdung, Denkzerfall oder eine ungünstige soziale Situation mit Vereinsamung (Magnus 1967; Todd et al. 1976). Für die Weiterentwicklung und Differenzierung des Kraepelinschen Defektbegriffs haben diese sozialpsychiatrischen Forschungen aber trotz ihres globalen und hinsichtlich der psychopathologischen Schichtung theoriearmen Charakters eine entscheidende Rolle gespielt, weil sie erstmals die Beeinflußbarkeit schizophrener Residualsymptomatik durch das soziale Umfeld nachwiesen und mit den Hospitalismuseffekten bekanntmachten, die einen Großteil der bis dahin als typisch schizophren erachteten Symptome als unnötige Komplikationen erscheinen ließen.

Es hat sich in den letzten Jahren also ein eher pragmatischer Defektbegriff durchgesetzt, der auf eine globale, die Gesamtpersönlichkeit einbeziehende Betrachtungsweise verzichtet zugunsten einer in Forschung und Praxis bequem zu handhabenden Operationalisierbarkeit von Teilaspekten, die die Schizophrenie im Gegensatz zu den die 60er Jahre noch beherrschenden anthropologischen Ansätzen nun fast als Werkzeugstörung erscheinen lassen.

**Zusammenfassung**

Der Defektbegriff hat in der Psychiatriegeschichte durch Griesinger und Kraepelin eine wichtige ordnunggebende Rolle gespielt, dadurch aber möglicherweise eine Überakzentuierung erfahren: Er hat die Dichotomiesierung der idiopathischen Psychosen herstellen helfen, die trotz ihrer Problematik bis heute ein Eckstein unserer Systematik geblieben ist und vor Kraepelin nicht ausgearbeitet war. Die Forschungsarbeit seit damals hat eine außerordentliche Differenzierung in der Deskription des globalen schizophrenen Demenzsyndroms von einst erarbeitet, aus der sich die Themenbereiche der psychophysiologischen Basisstörungen mit der Vulnerabilitätshypothese, der sozialen Behinderungen mit der Beurteilung von Copingstrategien sowie die Erforschung der Bedeutung der emotionalen Ladung zwischenmenschlicher Beziehungen Schizophrener (EE-Forschung) als wichtigste Facetten herausheben. Der schizophrene „Defekt" gilt heute nicht mehr als irreversibel und progredient-prozeßhaft. Phänomenologisch werden Querverbindungen zu Eigentümlichkeiten der prämorbiden Persönlichkeit Schizophrener und ihrer Angehörigen sichtbar. „Defekt" und prämorbide Ausgangsbasis für die Sichtpsychose rücken in allen Forschungsansätzen enger zusammen.

## 1.3 Theorien des Apathiesyndroms

Dynamistische Theorien der Psychosen und ihrer Endzustände gehen auf die romantische Medizin des 19. Jahrhunderts zurück (Janzarik 1965a). Heinroth (1823) sprach von gewucherter Leidenschaft und Sünde. Übermäßig starke Aufregungen und Affekte wurden im Vorfeld psychotischer Zusammenbrüche von vielen Autoren beobachtet (neben Heinroth 1823; Griesinger 1876; Hecker 1913). Später wandelten sich die dynamistischen tendenziell mehr zu Insuffizienzhypothesen, die sich dann auch für eine Erklärung der Defektzustände anboten. Man sprach von Herabsetzung der Aufmerksamkeit (Masselon 1972), von apperzeptiver Verblödung (Weygandt 1904), Janet (1903) sprach vom „abaissement du niveau mental", Berze (1914) versuchte sogar eine neue Bezeichnung, Hypophrenie, einzuführen, weil er die „Herabsetzung einer allgemeinen seelischen Aktivität" für das wesentliche an der Schizophrenie hielt. Er vermutete im übrigen als Sitz der als organisch vorgestellten Schädigung den Hypothalamus, eine These, die bis heute aktuell geblieben ist. Dieser Gedanke findet sich in den modernen Theoriebildungen am reinsten wieder bei Huber und seiner Arbeitsgruppe (Huber 1957, 1981; Huber et al. 1979), die die Asthenie als ein basales Phänomen ansehen, in dem wohl „noch mehrere Störungen arbeiten" (Süllwold 1977) mögen, das aber Ursache, nicht Folge der „hochkomplexen Endphänomene" sei. Die verschiedentlich erhobenen Befunde einer Erweiterung des III. Ventrikels bei Schizophrenen schienen die alte Hypothese Berzes zu stützen, so daß Huber als Grundlage des schizophrenen „Prozesses" analog zu neurologischen Systemerkrankungen eine präsenile Stammhirninvolution vermutete, die das Apathiesyndrom der Schizophrenen infolge von Kompensations- und psychischen Restitutionsmechanismen zwar fluktuierend, aber im großen und ganzen doch mit Schüben progredient fortschreiten lasse, etwa vergleichbar der Multiplen Sklerose. Die Möglichkeit einer nur funktionellen Störung in einigen Fällen wurde eingeräumt.

Die meisten anderen Autoren, die in der Tradition dynamistischer Theorien stehen, vertreten jedoch eine vorsichtigere Meinung, die für eine multifaktorielle Genese offener bleiben soll. Kretschmer (1918) brachte mit seiner Temperament- und Konstitutionslehre, die allerdings objektivierenden Untersuchungen nicht standhielt (von Zeersen 1966), dynamische Aspekte, für deren Beschreibung er den Begriff der seelischen Kraft von Lipps (1909) entlehnte, mit den, zusammen mit Gaupp (1910) an der prämorbiden Persönlichkeit, der Paranoiafrage und dem sensitiven Beziehungswahn exemplifizierten Gedanken der „Entwicklung" zusammen. Auch Ey (1958) und Janzarik (1965 b) betonen das Ineinandergreifen dynamischer und struktureller, entwicklungsbedingter Faktoren in der „strukturelldynamischen Kohärenz". Im strukturdynamischen Denkmodell stellt sich das Apathiesyndrom der Schizophrenen – die dynamische Entleerung – als durch die Psychose freigelegte Vitalitätsschwäche dar, die durch die Zielvorgaben der Erziehungsrichtlinien verdeckt war, – zugleich eine Theorie der schizophrenen Primärpersönlichkeit.

Nur bedingt läßt sich der Autismusbegriff der Züricher Schule (E. Bleuler 1930; M. Bleuler 1972 a, b) mit den dynamistischen Auffassungen des Apathiesyndroms vergleichen, denn das entsprechende Synonym dieser Schule wäre eigentlich die schizophrene Demenz, die die kognitiven Störungen einschließt. Im Autismus muß nicht Apathie herrschen, er kann auch gespannte Verhaltenheit mit intensiven, nicht kommunizierten psychotischen Erlebnissen bedeuten, also eigentlich alles andere als Apathie. Dennoch gibt das Verständnis des Autismus in der Züricher Schule als Symptom, das funktionell zur Gespaltenheit der Persönlichkeit gesehen werden muß, den Hinweis, daß die intentionale Verarmung des chronisch Schizophrenen etwas sekundäres sei, das Ziel und Sinn verrät, einen defensiven Charakter habe, eine – unspezifische – Antwort auf die und nicht Ursache der Akutkrankheit sei, dem biologischen Untergrund der Persönlichkeit nicht näher als das Akutgeschehen sei, sondern fernerstehe, eher entwicklungspsychologischen, „neurotischen" Charakter habe. Leonhard wies bereits 1936 in einer Untersuchung schizophrener Endzustände darauf hin, daß die nur leicht defektuösen, oft noch mit erheblichen Schwankungen und phasischen Abläufen behafteten Patienten eine höhere Erblichkeit der Psychose aufweisen, als die zu den schwer apathisch stationären Endzuständen gelangten; auch dies für ihn ein Hinweis darauf, daß das Apathiesyndrom weniger mit der biologischen Fundierung der höher vererblichen phasischen Verläufe als vielmehr mit der psychosozialen Entwicklung der weniger hoch erbbelasteten schleichenden Verläufe in Zusammenhang zu bringen sei. Eine vergleichende Studie neurotischer und psychotischer Krankheitsverläufe von Ernst (1959) liefert ein weiteres Argument: Alles psychische Geschehen, das rasch, akut, dramatisch, variabel ist, habe auch die Fähigkeit zur Reversion – im neurotischen wie im psychotischen Verlauf –, während das langsam schleichende, das Entwicklungscharakter hat und die Gesamtpersönlichkeit ergreift, den Charakter des Irreversiblen, „gewordenen" gewinne. Ähnlich fassen die rein strukturellen Schizophrenietheorien der anthropologischen Psychiatrie und Psychoanalyse das Apathiesyndrom als Folge der strukturellen Störung auf. Schindler (1960) hat auf dieser Basis eine Interpretation verschiedener Formen der Defektbildung versucht.

Die sozialpsychiatrische Sicht der Minus-Symptomatik der chronisch Schizophrenen entspricht etwa dem eines Diathese-Streß-Modells (Fiedler 1979). Diesem Modell liegen die Ergebnisse der experimentalpsychologischen Forschungen (Hartwich 1980), der Expressed-Emotions-Forschungen (Angermeyer u. Finzen 1984), der Life-event-Forschung (Katschnig 1980, 1984) zugrunde.

Sie konvergieren zu der Annahme, daß eine Überforderung Schizophrener mit affektiv geladenen Eindrücken zu Folgen führt, die man allgemein als Auflösung von seelischen Ordnungs- und Funktionsstrukturen bezeichnen könnte. Als Beispiel seien die Hypothesen der gestörten Filterfunktion und der Auflösung von Gewohnheitshierarchien genannt. Kommt es nicht zu einer das psychopathologische Gesamtbild beherrschenden Exazerbation produktiver Symptome, so gehen doch geordnete Initiative, zielgerichtetes, planvolles Handeln, die Fähigkeit zum Austausch mit der Umgebung, zur Umstellung und Flexibilität verloren. Der „Defekt" erscheint dann in der Sicht dieser Forscher entweder als direktes Ergebnis solcher „Basisstörungen" oder als eine Schonhaltung, die die Patienten entwickelt haben, um ihre Störungen im sozialen Kontakt möglichst wenig zu manifestieren, oder als Kombination von beiden. So löst sich schließlich die Vorstellung von der Existenz eines morbus-intrinsischen schizophrenen Defektes völlig auf (Zubin 1980). Nach dem Abklingen der Produktivsymptomatik kehren nach Vorstellung dieser Forscher die seelischen Funktionen auf das prämorbide Niveau zurück, das freilich mit den fortbestehenden Lebensaufgaben oder Zielsetzungen des Patienten weiterhin überfordert sein mag. Es könne dann zu einer durch diese Überforderung erzwungenen Fehlanpassung kommen, deren deviante Verhaltensmuster aber nicht mehr direkt aus dem Morbus Schizophrenie ableitbar seien. Ähnlich argumentiert Ciompi (1984), der den schizophrenen Defekt für einen sozialen Artefakt hält, der bei optimaler sozialer Umgebung der Patienten nicht sein müßte. Schrittmacher dieser Auffassung vom schizophrenen Defekt als Hospitalismuseffekt, oder, allgemeiner formuliert, als sozial induziert, waren die bahnbrechenden Arbeiten von Wing u. Brown (1970), die die therapeutische Beeinflußbarkeit der schizophrenen Residualsyndrome nachwiesen. Wing u. Brown (1970) sehen das Apathiesyndrom als ubiquitär an, wo Menschen totalitären Strukturen ausgesetzt sind. Wenn sich persönliche Strebungen nicht mehr entfalten können, müsse die Initiative beschädigt werden. Der Schizophrene bringe aber eine erhöhte Vulnerabilität dafür mit. Zu einem Teil brauche er den sozialen Rückzug auch zum Selbstschutz, wie das Problem der Überstimulierung zeige. Schon Rümke (1942) hat darauf hingewiesen, daß der chronisch Schizophrene haushalten müsse mit seiner seelischen Energie bei „gelockertem seelischen Gefüge".

**Zusammenfassung**

Psychopathologische Hypothesen, die die Gesamtpersönlichkeit berücksichtigen und auf eine lange Tradition zurückblicken können (Janet, Berze, Ey, Conrad, Janzarik), sehen im schizophrenen Apathiesyndrom einen endothymen Vitalitätsverlust, der gleichermaßen biologisch fundiert wie entwicklungspsychologisch ausgestaltet ist.

Eine Sonderform dieser Auffassung stellt Hubers Hypothese von der präsenilen Stammhirninvolution dar.

E. Bleuler setzt die schizophrene Demenz weitgehend mit der autistischen Weltabkehr gleich, die er als einfühlbare Reaktion des Kranken auf seine Grundsymptome versteht.

Das sozialpsychologische Modell sieht das Apathiesyndrom der Schizophrenen – vereinfacht – als sozialen Artefakt (Zubin, Ciompi) an, der bei optimalen Lebensumständen für die Kranken, weder Über- noch Unterstimulierung, nicht sein müßte, andererseits auch Gesunde in Extremsituationen treffen kann.

Die Bereiche der EE-Forschung, der Vulnerabilitätsforschung und der Copingstrategien-Forschung haben keine expliziten Defekthypothesen generiert, rücken aber die Eigentümlichkeiten der Primärpersönlichkeit und des „Defektes" Schizophrener wesensmäßig eng zusammen.

## 1.4 Bedingungsfaktoren des Apathiesyndroms

Die nicht ganz einheitliche Begriffsbildung in der Literatur macht es in der folgenden Übersicht von Verlaufsuntersuchungen notwendig, auch solche Arbeiten einzubeziehen, die von einem globalen Defekt- oder Demenzverständnis ausgehen, von einem sozialen, das in der Erscheinung des Kontakt- und Interaktionsdefizits auch einen Aspekt der Apathie umfaßt, und schließlich solche, die nur von günstigem oder ungünstigem Ausgang sprechen, also eine Gesamtschau Persönlichkeits- und sozialbezogener Variablen vor Augen haben.

Obwohl die Phänomenologie schizophrener Residualzustände schon früh beschrieben wurde, kam es zu systematischen, quantifizierenden Untersuchungen erst mit einer verbesserten Methodologie, etwa ab Mitte unseres Jahrhunderts, wobei die Studien bis heute z. T. schwer vergleichbar blieben. In allerjüngster Zeit sind allerdings auch hinsichtlich der Vergleichbarkeit Fortschritte erzielt worden, so z. B. in der Vereinheitlichung diagnostischer Kriterien und damit der Patientenauswahl, des Einsatzes standardisierter Untersuchungsmethoden und der zunehmenden Planung von Verbundforschung. Überblickt man die größeren Studien seit etwa 1970, so ergibt sich der Eindruck einer großen Vielgestaltigkeit von Einflußgrößen (M. Bleuler 1972 b; Ciompi u. Müller 1976; Huber et al. 1979; Janzarik 1968; Mundt 1981; Strauss u. Carpenter 1972; WHO 1979; Möller et al. 1982).

Wir wollen versuchen, die Stoffülle durch Gliederung der Variablen in vier Gruppen übersichtlicher zu gestalten: Organische Faktoren, Faktoren der Primärpersönlichkeit, morbogene Faktoren und soziale Faktoren. Diese vier Bereiche erschienen auch am geeignetsten, die Fülle der erhobenen Befunde zu umgreifen.

## 1.4.1 Organische Faktoren

In diesem Abschnitt geht es im wesentlichen um die Ventrikelforschung an schizophrenen Patienten. Die Berücksichtigung biochemischer und psychopharmakologischer Forschung hätte den Rahmen dieser als psychopathologische Studie angelegten Arbeit gesprengt. Auf eine indirekte Weise mag aber doch wohl auch dieser Forschungszweig eine gewisse Berücksichtigung in der Studie finden: Die Hypothese, daß die Vulnerabilität des Schizophrenen in einer störanfälligen Homöostase der Neurotransmittersubstanzen ihr biochemisches Korrelat habe (Rüther 1984; Süllwold 1983) verweist im übrigen u. a. auf die erwähnten experimentalpsychologischen Befunde zurück. Eine solche „Transmitterlabilität" würde damit keine eigenständige Einflußgröße auf das Apathiesyndrom markieren, sondern nur die bereits experimentalpsychologisch gefaßte Einflußgröße Primärpersönlichkeit meinen, die sie aus anderem Blickwinkel und mit anderem methodischen Zugang dingfest zu machen sucht. Eine Hypothese der Schädigung psychischer Funktionen durch den Morbus selbst hat sie offenbar ebensowenig zu bieten, wie die Experimentalpsychologie (Zubin 1980), sie verlegt den Defekt vielmehr wie diese als biologisch fundierte Systemschwäche in die Primärpersönlichkeit.

Sieht man von den biochemischen Untersuchungen also ab, so sind die in der Literatur immer wieder untersuchten „Gehirn"-Variablen, die einigermaßen konsistente Ergebnisse brachten, solche, die sich auf zerebrale Substanzdefekte bzw. Atrophien, perinatale Hirnschäden und die erbliche Belastung beziehen (Huber 1981; Keppler et al. 1979; Leonhard 1936; Mednick 1970; Mednick u. Schulsinger 1968; Bogerts 1984).

Huber behauptete früher einen Zusammenhang zwischen umschriebenen Atrophien, die er mit luftenzephalographischen Untersuchungen chronisch Schizophrener gefunden hatte, insbesondere im Bereich des Hypothalamus und bei schweren Residualzuständen; diese Befunde wurden in jüngerer Zeit tendenziell bestätigt (Hawk et al. 1975; Huber et al. 1979; Strobl et al. 1980; Vogel 1973; Weinberger et al. 1979, 1980; Wyatt et al. 1981; Andreasen et al. 1982a, 1982b, 1982c; Golden et al. 1982; Okasha u. Madkour 1982; Nasrallah et al. 1982; Luchins et al. 1982; Stevens 1982; Tsuang et al. 1983; Jeste et al. 1983; Benes et al. 1982). Wie schon Vogel (1973) bei seiner luftenzephalographischen Untersuchungsreihe, die erstmals kontrolliert große Gruppen von Patienten unterschiedlicher Diagnosen einander gegenüberstellte und nicht mit einem Grenzwert die Ventrikelweiten in normal und pathologisch gliederte, sondern die Verteilungskurven der Kollektive verglich, gefunden hat, weisen Schizophrene tendenziell einen etwas höheren Median der durchschnittlichen Ventrikelweite gegenüber anderen Gruppen und normalen auf, aber ohne signifikante Unterscheidung. Insgesamt überwiegen die Arbeiten, die bei Schizophrenen tendenziell erweiterte Ventrikelsysteme gegenüber gesunden Kontrollprobanden, aber innerhalb der Normgrenzen finden. Diese Tendenz scheint besonders deutlich bei alten Anstaltspatienten, fraglich ist sie vor allem bei jungen akut kranken Schizophrenen. Neuere CT-Untersuchungen (Weinberger et al. 1979) behaupten neben unspezifischen Erweiterungen der Liquorräume unphysiologische Asymmetrien, die mit der Hypothese eines gestörten Interhemisphärenaustausches und -zusammenspiels bei Schizophrenen in Zusammenhang gebracht werden. Diese Hypothese wurde auch an Einzelfällen von Balkenaplasien exemplifiziert. Auch in unserem Kollektiv fand sich als Zufallsbefund bei einem einzelnen Patienten eine hühnereigroße Balkenzyste. Perinatale Schäden von unspezifischer Art wurden in der großangelegten Prospektivstudie von Mednick u. Schulsinger (1968) häufiger vorgefunden als in der Normalpopulation. Keppler et al. (1979) konnten ebenfalls Hinweise auf summativ wirkende perinatale Traumen und Schwangerschaftsbelastungen bei später schizophren Erkrankten finden, die sie über die Entstehung von Teilleistungsstörungen als Risikofaktor für die Erkrankung betrachten. Huber (1957) hatte hingegen in seiner früheren Studie zumindest im Bereich grobmorphologischer Veränderungen frühkindliche Hirnschäden ausschließen wollen. Bei den erwähnten prospektiven Studien ist aber zu beachten, daß zunächst nur der Zusammenhang mit dem Auftreten von Schizophrenie überhaupt, nicht auch der mit dem Auftreten eines ausgeprägten Defektsyndroms im Verlauf der Erkrankung erwiesen ist.

Als „erhöhte Demenzanfälligkeit" Schizophrener wird in der Literatur das Phänomen bezeichnet, daß gerade die schizophrenen Patienten mit den schwersten Residuen häufiger und ausgeprägtere, aber nicht früher einsetzende organische Psychosyndrome entwickeln als die Normalbevölkerung (Barrucci 1976; Ciompi u. Müller 1976; Huber et al. 1979; Müller 1981), ein Befund, von dem Ciompi u. Müller meinen, er könnte für einen organischen Faktor sprechen. Stevens et al. (1978) untersuchten die zeitliche Desorientiertheit bei alten Schizophrenen und fanden außer höherem Alter unter den Verwirrten häufiger solche mit früher Erstmanifestation und längerer Hospitalisationsdauer. Man muß bei diesen Studien aber fragen, ob wirklich klar zwischen schizophrener Demenz und schwerem hirnorganischen Psychosyndrom psychopathologisch zu unterscheiden ist, oder ob nicht die beiden Syndrome ineinander verfließen. So konnten Crow u. Stevens (1978) zeigen, daß zeitlich verwirrte, alte Schizophrene auch sonst schwerfälliger, unbeweglicher waren als nicht verwirrte Schizophrene und keinen Zeitbezug mehr hatten: Sie unterschätzten die Zeit, sie schien für sie stillzustehen. Ein Bezug zur allgemeinen schizophrenen Demenz und zu Hospitalisationserscheinungen schien deutlich. Auch Kick (1979) weist anhand von Residuen epileptischer schizophrenieähnlicher Psychosen darauf hin, daß die organische Vorschädigung vielleicht nur die Restitutions- und Kompensationsmöglichkeit für den schizophrenen Defekt mindert, ihn aber nicht bedingt. Auf der Ebene somatologischer Diagnostik wird denn auch die häufigere Erweiterung der äußeren Liquorräume bei alten Schizophrenen nie behauptet (Huber 1957; Gattaz et al. 1981), die der inneren bei alten und besonders schwer defektuösen bleibt strittig. Immerhin gibt es auch Patienten mit besonders schwerer Demenz und normalem Ventrikelsystem.

Als letzter der organischen Faktoren sei noch einer genannt, der negativ zum Ausmaß der residualen Apathie korreliert: die erbliche Belastung. Der alte Befund von Leonhard (1936) wurde in neueren Arbeiten mehrfach bestätigt (M. Bleuler 1972b), auch wenn seine Verbindung der leichteren Residuen nicht nur mit höherer Erbbelastung, sondern mit einem affektiven Element in der Symptomatik in methodologisch verfeinerten Studien neuerdings wieder in Zweifel gezogen wird (Hawk et al. 1975; Serban u. Gidnynsk 1975; Welner et al. 1977).

### 1.4.2 Faktoren der Primärpersönlichkeit

Sie sind mit der höchsten Übereinstimmung in allen empirischen Studien zum Ausgang der Erkrankung korreliert. Alle Autoren stimmen darin überein, daß schlechte soziale Anpassung, geringe Sozialkontakte ohne dauerhafte Partnerschaft, schizoide, introversive und anankastische Züge zu ungünstiger Langzeitentwicklung disponieren. M. Bleuler (1972b) findet die Beziehung Schizoidie – ungünstiger Langzeitverlauf nur bei Männern signifikant, so auch Sternberg et al. (1979); in der WHO-Studie (1979) ist eine beziehungsarme, schizoide Primärpersönlichkeit nach dem Kriterium psychiatrischer Vorbehandlung der zuverlässigste Prädiktor überhaupt. Der Broken-home-Situation wird von manchen Gewicht gegeben, in der Studie von M. Bleuler zeigte sie nur für Mädchen eine statistisch signifikante Korrelation zum ungünstigen Endzustand. Der Faktor der prämorbiden Intelligenz wird zwar von den meisten Autoren in seiner prognostischen Wertung für neutral gehalten (M. Bleuler 1972b; Eggers 1973; Huber et al. 1979), hohe Intelligenz, gemessen am Ausbildungsniveau, ist aber gelegentlich mit günstigem Ausgang korreliert (Eggers 1973; Huber et al. 1979), bei angelsächsischen Arbeiten der Standard des „professionellen" Berufs (WHO-Studie 1979).

Da in den Berufs- und Ausbildungserfolg auch stark andere Persönlichkeitsfaktoren als der der Intelligenz eingehen, haben Ciompi u. Müller (1976) aus all den genannten Einflußgrößen einen gemeinsamen Faktor der Ich-Stärke gebildet (s. a. Ciompi et al. 1979), der prospektive Relevanz für den Rehabilitationserfolg zeigte. Eine fordernd unzufriedene Einstellung zu sich selbst, also etwas wie Strebsamkeit, und eine entsprechend aktiv fördernde Haltung der Umgebung waren in Ciompis et al. (1979) Therapiestudie wichtigste Kriterien für die positive Entwicklung der Probanden in der Rehabilitation. Schließlich sei an dieser Stelle noch einmal auf die Bedeutung der affektiven Komposition der Primärpersönlichkeit für Verlauf und Ausgang der Psychose hingewiesen, wie sie in den Beobachtungen Janzariks (1968) an seinem Wieslocher Krankengut aufgezeigt werden konnte: Prämorbid avital, gefühlsarm erscheinende Patienten neigten zur Ausbildung besonders schwerer Residualsyndrome.

Zusammenfassend läßt sich zu dem Faktor Primärpersönlichkeit feststellen, daß die gehemmte, sozial schlecht angepaßte, einsame, psychisch „arme" Primärpersönlichkeit den in der Literatur mit höchster Übereinstimmung zu ungünstigem Verlauf, und das heißt im allgemeinen zum residualen Apathiesyndrom, korrelierten Faktor darstellt.

### 1.4.3 Morbogene Faktoren

Unter dieser Rubrik haben Ciompi u. Müller (1976) formale Aspekte des Beginns der Krankheit und ihres Verlaufs zusammengefaßt, die neben der

Symptomatik die „grundlegende und gestalthafte innere Mobilität des Krankheitsgeschehens" kennzeichnen sollen. Auch besteht große Übereinstimmung in der Literatur, daß eine Bewegtheit des Krankheitsbildes initial und im Verlauf mit einem günstigen Ausgang, also gering ausgeprägtem residualen Apathiesyndrom korreliert, und umgekehrt ein schleichender Beginn und einfacher oder progredienter Verlauf zu stärker ausgeprägtem Apathiesyndrom führt, während phasische Überlagerung und wellenförmiger oder schubweiser Verlauf günstiger seien. An diesem Problem haben sich die amerikanischen Bemühungen um die Operationalisierung von Diagnosen festgebissen. Ausgehend von skandinavischen Unterscheidungen psychogener (Faergeman 1963), schizophrenieformer (Retterstol 1968; Strömgren 1965), reaktiver (Langfeldt 1967), remittierender (Vaillant 1964b, 1978), zykloider (Perris 1974) und schizoaffektiver (Kasanin 1933) Psychosen wurde versucht, einmal das phasisch-schwingende Element, aber auch das reaktiv-hysterieforme, persönlichkeitsgebundene (Hollender u. Hirsch 1964; Hirsch u. Hollender 1969; Langness 1967) in Bezug zur Prognose zu setzen. Manschreck u. Petri (1978) haben dies kritisch zusammengefaßt. Die sehr seltenen Rückbildungen schwerer, jahrelang bestehender, dementer Endzustände glaubt M. Bleuler (1972b) nur bei solchen Verläufen zu sehen, die rasch in einem Schub zu einem solchen Residualzustand gelangt seien, den Katastrophenschizophrenien, nie bei solchen, die sich über lange Zeit entwickelt haben. Einer langen Ersterkrankung mit langdauernder Ersthospitalisation und sozialer Rückzugstendenz nach der Ersterkrankung wird eine ungünstige Prognose gegeben (M. Bleuler 1972b; Ciompi et al. 1976). Die Beziehung der affektiv phasischen Komponente im Beginn und Verlauf der Erkrankung zu geringer Apathie im Residuum wurde am nachhaltigsten von Leonhard und seinen Mitarbeitern (vgl. Leonhard 1980) herausgearbeitet. Schon in der Studie von 1936 fand er die Psychosen mit phasischer Unterlegung in ihrem Residuum instabiler und weniger schwer dement, die Symptomatik der stark bewegten, zykloiden Randpsychosen, Emotionspsychosen, Angst-Glücks-Psychosen und Motilitätspsychosen verspreche eine geringere Defektbildung, Zusammenhänge, die mit verfeinerten Methodik nicht verifiziert werden konnten (Hawk et al. 1975; Serban u. Gidnynsk 1975; Welner et al. 1974, 1977; Köhler 1983) und daher neuerdings wieder angezweifelt werden.

Die Beurteilung der prospektiven Valenz von Symptomen der Ersterkrankung ist sehr viel kontroverser, sieht man vom Element der Bewegtheit ab, das sich in der Diagnostik von Leonhard spiegelt, dem wohl einzigen Autor, der die Prognose nach der Initialsymptomatik zu stellen wagt. Die meisten Autoren (M. Bleuler 1972b; Huber 1961; Mundt 1981) betrachten Erstrangsymptome i. S. von K. Schneider bzw. Primärsymptome i. S. von E. Bleuler initial als ungünstig, Wahn und formale Denkstörungen als ungünstig bis neutral, affektive Störungen, initiale Depression, Coenästhesien und katatone Symptome als günstig hinsichtlich der residualen Apathie. Andere finden die Kriterien K. Schneiders ohne jede prospektive Valenz (Strauss u. Carpenter 1972). Die Zusammenhänge variieren allerdings stark. So fanden Kimura et al. (1978) z. B. bei adoleszentär beginnenden Psychosen gerade Autismus für die Langzeitentwicklung günstig. Auch in der WHO-Studie (1979) gab die initiale Symptomatik keinen guten Prädiktor ab, am ehesten als günstig erwiesen sich noch Coenästhesien, Affektstörungen und Derealisation. Einige Autoren sehen in den jahrzehntelangen Verlaufsgestalten eine Struktur, die vielleicht mit dem „Morbus", vielleicht aber auch mit allgemein wirksamen lebensgeschichtlichen Zyklen zusammenhängen: M. Bleuler (1972b) sowie M. Bleuler et al. (1976) sehen einen Kulminationspunkt der Krankheitsentwicklung in den ersten fünf Jahren nach ihrem Ausbruch. Ab dem 5. bis 10. Jahr komme es oft zu einer relativen Stabilisierung, von da an verlaufe die Krankheit nicht selten stationär, obgleich Veränderungen, auch dramatischer Art, häufiger zum Guten als zum Unguten, bis ins hohe Alter vorkämen. Auch Sternberg et al. (1979) fanden jenseits des 50. Lebensjahres eher eine Milderung des Autismus und überhaupt der Minussymptomatik. Sternberg führt dies auf psychoseunabhängige Persönlichkeitszüge der Asthenie oder „affektive Persönlichkeitseigentümlichkeiten" zurück, die sich verfestigen und akzentuieren können. Druzhinina (1979) sieht keine unbegrenzte Progredienz, auch nicht der ungünstigen Verläufe. Die Krankheit zeige sich am aktivsten im mittleren Lebensabschnitt und in der Involutionsperiode, während im Senium eine Erleichterung auftrete, unabhängig vom Zeitpunkt des Erkrankungsbeginns. Dieser Befund wird von Kontsevoy u. Sudarera (1979) bestätigt, deren Kollektiv von Patienten mit akut rezidivierenden Schizophrenien eine Progredienz der Defektbildung nur im Jugend- und Mittelalter des Lebens zeigte, auch wenn Schübe bis ins Senium auftraten.

### 1.4.4 Soziale Faktoren

Wing u. Brown haben 1970 drei psychiatrische Großkrankenhäuser mit unterschiedlich aktiven Therapie- und Rehabilitationsprogrammen verglichen und gefunden, daß die Aktivität und Einstellung des Personals und die Anregungen der sozialen Umgebung der Patienten korrelieren mit ihrer Selbständigkeit und Entlassungsfähigkeit. Die daraus entwickelten Anschauungen von Unter- und Überstimulierung, von den primären und sekundären Behinderungen Schizophrener als Ausdruck einer unspezifischen Reaktion einer besonders vulnerablen Gruppe von Menschen auf soziale Situationen vom Charakter der „totalen Institution", sind mittlerweile vielfach bestätigt worden. Hartmann (1980) sieht die Unterbringungsbedingungen zu etwa einem Viertel am Zustandekommen der Defektvarianz beteiligt, „morbus"- eigene Faktoren zu einem weiteren Viertel, der Rest von 50% Varianz bleibe ungeklärt. Ciompi et al. (1979) konnten in dem bereits erwähnten therapiebezogenen Katamneseprojekt zeigen, daß dem Faktor „soziale Erwartungen" von seiten des Personals eine prädiktive Valenz für den Rehabilitationserfolg zukommt, wobei günstigerweise eine gewisse Unzufriedenheit, Strebsamkeit oder aber auch Trotz auf seiten des Rehabilitanden diesem Engagement entsprechen sollten, ein Faktor, der auch in den Fällen adoleszentär Früherkrankter von Kimura et al. (1978) zu geringer späterer Defektbildung korrelierte. Dieser Faktor könnte sich auch in den Beschreibungen der gut wirksamen Eigenschaften eines rehabilitativen Settings spiegeln, wie sie mit den empirischen Untersuchungen von Bennett u. Wing (1963), Early (1965), Wing (1960), Cheadle u. Morgan (1972) vorliegen.

Marinow (1971) gliedert in einer über 15 Jahre laufenden Katamnesenstudie die schizophrenen Endstadien in apathisch-hypobulische, halluzinatorisch-paranoide, katatone und paranoide und konnte zeigen, daß die apathischen mit 45% die höchste Verbleibrate am Ende der Katamnese hatten, obwohl auch von ihnen viele nach Einführung der Neuroleptika – und wahrscheinlich bei einer aktiveren sozialen Umgebung – arbeitsfähig wurden oder in ihren Familien gehalten werden konnten.

Der Einfluß der sozialen Variable Familie scheint sehr unterschiedlich zu sein. M. Bleuler (1972 b) betont, daß nur „liebende Anteilnahme" von Vorteil sei, Brown et al. hatten 1962 erstmals mit aufwendiger Methodik die affektiv geladenen Interaktionen in Familien Schizophrener nach ihrer Rückkehr aus der Klinik untersucht und eine Beziehung zwischen Rückfallhäufung und intensiver Zuwendung von seiten der Familienmitglieder gefunden. In dieser Korrelation scheint eine Fülle von darunterliegenden Einflußgrößen eine Rolle zu spielen, wie Reaktivierung alter Beziehungsstrukturen und Konflikte, ambivalente Regression, also spezifische Überstimulierung bei allgemein verminderter Kompensationsfähigkeit. Diese Befunde wurden inzwischen von zahlreichen Arbeitsgruppen reproduziert und verfeinert (Angermeyer u. Finzen 1984).

**Zusammenfassung**

Bedingungsfaktoren für die Entstehung eines residualen schizophrenen Apathiesyndroms, wie sie sich aus den empirisch-objektivierenden Studien der letzten 2½ Jahrzehnte herausdestillieren lassen, können ziemlich erschöpfend mit den folgenden vier Bereichen zusammengefaßt und geordnet werden: „Primärpersönlichkeit", „Morbus", „Hospitalisation" und „Gehirn". Jedem Einflußbereich entspricht in der Literatur ein spezialisiertes Forschungsgebiet und eine elaborierte ätiologische Hypothese.

## 1.5 Eigene Vorüberlegungen. Apathie als Störung der Intentionalität

So klar der globale Aspekt eines Syndroms der Apathie nahezu bei jedem chronisch Schizophrenen in mehr oder minder starkem Ausmaß gesehen werden kann, so leicht löst sich dieses Syndrom andererseits auf, wenn man es näher ansieht und seine offensichtliche Heterogenität gliedern und begrifflich fassen will. Sehr bald stellen sich zudem bei der Beschreibung Termini und Anschauungsformen mit ätiologischen Implikationen ein. Beschreibt man die Apathie in ihrem sozialen Bezug, so stehen rasch die Thesen der Hospitalisierungsartefakte vor Augen; denkt man in tiefenpsychologischen Begriffen, gewinnen die Abwehrformen mit Spaltung, Fragmentierung und Projektion eine große Bedeutung und so fort. Dazu werden Zustände sichtbar, die einander ganz unähnlich sind und doch jeder in seiner Weise einen Eindruck von Apathie vermitteln, wie etwa intensiv mit ihrem Innenleben beschäftigte, an der sozialen Interaktion aber völlig desinteressierte Autisten, oder oberflächlich-heitere, „versandete" Hebephrene, die zwar aktiv sind, aber im sozialen Bezug ihres Handelns irrelevant und ohne Initiative erscheinen. In der Literatur gibt es Beispiele für eine sehr ausgedehnt-globale Betrachtungsweise wie bei M. Bleuler (1972 b) oder manchen angelsächsischen Sozialpsychiatern, die unter einem pragmatischen Gesichtspunkt nur noch von günstigem oder ungünstigem Ausgang sprechen, und solche für extrem zergliederndes, begriffliches Aufarbeiten aller Nuancen der Psychopathologie schizophrener Endstadien wie bei Huber et al. (1979) mit ihren 15 Prägnanztypen. Man mag sich erinnert fühlen an die Geschichte der Psychologie, in der die Ganzheitspsychologie einer zergliedernden Elementenpsychologie der Apperzeptionslehre folgte, oder an die Ablösung einer mechanistisch gewordenen Ich-Psychologie durch die wieder die Befindlichkeit des ganzen Menschen würdigenden Narzißmustheorien in der Psychoanalyse. Es erscheint notwendig und nützlich, hier einen eigenen Standpunkt zu bestimmen, wobei der die beste Optik verspricht, der sich zwischen den Extremen einer zu nahen und zu distanzierten Sicht ansiedelt. Es gilt, einerseits den ganzheitlichen Erlebens- und Befindlichkeitsaspekt des Subjekts im Auge zu behalten, andererseits einen Zugang zur Mannigfaltigkeit der Erscheinungsformen von Apathie und ihren sozialen Auswirkungen zu gewinnen. Dabei scheint es eine Grenze der Differenzierung der Begriffe zu geben, von wo aus der Gegenstand der Anschauung eher wieder verschwimmt und entgleitet. Die bewußte Beschränkung auf einige wenige Aspekte schizophrener Apathie soll diesem Umstand Rechnung tragen und doch gewährleisten, was für eine wissenschaftliche Untersuchung unerläßlich ist: die Definition dessen, was erforscht werden soll.

Die schizophrene Störung läßt sich mit Blankenburg (1971), Kimura (1980), Tellenbach (1978), Glatzel (1978) als ein Mangel an sozialer Bezogenheit beschreiben. Der Terminus Intentionalität (Rudolf 1979; Spiegelberg 1936; Mundt 1984) erscheint im Gegensatz zu „Antrieb" (Hansen 1978; Klages 1967) geeignet, das Gelingen oder Ausbleiben der Konstituierung einer von anderen geteilten sozialen Wirklichkeit begrifflich zu umspannen. Affekt und Gerichtetheit als gemeinsame Qualitäten des Intentionalen wurden in zahlreichen Konstrukten immer wieder als Intention konstituierend und – wenn pathologisch affiziert, der Selbstverfügbarkeit entzogen – als Kern schizophrener Störungen angezielt. Unter Bezug auf Sander (1932, 1962) wurde von Conrad (1958) u.v.a. das Konstrukt der Aktualgenese, von Kisker (1960) Lewins Feldtheorie und von den Daseinsanalytikern die Bezogenheit i.S. der Ontologie Husserls und Heideggers als transzendentale Organisation beigezogen, von Schultz-Hencke (1927) daraus das „Intentionale Gebiet" als eigenständige Triebregion gebildet; Rapaport (1967a) versuchte es mit dem Konstrukt der libidinösen Besetzung der Aufmerksamkeit zu fassen, Scharfetter (1976) mit dem des Ich-Bewußtseins; Janzarik (1959) übernahm für die Bezeichnung der Fähigkeit, das Erlebnisfeld von einer totalen Aktualität zu schützen, den Begriff Gerichtetheit oder Protensivität.

Intentionalität sei also in diesem Sinne der Verbindung von Affekt und Gerichtetheit als die Fähigkeit verstanden, Wahrnehmen, Bewegen, Wollen, Denken und Handeln verfügbar zu haben – und diese Verfügbarkeit wird eben am nachhaltigsten beim Erfordernis geprüft, in der sozialen Interaktion eine gemeinsame Sinnkonstituierung zu erreichen. Dieser Intentionalitätsbegriff sei an einigen normalpsychologischen Leistungen und einigen psychopathologischen Fehlleistungen exemplifiziert. Tugendhat (1981) weist in seinen sprachanalytischen Untersuchungen darauf hin, daß wir den konkreten Gegenstand wie den abstrakten Begriff, der in einem Wort enthalten ist, immer nur meinen können. Die unmerkliche Abstimmung mit dem Dialogpartner darüber, ob man dasselbe meint, ist der Kern der intentionalen Leistung. Diese Abstimmung ist ein affektiv geprägter Vorgang, der sich nicht nur im Verbalen abspielen muß. Empfänglichkeit für eine Bedeutungsdehiszenz zwischen den Interagierenden ist eine Voraussetzung, die Fähigkeit, das Wagnis einer eigenen Bedeutungsgebung – Meinung – einzugehen, eine andere, um Gegenseitigkeit, eben Interaktion, zu erreichen. Nur so in einer Dialektik der Setzungen kann eine Sprache erlernt, d.h. ihre ständig neu abzustimmenden Bedeutungssetzungen erfahren und das mit ihr gegebene Verstehens-, Verhaltens- und Kommunikationsrepertoire erworben werden. Entscheidend für den Erfolg von Intentionalität in diesem Sinne ist dabei nicht das Ergebnis der Übereinstimmung, sondern das Offenhalten der Dialektik, des Weges zur Übereinstimmung. Also: Die ratlose Feststellung, man verstehe sich eben nicht, ist keineswegs schizophren, sondern setzt die Wahrnehmungsfähigkeit für das Verfehlen eines gemeinsamen Bedeutungsgefüges in der Interaktion voraus. Intentionale Leistungen in diesem Sinne konsumieren seelische Energie, sie kosten Kraft, die der Kontrolle der gewissermaßen tentativ andrängenden,

eigenen Bedeutungssetzungen, z. B. von Projektionen, dient und der Überprüfung und Integration der Bedeutungsvorschläge realer und fiktiver Dialogpartner, des sozialen „alter". Aber auch im Kontakt mit der Natur ist eine dialektische Wahrnehmungsform erforderlich, damit die Bedeutungs-
konstituierung möglich wird. Die Arbeiten V. von Weizsäckers (1940) zu
seiner Gestaltkreislehre und Untersuchungen über sensorische Deprivation
(Gross et al. 1972) zeigen, daß eine Wahrnehmung auch der physikalischen
Realität, in der wir uns befinden, die ständige Verfremdung dieser Realität
durch Standpunktwechsel erfordert, also etwa minimale Fokusveränderun-
gen des Auges, minimale Lageveränderungen des Tastorgans und eine gewisse Dynamik von Tönen und Geräuschen. Ein völlig gleichmäßiger Ton
wird unhörbar. Dialogpartner auf der sinnesphysiologischen Ebene wird
sich das Subjekt selbst durch seinen steten Perspektivenwechsel, Analogon
zur Interaktion ist die stete Fokusänderung der sensorischen Ausrichtung,
die erst die Präzision eines Eindrucks möglich macht.

Man kann in diesen Fokusänderungen auf sensorischer Ebene ein sin-
nesphysiologisches Analogon zur seelischen Intentionalität sehen. Eine Störung der (seelischen) Intentionalität begegnet bei schizophrenen Psychosen
entweder im Verlust der Ganzheitlichkeit, prototypisches Symptom ist die
Zerfahrenheit, oder in der Entfremdung, prototypsches Symptom ist die
Wahnwahrnehmung. In beiden Fällen ist die Verfügbarkeit der tentativen
Bedeutungssetzungen, das Auf-dem-Weg-Sein zur Konstituierung der Bedeutung unterbrochen. Die Irritierung intentionaler Leistungen kann dabei
sehr verschieden ausgebreitet sein. Zerfahrenheit etwa oder der von Conrad
beschriebene Beginn einer Schizophrenie mit Physiognomisierung der
Wahrnehmung stellen umfangreiche, mehr oder minder das gesamte Be-
wußtseinsfeld umgreifende Intentionsstörungen dar, während kurzzeitig
auftretende, fluktuierende Basisstörungen oder etwa eine Wortfeldstörung
i.S. von Peters (1973) umschriebene Intentionsstörungen darstellen, die in
ein System weiterhin funktionierender Leistungen eingebettet sind. Es
scheint, daß Irritierungen der Intentionalität an Inhalten von erhöhter affektiver Ladung vermehrt vorkommen, ebenso bei zunehmender Komplexität und Vielschichtigkeit der Sinnsetzungen, etwa wenn Ironie mit in den
Dialog kommt (s. Fallbeispiel Mundt 1980).

Für die Zwecke unserer Studie ließen sich drei Qualitäten der Intentionalität im schizophrenen Residuum differenzieren, der drei Fragebereiche
in unserem Schema einer halbstandardisierten Exploration entsprechen
sollten: Tempo, Strukturiertheit und Richtung[1]. Sprang die Langsamkeit

---

[1] Das hier mit Qualität intentionaler Leistungen gemeinte, also Tempo, Strukturiertheit und
Richtung, – hin auf eine gemein- oder privatweltliche Erlebnissphäre –, stellt gewissermaßen
das Positiv zum Negativ der drei Dimensionen des Abbaus internationaler Organisiertheit
dar, wie sie im Schlußkapitel beschrieben werden: der Asthenie, des Strukturverlustes und
des Autismus. Als Störung, Irritierung oder Labilität der Intentionalität wurden schließlich

und Zähigkeit aller Abläufe und die desinteressierte Abgewandtheit der Autisten sofort ins Auge, so blieb für die Strukturstörung des amorphen, unsteten und zerfließenden Sinnbezugs lange unklar, ob man hierin mit Huber et al. (1979) ein Stück Akutsymptomatik oder eine charakteristische residuale Erscheinung zu sehen habe. Wir haben uns entschlossen, dieses selten völlig fehlende Element i.S. einer „Lockerung des Gefüges" dem Residuum zuzurechnen. Das Tempo bezeichnet Schnelligkeit, Flüssigkeit und Stetigkeit mit denen Bewegungen des Körpers, der Willensbildung, von Aufmerksamkeit und Zuwendung ausgeführt werden. In dieser Dimension finden sich die häufigsten und ausgeprägtesten Veränderungen. Die Items für Augenblicksantrieb und Psychomotorik in unserem Explorationsschema sollen diesen Bereich vor allem erfassen.

Die Qualität der Struktur wird durch die übergreifende Bezogenheit mit durchgängigem Sinnzusammenhang des Wahrnehmens, Denkens und Handelns bestimmt. Ihre Störung kann sich ebenso in einer unsteten Konstituierung der Wahrnehmung, in instabilen Aufmerksamkeits- und Konzentrationsleistungen, in Basisstörungen wie auch in einem Verfall eines übergreifenden Sinnbezuges ausdrücken, dem dann nicht nur, wie bei manchen hospitalismusgeschädigten Patienten, das Interesse, sondern auch der durchgängige motivationale und Sinnzusammenhang verloren geht. Es kann dann zwar zu einer Fülle intentionaler Akte kommen, die aber der Umgebung nicht mehr verständlich und dem Patienten nicht nützlich sind. Es handelt sich um den Typus der hebephrenen Störung. In unserem Gesprächsschema soll diese Dimension vor allem durch die Fragen nach dem Zukunftsbezug, der Affektivität und der Sprache erfaßt werden.

Mit der Dimension der Richtung der Intentionalität soll auf das Phänomen des Autismus abgezielt werden. Es kann vorkommen, daß der vorherrschende Eindruck von der Intentionalität eines Patienten weder von dem des moros-zähflüssigen, beschwerlichen, noch dem des unverbindlich-unangestrengt-amorphen bestimmt wird, sondern starke Affekte in einer psychotischen Eigenwelt gebunden sind, neben der die reale äußere Sozialwelt kein Interesse mehr auf sich zieht. Vor allem dann, wenn Wahn und andere psychotische Erlebnisse kohärent geäußert werden können, scheint die Intentionalität weder in ihrer Stärke, ihrem Tempo, noch in ihrer Strukturiertheit so schwer wie in den anderen beiden Dimensionen gestört, wohl aber in ihrer Richtung, die nicht mehr auf die von allen geteilte soziale Wirklichkeit, sondern eben auf die sozial unverbundene und unverbindliche psy-

---

nur die aktuell gleitenden Sinnsetzungen, wie sie in Denkstörungen oder Phänomenen des naszierenden Wahns, wie den Wahnwahrnehmungen vorkommen, bezeichnet (Mundt 1980, 1984), während die genannten Dimensionen des Abbaus intentionaler Leistungen nicht als Intentionsstörungen im engeren Sinne, sondern als Schutz-, Schon- und erzwungene Folgehaltungen zur Vermeidung der eigentlichen Intentionsstörung, also des Sinngleitens, angesehen wurden chotische Eigenwelt weist. Diese Dimension der Richtung soll in unserem Schema vor allem durch die Fragen nach Wahn und Halluzinationen in Verbindung mit denen nach der Affektivität Berücksichtigung finden.

## Zusammenfassung

Aus den eigenen Vorüberlegungen entwickelte sich das Konstrukt der Intentionalität. Der Begriff soll die Fähigkeit eines Individuums kennzeichnen, in Wahrnehmen, Wollen, Denken und Bewegen die Bedeutungssetzungen verfügbar zu halten. Der Verlust dieser Verfügbarkeit ereignet sich beim Schizophrenen vornehmlich in zwei wesensverwandten Weisen: im Zerfall der Ganzheitlichkeit und in der Entfremdung; exemplarisch stehen dafür die Symptome der Denkzerfahrenheit und der Wahnwahrnehmung. Können diese Vorgänge als Instabilität, Irritierung und Gleiten, oder allgemein als (eigentliche) Störung der Intentionalität bezeichnet werden, so stellen, wie noch zu zeigen sein wird, die schizophrenen „Defekt"-Formen in der Interpretation dieses Modells erzwungene Ruhe-, Schon- und Schutzhaltungen für instabile Intentionalität dar.

# 2 Ziele und Methodik

## 2.1 Zielsetzung

Ausgangspunkt für die Studie war ursprünglich ein Interesse für den psychopathologischen Aufbau des Apathiesyndroms und seine psychodynamischen Beziehungen zu Primärpersönlichkeit, Biographie und Psychose. Bei der Präzisierung und Planung des Vorhabens erweiterte sich die Fragestellung dann aus der Überlegung, daß sich ohne wesentlich erhöhten Zeitaufwand weitere Daten im gleichen Untersuchungsgang erheben ließen, die eine Überprüfung vieldiskutierter Hypothesen ermöglichen würden. Die Einbeziehung der computertomographischen Erhebungen wurde durch eine günstige personelle Situation und das Entgegenkommen der Direktion des Psychiatrischen Landeskrankenhauses Weinsberg möglich. So standen am Ende der Vorplanung zwei Zielsetzungen: Zum einen Psychopathologie und Psychodynamik des Apathiesyndroms chronisch Schizophrener in der klinischen Anschauung kennenzulernen und evtl. zu Typisierungen oder Hypothesen über Aufbau und Entstehung zu gelangen. Dieser Teil der Studie sollte explorativen Charakter haben. Zum anderen sollte das Ausmaß des globalen Apathiesyndroms in Bezug gesetzt werden zu 4 Gruppen von Variablen, die zusammen mit ihren in der Literatur diskutierten Hypothesen mit den Stichworten Primärpersönlichkeit, Morbus, Hospitalisation und Gehirn gekennzeichnet seien. Zumindest von drei dieser Einflußgrößen, nämlich Primärpersönlichkeit, Morbus und Hospitalisation, ist bekannt, daß sie nachhaltigen Einfluß auf Verlauf und Ausgang der Krankheit haben; von der vierten, der Erweiterung der Liquorräume, ist dies umstritten, wird aber oft behauptet. Will man nun einzelne dieser Einflußgrößen untersuchen, wie dies etwa mit der Morbus-Variable in Form von Diagnostik und Affektivität in amerikanischen und skandinavischen Untersuchungen oft geschieht, so kann bei unvariater Betrachtung, unter Vernachlässigung der anderen, erwiesenermaßen wirksamen Variablen eine Verfälschung der Ergebnisse bis hin zum Zufallsbefund nicht ausgeschlossen werden. Dies gilt in gleicher Weise z. B. für sozialpsychiatrische Untersuchunges des Institutionalismusfaktors. Auch wenn das multifaktorielle Netz nie in einer Studie voll erfaßt werden kann, hoffen wir doch, die nach heutigem Kenntnisstand gewichtigsten Einflüsse zu erfassen, so daß wir bei Betrachtung der Einzeleinflüsse die jeweils übrigen als intervenierende Variable unter Kontrolle bringen können. Dieser Teil der Studie sollte also mit objektivierenden Befunden Hypothesen testen und idealerweise zu einer Gewichtung der genannten Einflußgrößen beitragen. Dabei konnten die zu prüfenden Einflußgrößen selektiv zu einem speziellen Anteil des schizophrenen Defektsyndroms, nämlich der Apathie, in Bezug gesetzt werden, eine Differenzierung, die z. B. Huber (1981) in einer Replikation seiner luftencephalographischen und der Bewertung seiner computertomographischen Befunde fordert. Aber auch i. S. einer psychopathologischen Grundlagenforschung schien eine gesonderte Betrachtung des Apathiephänomens innerhalb der globalen Defektsymptomatik mit komplexen Verhaltensmerkmalen, produktiver Symptomatik, den sozialpsychologischen Implikationen spezieller Milieubedingungen etc. in ihrem Bezug zur Affektkomponente im Krankheitsverlauf und zur Primärpersönlichkeit vielversprechender als die globale Zuordnung unterschiedlicher Endstadien. Der Komponente der Apathie kommt innerhalb der Residualsymptomatik auch unter sozialpsychiatrischen Gesichtspunkten eine zentrale Bedeutung für den Rehabilitationserfolg bei chronisch Schizophrenen zu (Marinow 1971), ihre Prädiktoren sind deshalb von größtem Interesse. Schließlich läßt sich Apathie sehr viel besser quantifizieren als die komplexe Globalsymptomatik des Residuums mit Verhaltensmerkmalen. Sie lassen sich sehr viel schwerer in eine in sich stimmige lineare Skala transponieren und würden damit von vornherein bestimmte statistische Verfahren ausschließen.

**Zusammenfassung**

Die Studie hatte ein ideographisches und ein empirisches Ziel. Das ideographische bestand darin, zu einer Anschauung von der psychopathologischen Schichtung und Struktur des Apathiesyndroms Schizophrener zu kommen und sie mit einem Modell zu interpretieren; die empirische Zielsetzung bestand darin, die vier Einflußgrößen Primärpersönlichkeit, Morbus, Hospitalisation und Gehirn quantitativ zu gewichten.

## 2.2 Methodik

Die Studie soll den Querschnitt eines Stichtages durch die Prävalenz chronischer Schizophrenie im Einzugsgebiet des Psychiatrischen Landeskrankenhauses Weinsberg legen. Von diesem Querschnitt aus werden die Daten zum Verlauf, zur Ersterkrankung und zur Primärpersönlichkeit erhoben. Die Retrospektivität der Studie stellt eine gewisse Hypothek für ihre Methodik dar, denn die Dokumentation der vor dem Querschnitt gelegenen Verlaufsdaten, die ja aus zweiter Hand übernommen werden mußten, ist inhomogen in ihrer Qualität. Zudem kann sich ein Vorurteil des Untersuchers bei ihrer Bearbeitung einschleichen. Eine prospektive Anlage der Studie konnte hingegen aus verschiedenen Gründen nicht in Betracht kommen. So hätte z. B. eine prospektive Untersuchung der Primärpersönlichkeit Schizophrener an „high-risk"-Probanden einen für den Einzelnen nicht mehr zu bewältigenden Zeitraum überspannen müssen, um eine Krankheitsverlaufsdauer von mindestens 10 Jahren – in unserer Studie 17 Jahren – zu erreichen, ganz abgesehen von der Größe des Kollektivs, das bei einer Erkrankungswahrscheinlichkeit von 10–15% zur Erzielung einer gewissen Varianz mindestens 1000 Personen hätte umfassen müssen, die wiederum über mehrere Dekaden katamnestisch hätten nachverfolgt werden müssen. Ein solcher Ansatz mußte natürlich von vornherein ausscheiden. So wünschenswert es auch wäre, alle Befunde selbst und frei von der Kenntnis der Endstadien erhoben zu haben, so ist doch die Retrospektive nicht wertlos. Hält man sich die doppelte Zielsetzung vor Augen mit dem explorativen und objektivierenden Teil, so ist für den explorativen die Übersicht über die Schicksale und Biographien langer Verläufe von mehreren Dekaden in den Augen zahlreicher Untersucher vielleicht sogar vorteilhafter. Lange Entwicklungslinien, das Wiederkehrende und Gleichbleibende in Persönlichkeit und Lebensthematik tritt deutlicher hervor. Für den objektivierenden Teil der Studie wurde in einigen Bereichen der Nachteil der Retrospektive aufgehoben: Die Verlaufsdaten aus den Krankenakten wurden durchschnittlich 2 bis 3 Jahre nach der persönlichen Untersuchung der Probanden erhoben, so daß die Erinnerung an sie meist verblaßt war. In dieser Hinsicht kann man für den Großteil des Kollektivs also von einer „blinden Zuordnung" ausgehen. Das gleiche trifft natürlich für die Zuordnung der computertomographischen Befunde zur Psychopathologie des Querschnittes zu. Die Daten wurden jeweils von verschiedenen Untersuchern erhoben, denen die Befunde der anderen bis zum Abschluß der Studie nicht zugänglich waren.

## 2.2.1 Patientenauswahl und Rekrutierung

Es wurden alle chronisch schizophrenen Patienten, die im PLK selbst voll- oder teilstationär untergebracht waren, untersucht, also diejenigen aus dem Akutbereich, dem mittelfristigen Bereich, einschließlich der Nachtklinik, und dem langfristigen Bereich der Daueruntergebrachten. Die beiden wichtigsten Heime der Region, die mit dem PLK zusammenarbeiten und von dort Patienten zugewiesen bekommen, wurden aufgesucht, und die dort lebenden chronisch Schizophrenen untersucht: das Heim Friedrichhof und das Heim Untersteinbach, bzw. das Seniorenstift Ingelfingen, das später die Patienten von Friedrichhof zum großen Teil übernommen hat. Als für die Region und das PLK Weinsberg maßgebliche Übergangseinrichtung wurde das Therapeutikum in Heilbronn aufgesucht, eine Rehabilitationseinrichtung mit beschützender Werkstatt und Unterkunft (Kunze 1977; Reimer

1977). Schließlich wurden alle chronisch schizophrenen Patienten ange-
schrieben, die seit Bestehen der Ambulanz des PLK Weinsberg und ihrer
Dokumentation dort registriert waren, soweit die Einschlußkriterien auf sie
zutrafen. Im Einzugsbereich des PLK Weinsberg gibt es an klinischen psychiatrischen Einrichtungen noch die Privatklinik von Dr. Denzel in Heilbronn
und das ehemalige Tuberkulosenkrankenhaus Tauberbischofsheim, das
jetzt für chronische Patienten zur Verfügung steht. Dort hielten sich zum
Erhebungszeitraum nach Auskunft des damals dort behandelnden Arztes
etwa 10 chronisch schizophrene Patienten auf, die unserem Kollektiv verlorengingen. Die Privatklinik Dr. Denzel befaßt sich mit Akutbehandlungen
nicht zu schwer gestörter Patienten. Eine Langzeit- oder gar Daueruntr-
bringung kommt dort nicht in Frage, so daß uns hier wohl keine nennenswerte Zahl von Probanden verloren ging. Über den Heimsektor hat Kunze
(1981) sorgfältige Erhebungen in der Region gemacht. Er fand, daß aus den
von 1970 bis zum Zeitpunkt seiner Erhebung im Jahre 1976 aus dem PLK
entlassenen, chronisch schizophrenen Patienten 128 in Heimen der Region
und 70 in vom PLK direkt versorgten Übergangseinrichtungen untergebracht waren, wobei erstere einen eklatant deutlicheren kustodialen Charakter aufwiesen, der sich in stärker ausgeprägten Hospitalismuserschei-
nungen der dort untergebrachten Patienten spiegelte. Die von uns untersuchten Patienten dürften den am wenigsten kustodialen Einrichtungen zuzurechnen sein: Nur das Heim Untersteinbach wurde nicht direkt vom Personal des PLK versorgt. Aber auch dort findet eine 14tägige Beratung durch
den Abteilungsleiter des langfristigen Bereichs des PLK statt; die von Kunze aufgeführten Merkmale der Unterstimulierung und Überversorgung treffen dort nach unserer Erfahrung nicht zu, und schließlich kam es dort zur
Remission einiger langjährig chronischer Residualzustände. Das Heim
Friedrichhof wurde ganz vom Personal des PLK geführt und als „ausgela-
gerte" Station betrachtet. Die Stationen im PLK selbst mit z. T. Wohnheim-
und Nachtklinikcharakter und der Möglichkeit voller auswärtiger Arbeit
bei kontraktierten Firmen, sowie das Therapeutikum sind gut beschrieben
(Kunze 1981; Reimer 1977) und dürften zu den therapieintensivsten ihrer
Art in der Bundesrepublik gehören. Wir gehen davon aus, daß die von uns
untersuchten Patienten zur Zeit der Erhebung ein Optimum an therapeuti-
schem und rehabilitativem Angebot nach dem heutigen Stand der Kenntnisse und praktischen Möglichkeiten erfuhren.

Aus der Kartei der Ambulanz des PLK wurden zunächst sämtliche Patienten aufgelistet, die seit Bestehen der Ambulanz dort registriert worden
waren und eine der Einschlußdiagnosen trugen, sowie mit Wahrscheinlich-
keit eine Krankheitsdauer von mindestens 5 Jahren zum Zeitpunkt der Erhebung hatten. Von diesen 352 Probanden wurden dann im Laufe einer
Nachprüfung der stationären Unterlagen 132 ausgesondert. Sie waren entweder schon in der Studie enthalten, oder es trafen die diagnostischen oder

Chronizitätskriterien nicht voll zu, oder aber sie waren nie in stationärer Behandlung des PLK. Auch in diesem Fall wurden die Patienten ausgesondert, weil ohne stationäre Krankenakte nicht zu erwarten gewesen wäre, daß genügend ausreichende Informationen über frühere anderweitige Krankenhausaufenthalte, die Art der Ersterkrankung und die Verlaufskriterien zu erhalten gewesen wäre. Lediglich 2 Probanden, deren Krankheit ausschließlich ambulant behandelt wurde, die also auch nicht in einer anderen Klinik stationär behandelt worden waren, gelangten in die Studie. Den verbleibenden 226 Probanden wurde ein Schreiben mit beigefügtem Antwortbrief zugesandt, das eine Einladung zur Untersuchung in der Ambulanz des PLK Weinsberg enthielt. Ein Großteil dieser Probanden schied aus verschiedenen Gründen aus. Unter den Rückantworten waren 50 Absagen, zum großen Teil verständlich motiviert mit Transportproblemen. Einige Probanden waren körperlich krank oder inzwischen an anderer Stelle stationär aufgenommen worden und konnten deshalb nicht kommen. Einige lehnten ab mit der Bemerkung, daß es ihnen gut gehe, und sie von einem niedergelassenen Nervenarzt gut betreut würden. Nur ganz vereinzelt kamen irrational oder verängstigt-wahnhaft wirkende Absagen.

Computertomographische Befunde konnten von 150 der 257 Probanden in der Studie gewonnen werden. Die Ausfälle kamen durch oft gut verstehbare Weigerungen der Probanden zustande, nur in wenigen Fällen waren organisatorische Schwierigkeiten verantwortlich, die z. B. dazu führen konnten, daß psychopathologisch untersuchte Probanden erst zu einem Zeitpunkt gefahren werden konnten, als sie nicht mehr erreichbar waren. Besonders für die ambulanten Probanden setzte die Teilnahme an dieser Untersuchung eine hohe Motivation voraus, da sie, außer der Reise mit dem Bus des Landeskrankenhauses von Weinsberg nach Mannheim, meist eine lange Anreise zum PLK und Abreise abends nach der Rückkehr aus Mannheim zu bewältigen hatten. Tabelle 9 zeigt die Quote der computertomographierten Probanden nach der Unterbringungsart. Da sich die Studie mit ihren Explorationen über einen Zeitraum von 3 Jahren hinzog, ergaben sich Schwierigkeiten durch die Fluktuation von Patienten. So waren von dem Kollektiv der Probanden im Therapeutikum zum Zeitpunkt der Datenerhebung im Sommer 1980 seit dem Stichtag etwa 20 Probanden entlassen, von denen nur ein Teil ambulant oder anläßlich einer Rehospitalisierung im Landeskrankenhaus nachuntersucht werden konnten. Auch auf diesem Weg gingen also einige Patienten des ursprünglichen Stichtagkollektivs für die Untersuchung verloren.


### 2.2.2 Die Diagnostik

Die Diagnostik der Weinsberger Klinik ist orientiert an der Schule von Kleist und Leonhard. Seit der Übernahme der Klinik durch Reimer 1969

wurde der Diagnostik der „Kieler Schule", die wiederum Bezug nimmt auf
Bürger-Prinz, vermehrt Geltung verschafft mit ihrer Tendenz, produktive
Psychosen mit affektivem Gepräge und günstigem Verlauf als zykloide
Randpsychosen diagnostisch abzugrenzen von den Schizophrenien. Schon
vor 1969 war diese Tendenz durch den Abteilungsarzt des Akutbereiches,
Ries, der praktisch alle schizophrenen Patienten der Klinik sah und ihre
Diagnostik durch jüngere Kollegen beaufsichtigte, vertreten. Es wurden
deshalb neben den Probanden mit verschiedenen Schizophreniediagnosen
auch solche eingeschlossen, die die Diagnosen zykloide Randpsychose, Mo-
tilitätspsychose, Emotionspsychose, Angst-Glücks-Psychose und die sehr
selten vergebene Diagnose schizoaffektive Psychose trugen sowie Patienten
mit der Diagnose paranoide Psychose in der zweiten Lebenshälfte und paranoide Involutionspsychose. Auf eine dieser Diagnosen hatte man sich,
nach in der Regel mehrjährigem Krankheitsverlauf und wiederholter Beobachtung und Beurteilung des Probanden, zum Zeitpunkt der Erhebung festgelegt. Das Kollektiv enthält also keine Probanden, die initial als Schizophrene angesehen, später aber definitiv anders eingeordnet wurden, es sei
denn, die späteren Diagnosen trugen lediglich Verdachtscharakter oder
wiesen nur auf einen Wandel des Krankheitsbildes zu mehr affektivem Gepräge hin. Dagegen wurden solche Patienten eingeschlossen, die initial eine
andere Diagnose trugen, wie etwa Psychopathie, Pubertätskrise oder endogene Depression, wenn man sich im Verlauf bis zum Erhebungszeitraum
auf eine der angeführten Einschlußdiagnosen festgelegt hatte. Unser Kollektiv schließt also initial unbestimmte Fälle ein, wenn sie im Verlauf ein-
deutig schizophren wurden, und schließt initial als schizophren angesehene
dann aus, wenn der Verlauf eine definitive Korrektur der Diagnose, nicht
wenn er eine Modifikation des Psychosetyps, notwendig machte. Die Diagnostik dürfte damit weitgehend der der „Heidelberger" und „Züricher"
Schule entsprechen mit der Orientierung an Erstrang- bzw. Primärstörungen und dem Einschluß günstig verlaufender und schizoaffektiver Psychosen. Der Anteil der letzteren Gruppe könnte in unserem Kollektiv etwas
größer sein als bei anderen vergleichbaren Untersuchungen. Wir haben allerdings darauf geachtet, daß kein als schizoaffektiv diagnostizierter Proband einbezogen wurde, der nicht irgend wann einmal produktive Symptome mit Halluzinationen oder Wahn gezeigt hat. Im übrigen gestatteten
die auf die RDC-Kriterien (Spitzer et al. 1978) bezogenen Items eine Überprüfung der Diagnostik mit international anerkannten Maßstäben.

Für die Definition der Chronizität haben wir uns an der Fünfjahresfrist
orientiert, von der M. Bleuler (1972 b) und Huber et al. (1979) sagen, daß
danach oft, wenn auch beileibe nicht immer, eine gewisse Stabilisierung des
Krankheitsbildes zu beobachten sei. Kontsevoy u. Sudarera (1979) wiesen
darauf hin, daß auch zunächst chronisch progredient verlaufende Schizophrenien in ihrer Progredienz nicht unbegrenzt sind, sondern trotz weiter

auftretender Schübe im mittleren Lebensalter oft keine Verstärkung der Defektsymptomatik mehr zeigen. Auch Angst et al. (1973) fanden sowohl bei schizophrenen wie bei schizoaffektiven Psychosen nur eine begrenzte Progredienz. Die psychotische Dynamik beschränkte sich auf 6–7 Phasen bzw. Schübe, danach sei es eher zu einer Abmilderung gekommen. Auch die Phasendauer habe eher abgenommen. „Chronizität" in unserem Sinne war auch dann gegeben, wenn von einer mit Vollremission ausgeheilten Ersterkrankung an, 5 Jahre vergangen waren, also eigentlich kein chronischer Krankheitsverlauf vorlag. In der Regel wurde der Beginn der Erkrankung für die Bestimmung der Fünfjahresfrist mit der Ersthospitalisation gesetzt; bei jüngeren Probanden oder solchen mit schleichendem Verlauf sowie den zwei ambulanten Fällen, die nie hospitalisiert waren, wurden die Angaben der Patienten und Angehörigen über Erstmanifestationen oder den „Knick" zur Persönlichkeitsänderung gewertet. Nur ein kleiner Teil des Kollektivs hat aber eine Krankheitsdauer, die um 5 Jahre liegt, der weit überwiegende Teil ist seit Jahrzehnten krank.

### 2.2.3 Die Gewinnung der Daten

Die Gewinnung der Daten gliedert sich in 3 Abschnitte: das Gespräch mit dem Probanden, die Durchsicht der Akten und die computertomographische Untersuchung.

### 2.2.3.1 Das Gespräch mit dem Probanden

Das Gespräch von ca. 1 Stunde Dauer bildete die Grundlage des psychopathologischen Querschnittsbefundes. Ziel des Gespräches war es, möglichst differenziert die Symptomatik und das Ausmaß des Residuums unter besonderer Berücksichtigung der Depravation der Intentionalität zu erfassen, sich in groben Umrissen über die noch bestehende, produktive Restsymptomatik zu orientieren und hinsichtlich der prämorbiden Persönlichkeit, des inneren Zusammenhangs der biographischen Entwicklung mit der Psychose, offen-explorativ zu sichten, welche Konturen sich zeigen. Dies letztere Augenmerk war bei den schwer- und schwerstgestörten Patienten naturgemäß oft unergiebig und hätte dort nur mit fremdanamnestischer Hilfe, wenn überhaupt, weiterverfolgt werden können. Bei den noch agileren und kontaktbereiteren Probanden des Therapeutikums und der Ambulanz, aber auch des Akutbereichs, konnten oft schlüssige Informationen über grundlegende Zielsetzungen und Konflikte vor Ausbruch der Psychose, auslösende Konstellationen, ihren Zusammenhang mit der Symptomatik und ihr weiteres Schicksal im Residuum gewonnen werden. Diese mehr kasuistische, nicht systematisch erhebbare Information hat vor allem das Bild von der

Primärpersönlichkeit verbessert und differenziert. Hauptaugenmerk galt aber dem eigentlichen Apathiesyndrom. Seine formale Beschreibung wurde unter 5 Aspekten versucht, dem Antriebsverhalten, der Affektivität, der Psychomotorik, der Sprache und dem Sozialverhalten.

Der Augenblicks*antrieb* im Gespräch soll die Reaktionsbereitschaft des Probanden unter leichten Außenstimuli, wie im entspannten Gespräch, aber auch auf Station oder in der Arbeitssituation zeigen. Dabei ist das Erregungsniveau zu vermerken, bemessen an Sprache, Psychomotorik und subjektivem Eindruck des Patienten sowie seinem Schlafverhalten. Die übergreifende Intentionalität wird in Zukunftsbezug und -planung geprüft, wobei einmal gesehen wurde, ob überhaupt ein Zukunftsbezug besteht und dann, wie strukturiert oder amorph, wie realistisch er ist. Die Freizeitbetätigungen ohne Außenstimuli sollen eine Aussage zum Spontanantrieb machen.

Die *Affektivität* des Probanden wurde im Hinblick auf Resonanz und Rapport beschrieben. Resonanz bezieht sich auf die Leichtigkeit oder Schwierigkeit, mit der eine affektiv getönte Reaktion im Gespräch zu erzielen ist, Rapport auf die Fähigkeit, sich auf Sinn und Atmosphäre des Gesprächs einzustimmen. In diesem Sinne wurde noch eine Wertung über Tiefe oder Stärke des Kontakts gegeben, d.h. das Ausmaß von Problembewußtsein, innerer Beteiligung einerseits und Fähigkeit, Affekte zu vermitteln, an den Untersucher zu bringen, andererseits. Die Kennzeichnung synton versus schizoid ergänzt den Affektivitätsbefund hinsichtlich Ambivalenz oder synthymer Geschlossenheit aller Strebungen. Wie für alle Dimensionen, so wurde auch hier die Information aus Fragen zu Einstellungen und subjektivem Empfinden, also aus der Anamnese, wie auch aus dem unvermittelten Gebaren des Probanden im Gesprächskontakt selbst gezogen. So wurden bei Fragen nach aktuellen Wünschen Inhalt und Art der Beantwortung mit dem in der aktuellen Situation sichtbar werdenden Affekt beurteilt. Besondere Dienste leistete dabei die „Lebensfrage", eine Frage, die auf eine Wertung der Erkrankung und ihre Bedeutung für die Lebensziele und die Biographie des Probanden durch ihn selbst abhob. Hier fanden sich alle Schattierungen affektiver Einstellung von völliger Gleichgültigkeit über Verbitterung und Ressentiment oder Leugnung bis zu beeindruckender Lebensklugheit.

Die *Sprache* des Probanden wurde beschrieben auf Lautstärke, Verständlichkeit, Spontaneität, Länge der Einzeläußerungen sowie Neologismen, Kohärenz und übergreifenden Sinnbezug. Die Fabel von der Biene und Taube wurde erzählt, Reproduktion und Sinnerfassung wurden gesondert beurteilt. Dabei wurden auch subjektive Angaben über diskrete Störungen der Aufmerksamkeit vermerkt.

Das *Sozialverhalten* der Probanden wurde wesentlich fremdanamnestisch beurteilt. Gespräche mit dem Pflegepersonal auf Station, dem behandelnden Arzt, mit Beschäftigungs- und Arbeitstherapeuten, in einigen Fällen auch dem unmittelbar Vorgesetzten an der Arbeitsstelle und den Angehörigen gaben einen Eindruck von der globalen sozialen Adaptation des Probanden und ergänzten oder korrigierten die Angaben des Probanden über den Antrieb unter mäßiger Außenstimulation oder ohne Außenreize in der Freizeit. Asoziales, aggressives oder sehr bizarres Verhalten wurden in dieser Rubrik festgehalten. Außerdem wurde überprüft, ob der vom Untersucher gewonnene Eindruck vom Aktivitätsniveau des Probanden charakteristisch für eine längere Zeitspanne von etwa 1–2 Jahren war, oder ob gravierende situations- oder phasenabhängige Schwankungen bekannt wurden.

Die *Psychomotorik* ergänzte im Großen und Ganzen die vorstehend geschilderten Einzeleindrücke vom Antriebsverhalten, wobei allgemein die gesamte Beweglichkeit und Lebendigkeit, die Harmonie der Bewegungen beurteilt wurden, und im besonderen „Ausdrucksträger" für Affekte in Mimik, Gestik und Stimmbildung. Der Gang wurde gesondert, wie auch der Gesamteindruck, auf Medikamenteneffekte beobachtet, die aktuelle Medikation registriert. Den Abschluß des Befundes bildete ein frei formulierter Globaleindruck des Untersuchers, der kurz Art und Qualität des Residuums sowie das hervorstechendste und charakteristischste am Gesamteindruck des Probanden enthielt.

Es versteht sich von selbst, daß nur die objektiv feststellbaren Beurteilungen immer umfassend erhoben werden konnten, während alle auf subjektiven Äußerungen der Probanden beruhenden Informationen, wie etwa die über Auslösekonstellationen, in Qualität und Umfang unterschiedlich ausfielen.

Nach der Abfassung des halbstandardisierten, frei formulierten Befundberichtes wurde für jeden Patienten ein IMPS-Bogen (Lorr et al. 1966) zur quantitativen Erfassung des Apathiesyndroms ausgefüllt. Die IMPS-Skala in ihrer Fassung von 1966 (Lorr et al. 1966) wurde gewählt, weil sie neben der AMDP-Skala das am besten ausgeprägte Apathieprofil hat (Mombour 1974). Schizophrene Residualsymptomatik scheint sich in ihrem psychopathologischen Aspekt in ihr noch am besten abzubilden, obgleich auch in dieser Skala das Apathieprofil das am wenigsten spezifische und „flachste" darstellt, weit flacher als etwa das für das „paranoide Syndrom". Auch ist es natürlich nicht spezifisch für eine psychiatrische Krankheit. Gegenüber der AMDP-Skala besitzt sie den Vorzug, einen geringeren Teil von für uns überflüssigen Fragen mitzuschleppen. Ein Ausweichen auf die sehr guten Skalen zur Erfassung der Sozialanpassung, wie etwa die Phillips-Skala (Philipps 1968), hätte den psychopathologischen Aspekt vernachlässigt.

### 2.2.3.2 Durchsicht der Akten

Die Durchsicht der Akten galt vorwiegend der Erfassung der Psychopathologie der Ersterkrankung, der Verlaufscharakteristik, der Hospitalisationsdauer und -häufigkeit sowie den sozialen Daten. Die in den Akten enthalte-
nen Informationen waren sehr unterschiedlich, so daß die Qualität und Zuverlässigkeit der nicht harten Daten, also vor allem der initialen und Ver-
laufspsychopathologie, ungleich geringer ist als die des Querschnittbefundes. Dies trifft vor allem für einzelne sehr spezielle Fragen der RDC-Skala
(Spitzer et al. 1978) zu, wie Gedankenausbreitung oder depressive Denk-
hemmung, während andere, wie Wahn und Halluzinationen, mit relativ
großer Sicherheit zu beurteilen waren. Die älteren, vor etwa 1960 ersthospi-
talisierten Patienten sind bei der Erstaufnahme meist psychopathologisch
differenzierter beurteilt als die später Erstaufgenommenen, auch Erbbelastung und Eigenarten der Angehörigen wurden öfters vermerkt; während
die Krankengeschichten später mit Zunahme der Durchgangszahlen allgemein kürzer wurden und sich mehr auf die sozialpsychiatrisch und für Therapie und Rehabilitation relevanten Lebensumstände der Probanden bezogen. Sehr unterschiedlich fielen auch die Angaben zur Primärpersönlichkeit
aus. Im allgemeinen ließ sich aber doch ein klarer Gesamteindruck vom
Krankheits- und Verlaufstypus gewinnen, auch wenn einmal Detailfragen
unbeantwortet blieben. Zwei von 257 Akten blieben trotz aller Mühen un-
auffindbar.

### 2.2.3.3 Die computertomographischen Untersuchungen

Eine genaue Beschreibung der Technik wird zu Beginn des entsprechenden
Ergebniskapitels gegeben. Hier sei nur erwähnt, daß die erste Gruppe von
70 Probanden in der Radiologischen Abteilung der Chirurgischen Universitätsklinik Heidelberg, die übrigen in der Radiologischen Abteilung des
Zentralinstituts für Seelische Gesundheit in Mannheim untersucht wurden.
Die Probanden, die sich für eine Teilnahme an der CT-Untersuchung gewinnen ließen, wurden in Gruppen von 6–8 Probanden vom PLK Weinsberg oder den Heimen in einem Bus zur Klinik nach Heidelberg oder
Mannheim und zurück gefahren, für die ambulanten Patienten mit ihren
z. T. erheblichen Anfahrtswegen zum Landeskrankenhaus eine nicht uner-
hebliche Belastung. Aus personellen Gründen konnte die Untersuchung
nicht an der Chirurgischen Klinik zu Ende geführt werden. Mit dem Wechsel des Geräts, der Untersucher sowie einem anderen Auswahlkollektiv für
die Zusammenstellung der Kontrollgruppe ergibt sich trotz erheblich ver-
feinerter Meßtechnik mit einem neuen Gerät die Möglichkeit systemati-

scher Fehler, die durch sorgfältigen Vergleich sowohl der Probanden wie der Kontrollpopulation beider Studienhälften beobachtet werden muß.

Bei der Aufbereitung des schriftlichen Befundberichtes haben wir uns an die von Wing (1961) angegebene Klassifikation chronisch Schizophrener angelehnt. Den dort vorgestellten Items, die auf Validität und Reliabilität mit befriedigenden Ergebnissen untersucht sind, liegt eine Fragen- und Explorationsstruktur zugrunde, die sich im größeren Teil mit der unseres Querschnittbefundes überlappt.

### 2.2.4 Der statistische Apathiebegriff

Grundlage der quantitativen Bestimmung des Apathiesyndroms ist die Inpatient Multidimensional Psychiatric Scale (IMPS) von Lorr et al. (1962a, 1966). Der einfache Summenscore von 9 der 90 Items, zu der Dimension „Retardation und Apathy" (RTD) zusammengefaßt, ergibt ein direktes Maß für globale Apathie. Sowohl Validität wie Reliabilität der Skala können als gesichert angesehen werden, der IMPS dürfte zu den am besten validierten Meßinstrumenten in der Psychiatrie überhaupt gehören. In einem Bericht von 1963 über die Geschichte des IMPS, seine Standardisierung und die Isolierung der Profile an einem 368 neuaufgenommene schizophrene Probanden umfassenden Kollektiv gaben Lorr et al. für die Interraterreliabilität Korrelationskoeffizienten von 0,82 bis 0,91 an, für die interne Konsistenz der Profile Werte von 0,75–0,92 und für die Test-, Retestkorrelation nach 8 Wochen medikamentöser Behandlung Werte bis 0,5, wobei das Apathieprofil und das für Expansion am stabilsten, das für Verwirrtheit am veränderlichsten waren. Die Anwendbarkeit des IMPS für den deutschsprachigen Raum haben Bender (1974), Jacobi (1974) und Mombour (1974) dargetan; letzterer fand eine gute Entsprechung der meisten Einzelprofile und der Profilsyndrome des IMPS mit denen das AMDP-Systems. Insbesondere die Apathieprofile der beiden Systeme korrespondierten gut miteinander.

Lorr (1966) selbst hat mit seinem Fragebogen auch chronische, langzeithospitalisierte Patienten untersucht. Sein Augenmerk war dabei allerdings mehr auf eine Gruppierung des Kollektivs in verschiedene Profilsyndrome gerichtet, die er mit Hilfe einer Clusteranalyse vornahm, als auf die Ausprägung speziell des Apathieprofils. Immerhin sind einige Ergebnisse für unsere Zwecke interessant: Alle Ausprägungsgrade des Apathieprofils kommen bei chronisch Schizophrenen vor. Stabile negative Korrelationen eines hohen Apathiescores bestehen zu den Profilen „Excitement" (EXC), „Hostile Belligerence" (HOS) und „Grandiose Expansiveness" (GRN). Für die positiven Korrelationen besteht eine außerordentlich große Varianz. Eine Untergruppe bildete sich, in der der Apathiescore hoch, und alle anderen ganz niedrig lagen. Diese Gruppe wird von Lorr als die eigentlich „apathische" angesehen, als die Patienten, die unter den chronisch Schizophrenen als hypodynam, autistisch abgewandt erscheinen. Gegenüber einer Population von akut kranken Schizophrenen kristallisierten sich bei der Untersuchung chronisch Schizophrener noch 2 Profilsyndrome heraus, nämlich „RTD" und „RTD + DIS", also ein Syndrom, bei dem lediglich das Apathiesyndrom stark, alle anderen schwach ausgeprägt sind und eines, bei dem das Apathieprofil und das Verwirrtheitsprofil hoch lagen. Dazu kommen bei einer chronischen Population, die im Rahmen einer Pharmastudie vorübergehend Medikamente entzogen bekam, noch zwei weitere Profilsyndrome, nämlich „EXC-DIS" und „HOS-MTD", Syndrome, die durch die entstehenden Erregungszustände wohl gut verstehbar sind. In allen Gruppen konnten im übrigen die 5 bekannten Syndrome der Normgruppe wiedergefunden werden, auf die wir weiter unten bei der Besprechung von Apathie und psychopathologischer Restsymptomatik eingehen werden.

Was kann die Clusteranalyse oder Ko-Varianzanalyse eines solchen Symptomkatalogs leisten? Die Isolierung der 10 Profile weist zunächst einmal auf einer sehr symptomnahen Ebene überzufällige Häufungen und damit eine Zusammengehörigkeit von Einzelsymptomen auf, deren gemeinsamer Charakter in dem Titel der einzelnen Profile Ausdruck findet. Das, was diese Profile voneinander trennt, wurde von Lorr Faktoren erster Ordnung genannt. Bei der weiteren Untersuchung von überzufälligen Häufungen ganzer Profile ergaben sich wiederum Syndrome, also Symptomkombinationen auf einer Ebene höherer Komplexität, nach deren Trennfaktoren wiederum gesucht werden konnte. Lorr hat sie Faktoren zweiter Ordnung genannt. Diese Faktoren zweiter Ordnung wurden in der ersten Studie von 1966 bestimmt als „Erregung versus Hemmung", „paranoider Prozeß" und „schizophrene Desorganisation". Die Varianz der Syndromprofile des Kollektivs von chronisch hospitalisierten Schizophrenen wird nach Lorr (1966) zu 45% von dem Vektor Disorganisation und Realitätsverlust, zu 26% von der Dimension Schuldbereitschaft versus Projektion, zu 17% von der Dimension Selbst- versus Fremdaggressivität und nur zu 6% von der Dimension Apathie bestimmt. Bei dem Vergleich mit den genannten drei Vektoren zweiter Ordnung, die in einem Kollektiv akut Kranker gefunden wurden, ergibt sich eine Entsprechung also nur für die Dimension schizophrener Disorganisation; man könne vermuten, daß sich bei einer chronischen Population die anderen Vektoren zweiter Ordnung verwischen.

Wing hat 1961 eine Skala zur Klassifikation von residualschizophrenen Patienten vorgelegt, die nicht nur das globale Ausmaß der Apathie bestimmen hilft, sondern auch qualitative Unterscheidungen trifft. Die sehr praxisnahe, mit erläuternden Interviewbeispielen versehene Darstellung gibt Interraterkorrelationen zwischen 0,78 und 0,93 an. Etwa die gleichen Zahlen wurden für den Teil der Skala angegeben, der sich auf das Verhalten der Probanden auf Station bezieht. Eine Validierung wurde außerdem noch mit einem anderen Instrument von Venables (1957) vorgenommen, das die Dimensionen „Aktivität-Rückzug" und „paranoid–nichtparanoid" als Kontinuum enthielt. Es ergab sich eine Übereinstimmung von 0,74. In einer Interpretation der mit diesen Skalen möglichen Klassifikation werden die entstehenden Untergruppen hauptsächlich zu Leonhards (1936) Einteilung der defektschizophrenen Krankheitsbilder in Bezug gesetzt. Venables' Zuordnung verschiedener Untergruppen, z. B. zu den nicht systematischen Schizophrenien, den phonemisch Expansiven und konfabulatorisch paraphrenen Gruppen, den proskinetisch Katatonen, den spracharmen Katatonen oder den autistisch Hebephrenen, spiegelt unsere Hoffnung, mit Hilfe dieser Klassifikation auch qualitative Unterscheidungen innerhalb schwerer Residualzustände herausarbeiten zu können, während die Anwendung des IMPS-Bogens in erster Linie der quantitativen Bestimmung eines globalen Apathiebegriffs dienen sollte.

Zur besseren statistisch quantifizierenden Handhabung der affektiven Unterlegung der Psychosen wurden aus den Items des RDC-Katalogs Affektivitätsscores gebildet. Der Konstruktion dieser Affektivitätsscores liegt die Überlegung zugrunde, daß durch die Einschränkungen des RDC-Katalogs die Gruppe der schizoaffektiven Psychosen zu klein sei, und die unterschiedliche affektive Färbung und Unterlegung der Gruppe der schizophrenen Psychosen zu wenig Berücksichtigung finden würde. Die Verwendung der Affektivitätsscores geht von einer dimensionalen Konzeption von Affektivität i. S. eines gleitenden Übergangs zwischen schizophrenen und affektiven Psychosen aus und nicht von einer kategorialen Unterscheidung. Es wurden alle Items aus dem RDC-Katalog verarbeitet, die auf Affektivität abheben, ohne Rücksicht auf die Einschränkungen, die das RDC-Manual für die Diagnose schizoaffektiv enthält. Ausgeschlossen wurden diejenigen Items, die schon eine Berücksichtigung der Residualsymptomatik enthalten können. Es wurden zunächst 4 Scores gebildet, für Depression bei Ersterkrankung und im Verlauf, und für Manie bei Ersterkrankung und im Verlauf. Aus diesen 4 Scores wurden durch Kombination noch der Depressionsgesamtscore, der Maniegesamtscore, der Initialgesamtscore, der Verlaufsgesamtscore und schließlich der Affektivitätsgesamtscore gebildet. Die Auswertung beschränkte sich im wesentlichen auf den Affektivitätsgesamtscore. Es kann kritisch eingewendet werden, daß ein solcher Score nicht faktorenanalytisch abgesichert ist, also nicht gewährleistet, daß die Intervallschritte gleich groß sind. Wir haben versucht, dem durch eine Kombination additiver und potenzierender Effekte nahezukommen. Der Score bleibt aber ein Behelf, der in Ermangelung geeigneter Instrumente lediglich eine orientierende Quantifizierung ermöglichen soll.

**Zusammenfassung**

Das untersuchte Patientenkollektiv soll die Punktprävalenz für chronische Schizophrenie im Einzugsbereich des PLK Weinsberg repräsentieren. Fallfindungskriterien waren die Diagnose des PLK Weinsberg zum Zeitpunkt der Untersuchung, eine mindestens 5 Jahre zurückliegende Erstmanifestation der Erkrankung und die Behandlung der Patienten in Ambulanz, Therapeutikum, PLK oder vom PLK betreuten Heimen. Untersucht wurden der psychopathologische Querschnittbefund, dokumentiert u. a. nach Wing und Lorr, die Krankenakten und die kraniale Computertomographie. Die Verlaufsdaten wurden nach RDC klassifiziert.

# 3 Ergebnisse

## 3.1 Statistische Deskription des untersuchten Kollektivs

Tabelle 1 charakterisiert das untersuchte Patientenkollektiv nach Geschlecht, Alter, Ersterkrankungsalter, Krankheitsdauer und Hospitalisationsdauer, jeweils bezogen auf die Unterbringungsart zum Zeitpunkt der Untersuchung. Männer und Frauen sind mit 51,6% und 48,4% fast gleichstark vertreten, wobei Frauen im ambulanten und vollstationären Bereich leicht überwiegen gegenüber dem teilstationären Bereich. Dies mag damit zusammenhängen, daß die Einrichtungen des teilstationären Bereichs in stärkerem Maße industrielle Arbeitsbedingungen mit eher männlichen Tätigkeiten als Resozialisierungshilfen anbieten, und Frauen im Haushalt eigener wie fremder Familien eher in geschütztem Milieu akzeptiert bleiben als Männer. Das Durchschnittsalter beträgt 45 Jahre. Es unterscheidet sich in den 3 Teilkollektiven kaum, erwartungsgemäß liegt es für den vollstationären Bereich höher, am höchsten für die in der Regel nicht mehr rehabilitierbaren Heimbewohner. Am jüngsten sind die Patienten des mittelfristigen Bereichs, hinsichtlich des Ersthospitalisationsalters liegen sie in der Mitte der drei Teilkollektive (Abb. 1). Die durchschnittliche Krankheitsdauer beträgt knapp 17 Jahre nach der Ersthospitalisation. Den längsten Verlauf zeigen die Patienten der Heime und Dauerunterbringung im PLK,

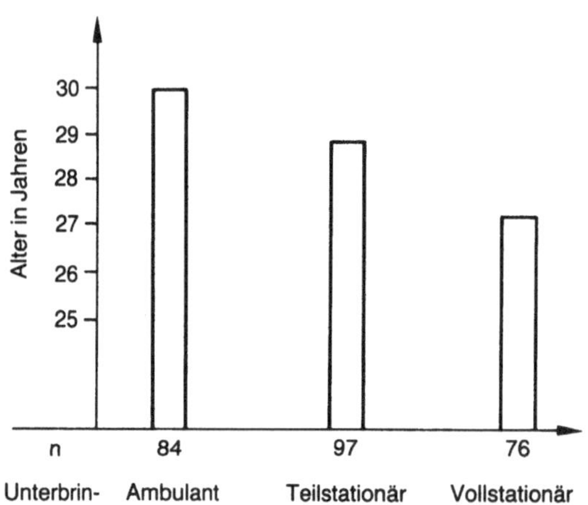



**Abb. 1.** Durchschnittliches Alter bei Ersthospitalisation

**Tabelle 1.** Statistische Deskription des untersuchten Kollektivs

| Unterbringungsart | n | Geschlechtsver-teilung in Prozent | | Durchschnitts-alter in Jahren | Durchschnitt-liche Hospita-lisationsdauer in Jahren | Durchschnitt-liche Krank-heitsdauer in Jahren | PLK-Enddiagnose in Prozent | |
|---|---|---|---|---|---|---|---|---|
| | | ♀ / | ♂ | | | | schizo-pren | schizo-affektiv |
| Ambulant | 84 | 56 | 44 | 45 | 1,4 | 15 | 76 | 24 |
| Teilstationär | | | | | | | | |
| Therapeutikum | 60 | 33 | 67 | 44 | 5,1 | 14 | 93 | 7 |
| Mittelfristiger Bereich PLK | 21 | 43 | 57 | 37 | 5,8 | 14 | 100 | 0 |
| Langfristiger Bereich PLK | 16 | 37 | 63 | 50 | 14,1 | 21 | 94 | 6 |
| Teilstationär gesamt | 97 | 35 | 65 | 43 | 6,9 | 15 | 95 | 5 |
| Vollstationär | | | | | | | | |
| Akutbereich PLK | 29 | 55 | 45 | 43 | 7,8 | 21 | 94 | 7 |
| Heime | 37 | 65 | 35 | 52 | 17,8 | 24 | 100 | 0 |
| Pflege PLK | 10 | 50 | 50 | 45 | 19,7 | 24 | 100 | 0 |
| Vollstationär gesamt | 76 | 59 | 41 | 48 | 14,1 | 23 | 97 | 3 |
| Gesamt | 257 | 48 | 52 | 45 | 7,3 | 17 | 85 | 15 |

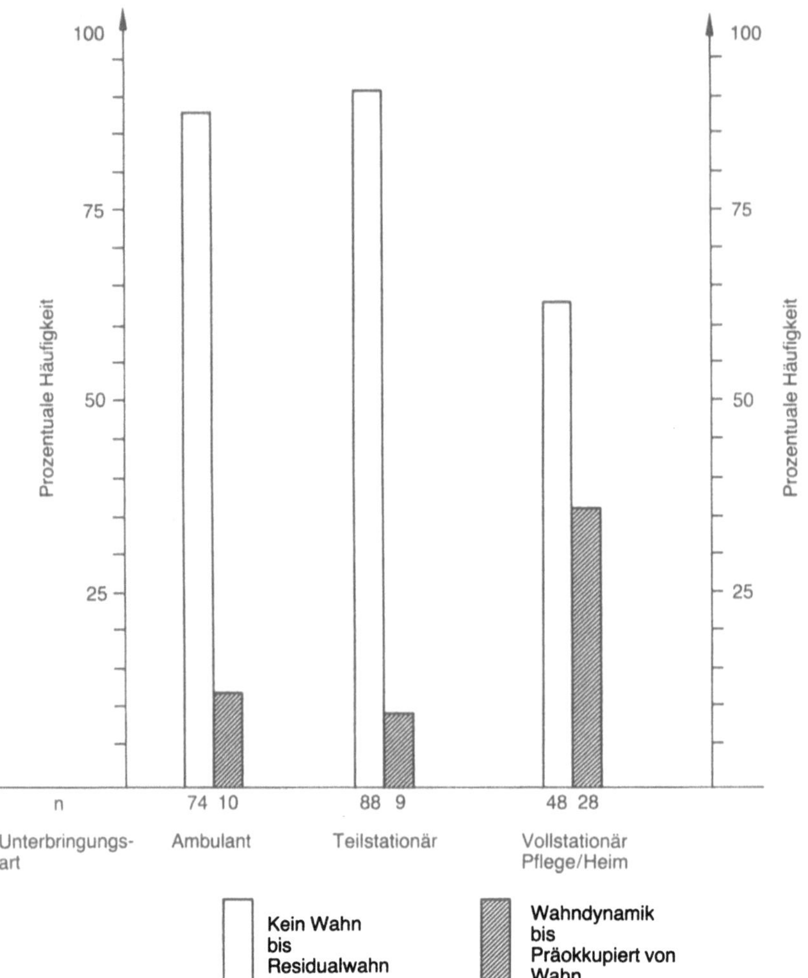


**Abb. 2.** Produktivsymptomatik (nach Wing 1961) und Unterbringungsart

zwar meist auch die ältesten, auf der Pflegestation aber doch mit relativ niedrigem Durchschnittsalter. Geht man davon aus, daß nach 5 bis 10 Jahren Krankheitsdauer statistisch gesehen eine relative Stabilisierung des Krankheitsgeschehens zu beobachten ist, so liegt unser Kollektiv im Durchschnitt weit jenseits dieser Grenze und kann also als „chronisch" gelten.

Die Diagnostik des PLK weist knapp 15% des Kollektivs zum Erhebungszeitpunkt der Gruppe der Mischpsychosen zu. Ihr Anteil ist unter den Daueruntergebrachten am geringsten, geringfügig höher unter den teilstationären und nimmt sehr deutlich zu für die ambulanten Patienten.

Eine fortbestehende, chronifizierte Produktivsymptomatik (Abb. 2) findet sich etwa bei der Hälfte der ambulanten und teilstationären Patienten, während die vollstationären nur zu einem kleinen Teil frei von floriden psychotischen Symptomen sind. Hier mag eine bessere Sozialanpassung mit hereinspielen: Es ist vorstellbar, daß Patienten z.B. des Therapeutikums besser gelernt haben, ihren Wahn zu verbergen, als daueruntergebrachte Patienten. Die Durchschnittswerte des Summenscores des Apathieprofils RTD des IMPS entsprechen erstaunlich exakt dem Ausmaß des Versorgungscharakters der Unterbringungsart (s. Abb. 13). Die Rangfolge, die sich in der Matrix gebildet hat, spiegelt eine in sich stimmige Stufenleiter von Selbständigkeit bis zu praktisch voller Pflege. Ganz gleich, ob man eher dazu neigt, in der Unterbringungsart die Ursache der Apathie zu sehen, oder glaubt, daß Apathie der Grund für die Unterbringungsart wurde, der Apathiescore zeigt genau die aktuelle Versorgungsbedürftigkeit an; davon kann wohl ausgegangen werden in Anbetracht einer recht umfassenden, flexiblen, gut durchlässigen Kette von gestuften Übergangseinrichtungen im Einzugsbereich des PLK Weinsberg.

Die Frage der Repräsentativität unseres Kollektivs muß gesondert nach den 3 Unterbringungsarten betrachtet werden. Zur Unterbringungsart „teilstationär" läßt sich verhältnismäßig einfach eine hohe Repräsentativität begründen: Das Therapeutikum und die ihm angegliederten beschützten Unterkünfte, sowie die teilstationären Einrichtungen innerhalb des PLK selbst sind im Einzugsgebiet des Landeskrankenhauses die einzigen. Dieser Bereich dürfte also voll erfaßt sein. Dabei ist allerdings zu berücksichtigen, daß außerhalb des Einzugsbereiches liegende, qualifizierte und bekannte Übergangseinrichtungen gelegentlich Patienten aus dem PLK zugewiesen bekommen, wenn dort der Eindruck besteht, daß diese Einrichtungen für sie geeigneter sind als die eigenen. Dies trifft hin und wieder für das Rudolph-Sophien-Stift in Stuttgart oder die Gustav-Werner-Stiftung zu. Wahrscheinlich gibt es aber einen ungefähren Ausgleich mit von außerhalb des Versorgungsbereichs einströmenden Patienten (Kunze 1981). Einen Anhalt für Zahl und Ziel der Entlassung schizophrener Patienten des PLK in den letzten Jahren gibt die Tabelle 2.

Die Repräsentativität ist für den Akutbereich dadurch gegeben, daß das PLK praktisch die einzig vollstationäre klinische Versorgungseinrichtung im Einzugsbereich ist. Wie oben erwähnt, besteht lediglich mit der Privatklinik Dr. Denzel in Heilbronn eine sehr kleine zusätzliche Einheit, die aber in der Versorgung von chronisch psychotischen Patienten einen zu vernachlässigenden Anteil trägt. Für den Heimsektor, den wir dem Bereich „vollstationär" zugeschlagen haben, gab Kunze (1981) an, daß von 1973 bis 1977 jährlich etwa 250 bis 290 Patienten aus dem PLK in Heime verlegt worden sind. Kunze gab für die gesamte Region eine Zahl von 57 Heimen mit 542 Plätzen an, dazu vier PLK-eigene mit 133 Plätzen, was etwa 20% der in der Region zur Verfügung stehenden Plätze gegenüber 80% in privaten Heimen bedeutet. Von den 1050 zwischen 1970 und 1976 verlegten chronischen

42

**Tabelle 2.** Entlassungsarten bei Patienten mit der Diagnose Schizophrenie 1974–1978 im PLK Weinsberg. n = Behandlungsepisoden

| Art der Entlassung | n | Prozent |
| --- | --- | --- |
| Keine verläßlichen Daten | 436 | – |
| Nach Hause entlassen | 1714 | 68,7 |
| Verlegt in anderes PLK | 32 | 1,3 |
| Verlegt in anderes Krankenhaus | 94 | 3,8 |
| Verlegt in Heim | 251 | 10,1 |
| Rehabilitation | 219 | 8,8 |
| Entlassen gegen ärztlichen Rat | 101 | 4,0 |
| Gestorben | 36 | 1,4 |
| Sonstiges | 29 | 1,2 |
| Unbekannt | 19 | 0,8 |

Patienten seien 128 Schizophrene gewesen, von denen wiederum 70 in PLK-eigenen, 58 in privaten Heimen untergebracht wurden. Die Hälfte der ehemaligen schizophrenen Dauerpatienten des PLK lebe in Einrichtungen außerhalb des Einzugsbereiches des PLK. Die Basisdokumentation des PLK Weinsberg weist für die Jahre 1974 bis 1978 251 Verlegungsvorgänge von Schizophrenen in ein Heim aus mit insgesamt 208 Patienten, von denen also einige vorübergehend zurückverlegt wurden. Diese Zahl liegt etwas höher für einen kürzeren, etwas späteren Zeitraum, als die von Kunze angegebene. Geht man von der von Kunze angegebenen Zahl von 128 Schizophrenen, die 1970 bis 1976 verlegt wurden, aus, so hätten wir mit den beiden Heimen Friedrichhof und Untersteinbach, die zusammen etwa 40 Patienten versorgen, ungefähr ein Drittel dieser Gruppe untersucht, nach den Zahlen der Basisdokumentation seit 1974 etwa 20%. Hinzu könnten noch weitere Patienten kommen, die mittlerweile wieder in den vollstationären Bereich, sei es akut, sei es langfristig, zurückgekehrt sind, oder auch ins Therapeutikum. Schließlich waren einige wenige Patienten unter den Ambulanten, die früher in Heimen untergebracht waren. Nimmt man diese Patienten hinzu, erhöht sich der Prozentsatz der von uns Untersuchten noch etwas. Die von Kunze in seiner Erhebung von 1977 geschilderten, besonders kustodial geführten Heime, befanden sich nicht unter den von uns untersuchten. Wir möchten annehmen, daß unser Kollektiv für die vollstationär und in Heimen untergebrachten chronisch schizophrenen Patienten weitgehend repräsentativ ist, wobei zu berücksichtigen ist, daß die von uns untersuchten Einrichtungen den am wenigsten kustodialen Charakter innerhalb der Gesamtheit aller vollstationären Einrichtungen der Region haben.

Die Repräsentativität des ambulanten Kollektivs ist wesentlich schwerer zu beurteilen, als die des vollstationären und des Heimkollektivs. Die Angaben über eine Punktprävalenz eines Stichtages für Psychosen in einer gegebenen Bevölkerung gehen weit auseinander, hinzu kommt, daß die berücksichtigten Altersspannen unterschiedlich sind. Roth u. Luton (1942) gaben 4,9%, Lin (1953) 3,8% für die Gesamtheit aller Psychosen und aller Altersgruppen an, Trussel u. Elinson (1959) 2,0%. Nach der von Zerbin-Rüdin (1967) zusammengetragenen Literatur hatten Böök (1953) und Essen-Möller (1956) für die Altersgruppe von 15–45 Jahren niedrigere Zahlen gefunden. Hinterhuber (1982) ermittelte im Tal Lüsen eine Prävalenz von 1,4% Schizophrenien. Von diesen Patienten ist ⅓ nie in fachärztlicher Behandlung gewesen, so daß nach seiner Auffassung entgegen der Meinung von Häfner, Böker und Mechanic (Häfner 1978) die Hospitalisationen nicht die „wahre" Inzidenz widerspiegeln. Knapp die Hälfte der schizophrenen Patienten Hinterhubers stand in regelmäßiger ambulanter Behandlung der Beratungsstelle der nahegelegenen Bezirksstadt, 52% waren einmal zuvor stationär behandelt worden. Andere Autoren geben niedrigere Raten für die Schizophrenieprävalenz in der Bevölkerung an. Dilling et al. (1984) zeigen in einer Übersicht jüngerer epidemiologischer Arbeiten, daß die Zahlen zwischen 0,11 und 0,95 schwanken, er selbst gibt 0,4% für Schizophrenien bei 1,7% für alle Psychosen an Prävalenz in den letzten 7 Tagen vor der Untersuchung an. Mc Creadle (1982) fand in seiner Nithsdale Survey eine Punktprävalenz von 2,38%, die bei Anwendung der Feighner-Kriterien auf 1,73% falle, gegenüber dem Kriterium „alle bekannten Schizophrenien". Nur 3% davon seien völlig unauffällig gewesen, negative Symptome hätten vorgeherrscht, positive seien eher ungewöhnlich gewesen. Die 25% vollhospitalisierten Patienten daraus seien mit ihren vermehrten sozialen und psychischen Behinderungen untypisch für die Gesamtheit gewesen.

Da nicht immer sauber zwischen Punktprävalenz und Lebenszeitinzidenz getrennt wird, könnte es sein, daß in manchen Studien die Schizophrenen mit gut remittierter Erkrankung durch die Maschen gefallen sind, wenn sie ihre Vorgeschichte geschönt haben.

Alles in allem erscheinen die Zahlen zu unterschiedlich, das Problem der berücksichtigten Altersspanne zu uneinheitlich gehandhabt, schließlich zu unklar, inwieweit unsere Kriterien des mindestens 5jährigen Krankheitsverlaufs die Prävalenz wiederum senken würde, ganz zu schweigen von den Problemen der Diagnostik, als daß wir die Zahl der Personen aus den 960 000 Einwohnern des Einzugsbereichs des PLK Weinsberg schätzen könnten, die unser Bezugskollektiv darstellen würde. Greift man aus der Literatur einen mittleren Zahlenwert für Schizophrenieprävalenz heraus – das wäre unter den zitierten Autoren mit 0,4% der von Dilling et al. angegebene – so umfaßte unser „wahres" Kollektiv also etwa 3840 Personen. Da der voll- und teilstationäre Bereich als repräsentativ gelten kann, der Heimsektor durch die Untersuchung von Kunze mit 384 Schizophrenen am 1. Januar 1976 überschaubar ist, muß angenommen werden, daß in dieser Studie am meisten ambulant versorgte Schizophrene der Erfassung verloren gingen. Legt man die 0,4% Prävalenz Dillings zu Grunde und zieht davon die Zahl der von Kunze angegebenen Heimpatienten, die Zahl unserer nicht in Heimen untergebrachten voll- und teilstationären, ab, so projiziert sich die Zahl unserer 84 ambulanten Patienten auf eine mutmaßlich „wahre" ambulante Prävalenz von 3280 Personen und stellt also nur etwa 4% ihrer wahren Bezugspopulation dar. Für den Heimbereich wären es immerhin 10% der wahren Population, die wir erreichen konnten. Da der zu Grunde zu legende Prävalenzwert für chronische Schizophrenie im Einzugsbereich des PLK Weinsberg aber nicht gesichert ist, erscheint es zweckmäßig, sich zur Abschätzung der Repräsentativität des ambulanten Kollektivs noch einmal an die Basisdokumentation des PLK Weinsberg aus den letzten Jahren zu wenden, obgleich damit alle jene Patienten nicht erfaßt werden, die in dem Zeitraum seit 1974 die Unterbringungsart nicht mehr gewechselt haben. Die Basisdokumentation des PLK Weinsberg gibt für die Zeitspanne 1974 bis 1978 eine steigende Zahl von Entlassungen schizophrener Patienten an: insgesamt 1700 bei 2495 Entlassungsvorgängen mit Schizophrenen im angegebenen Zeitraum. Aber auch aus diesen Zahlen ist nicht genau zu erkennen, wie viele schizophrene Patienten in diesen Jahren das PLK durchlaufen haben, da in verschiedenen Jahrgängen gleiche Patienten neu gezählt wurden. Auf jeden Fall kann die Zahl nicht höher sein als 1700. Aus dieser Gruppe dürfte unser Kollektiv im großen und ganzen stammen, das davon dann also etwa 15% als mindestes, möglicherweise jedoch deutlich mehr betragen würde. Außer acht bleibt die wohl relativ kleine Gruppe von Patienten, die seit 1974 nicht mehr mit stationären oder teilstationären Einrichtungen in Kontakt kam, vorher aber im Einzugsbereich des PLK ihre Ersterkrankung und im PLK ihre Ersthospitalisation erlebte und danach ambulant oder gar nicht mehr nachbetreut wurde. Möglicherweise spielen für den Erhalt des Klinikkontaktes dieser Patienten Faktoren eine Rolle, die mit der Erkrankung wenig zu tun haben, wie etwa die Nähe des Wohnortes oder günstige Verkehrsbedingungen, persönliche Bindungen an Ärzte des PLK Weinsberg, Motivation und Mitarbeit der Angehörigen und andere Gründe. Unser persönlicher Eindruck bei der Untersuchung der ambulanten Patienten ging dahin, daß sich in ihnen die ganze Breite der Verlaufsgestalten schizophrener Erkrankungen findet, von vollkommen unauffälligen, voll berufstätigen Probanden, bis hin zu schwerst autistischen, die sich nur aufgrund recht ungewöhnlicher sozialer Umstände draußen halten und nicht in einem Heim oder in der Klinik daueruntergebracht werden müssen. Wie man aus anderen Untersuchungen weiß (Sheperd et al. 1966), wird ein großer Teil der psychiatrischen Patienten in der Allgemeinpraxis versorgt, ein weiterer Teil steht überhaupt nicht mehr in ärztlicher Betreuung. Geht man davon aus, daß diese Patienten im Leben relativ gut zurechtkommen, und ihre Betreuung nicht allzu problematisch ist, so könnte unser ambulantes Kollektiv insgesamt einen deutlichen Schwerpunkt in der

Erfassung der schwerer gestörten Patienten außerhalb voll- und teilstationärer Versorgung setzen.

**Zusammenfassung**

Das untersuchte Kollektiv umfaßt 257 Patienten, etwa gleich viele Männer und Frauen. Es rekrutiert sich zu ungefähr gleich starken Teilen aus dem ambulanten, teilstationären und vollstationären bzw. Pflegebereich. Repräsentativität kann für den teil- und vollstationären Bereich angenommen werden, im ambulanten Bereich sind die schwerer Kranken, im Heimbereich die weniger kustodial versorgten Patienten überrepräsentiert. Die durchschnittliche Krankheitsdauer beträgt 17 Jahre. 85% der Patienten gelten als schizophren, 15% tragen eine Diagnose, die sich der Rubrik „schizoaffektiv" einordnen läßt.

## 3.2 Apathie und psychopathologische Restsymptomatik

Es finden sich in der Literatur zahlreiche Typisierungen schizophrener Endstadien, von denen einige an der An- oder Abwesenheit von Apathie orientiert sind, während andere sich darauf nur indirekt beziehen. Zu letzteren gehören die sozialpsychiatrisch orientierten Typologien der Behinderung, in deren globalem Defektverständnis Apathie als eine Komponente der Behinderung aufgeht ebenso wie im globalen Demenzbegriff der Züricher Schule. Dem globalen Defektbegriff liegt entweder eine pragmatische, therapie- und rehabilitationsorientierte Haltung zugrunde, oder die Auffassung, daß sich die Psychologie der Endstadien nicht zwanglos typisieren lasse, sondern immer alle Funktionsbereiche der psychosozialen Existenz umfasse, während die Typisierungsversuche von der Hoffnung getragen sind, Wirkzusammenhänge innerhalb der Psychologie der Endzustände, Bewältigungs-, Abwehr- und Regressionsmechanismen in ihrer Funktion zu erkennen.

Kraepelin hatte unter seinen 9 Defekttypen von 1904 bei der „Heilung mit Defekt" etwas wie den „reinen Defekt" beschrieben und bei der „stumpfen Verblödung" bzw. dem „apathischen Blödsinn" das Zusammengehen von Apathie und Demenz hervorgehoben, während die anderen Typen die Verbindungen von Demenz mit fortbestehender Produktivsymptomatik umkreisen. Leonhard stellte 1936 fest, daß vor allem phasisch-affektvolle Endstadien weniger stark mit Apathie legiert sind als einfach-stationäre. Hubers et al. (1979) oben dargestellten, drei Stilelementen entsprechen die Reinformen des reinen Defekts, der reinen Psychose und der Strukturverformung[1]. Er hat daraus die Kombinationsbilder des gemischten („Suk-

---

[1] Die früher so sehr im Mittelpunkt des Interesses stehende Intelligenzdepravation wird hier als formale Denkstörung der Akutsymptomatik zugeordnet und ganz aus dem engeren Defektbegriff gelöst

zessivgestalt") und des typischen („Simultangestalt") schizophrenen Defektes entwickelt (1961), neuerdings eine kompliziertere, vielgliedrige Einteilung, die darauf bezogen ist, ob jeweils Apathie bzw. Asthenie und spezifisch schizophrene Symptomatik anwesend ist. Objektivierende Untersuchungen mit Cluster- und Faktorenanalysen der Profile der auch von uns verwendeten Lorr-Skala zu Kombinationen konsistenter psychopathologischer Syndrome bei chronisch Schizophrenen zeigen eine große Vielfalt, die sich nicht wesentlich von der akuter Krankheitsbilder unterscheidet, wobei allerdings gerade die Gruppen der apathischen und apathisch-disorganisierten Patienten neu hinzukommen; wie erwähnt kamen bei einem Kollektiv chronischer Patienten, deren Dauermedikation ausgesetzt wurde, erwartungsgemäß die Syndrome erregt–verwirrt und feindselig–motorisch gestört neu hinzu. Unter psychodynamischen Gesichtspunkten hat Schindler (1960) eine unkonventionelle Typologie mit 4 Formen psychotischer Persönlichkeitsabwandlung entwickelt, die auf unterschiedliche Wege intrapsychischer und sozialer Verarbeitung der Psychose und ihrer Auswirkungen abhebt: Ausgliederung, Verpuppung, Wahnfixierung und Verkörperung stellen die erzwungene partielle oder totale Aufgabe des Realitätsbezuges dar.

Die eigene klinische Darstellung einer Sicht der intentionalen Störung in schizophrenen Endstadien, wie sie der unmittelbaren Anschauung in der Begegnung mit den Kranken wiederfuhr, soll der Ausbreitung der objektivierenden Befunde vorangestellt werden.

### 3.2.1 Klinik und Typologie

Betrachtet man die untersuchten, chronisch schizophrenen Patienten auf das Apathiesyndrom hin, so fallen 3 ganz unterschiedliche Formen seiner Ausgestaltung und damit der Störung der Intentionalität auf.

### 3.2.1.1 Der asthenische Typ

Die *müde* wirkenden, schon äußerlich oft gebückt, verlangsamt, schlurfend gehenden Patienten sind im unmittelbaren Kontakt träge, verlangsamt; Antworten brauchen lange, manchmal wirken sie schwerbesinnlich, morosverstimmt, so als wären sie unausgeschlafen, von großen Anstrengungen verbraucht oder vorgealtert. Das Schlaf- und Ruhebedürfnis ist oft in grotesker Weise gesteigert. Die Patienten klagen über Energiemangel, Schwierigkeiten bei der Willensbildung, beim Aufrechterhalten von Konzentration und Anspannung jedweder Art. Andere Patienten erscheinen nicht eigentlich verlangsamt, gedämpft, moros, eben apathisch, sondern vermitteln dem Untersucher den Eindruck von Zerbrechlichkeit und Empfindlichkeit, so als könne ihr nach außen hin unauffälliges soziales Funktionieren unter geringster Belastung jederzeit zerbrechen. Dies sind meist gut reintegrierte ambulante Patienten mit voller Remission der Erkrankung, die aber scheu, etwas verlegen, stets auf dem Rückzug aus dem gerade erst angelaufenen Kontakt „nervös-hektischen“, neurasthenisch-neurotischen Menschen ähneln, die unter Anspannung rasch einen leichten Tremor entwickeln oder erröten. Sehr oft fällt auch und gerade den im mittleren Lebensalter stehenden, gut gebesserten, in den alten Beruf zurückgekehrten Patienten selbst auf, daß ihr Ehrgeiz gegenüber jüngeren Jahren nachgelassen habe, sie geben sich mit Routine- und Alltagsleistungen zufrieden, ganz im Gegensatz zu ihrem früheren Wesen. Ein Patient schildert mit tiefer Resignation dieses von der Krankheit erzwungene Zurückbleiben hinter der Entwicklung seiner Kollegen, das für ihn mit einer vorgezogenen Alterung zusammenfällt. Weder Leistungsfähigkeit noch der Wunsch danach seien stark genug, um ihn mit anderen mithalten zu lassen, so daß er sich mehr häuslichen oder außerberuflichen Dingen zuwende. Oft ist eine Überempfindlichkeit nach Art der „reizbaren Schwäche“ damit verbunden. Die Patienten reagieren rasch mit vegetativen Beschwerden, Verstimmungen oder auch Zunahme produktiver Symptome unter vermehrtem Leistungsdruck, Forderung von Flexibilität oder emotionalen Konflikten. Wenn einigermaßen intakte familiäre oder eheliche Beziehungen da sind, fliehen sie in eine Symbiose und entlasten sich regressiv so weit wie möglich von jedweder affektiven und intentionalen Anspannung. Sie können, vor allem nach einer Arbeitsanstrengung, für Stunden reglos ruhen. Ein fester, äußerer Rahmen mit gleichbleibenden Anforderungen und Stimuli hilft ihnen. Mit der Antriebs- und Energieschwäche ist zumeist eine gewisse affektive Verflachung verbunden, die aber durchaus nicht mit einer Einbuße an Differenziertheit gleichgesetzt werden muß. Viele Probanden haben ein gutes Bewußtsein ihrer Selbst und der Krankheit und schildern die emotionale Schwerfälligkeit, Unbeweglichkeit und Distanz zu allem. Oft wird gesagt, die Erlebnisse dringen nicht mehr so tief ein, sie seien gleichgültiger geworden.

Die Einstellung dieser Patienten zu sich und ihrer Störung kann positiv, gleichgültig oder bedauernd sein. Es gibt Patienten, die unter diesem Nachlassen sehr leiden, vor allem dann, wenn das ideale Selbst geprägt war vom Wunsch nach Vitalität und Gesundheit, von Ehrgeiz und Sportlichkeit. Andere Patienten empfinden ihre Gleichgültigkeit als Schutz und Entspannung von zu hohem Angstdruck vor und zu Beginn der Psychose und akzeptieren sie. Wieder andere haben diese Frage in ihre Gleichgültigkeit einbezogen und sind ihr unreflektiert ergeben. Dieser Typus entspricht dem, den Huber (1961) den reinen Defekt, vor dem Kraepelin (1904) die Heilung mit Defekt nannte, also den rein asthenischen Residuen mit relativer Freiheit von psychotischen Akuterscheinungen, Persönlichkeitsverformungen im engeren Sinn und einer guten, die Spielbreite menschlicher Möglichkeiten spiegelnden Einstellung zu sich selbst. Wie Heinrich (1973) für den „postremissiven Erschöpfungszustand", so haben wir hier den Eindruck, daß gerade die relative Normalität dieser Patienten ihre Asthenie bedingt, mit ihr gewissermaßen bezahlt wird, haben sie doch den Bezug zur Realität besser gewahrt als andere Defektschizophrene.

### 3.2.1.2 Der autistische Typ

Einen von diesem Typus abweichenden Eindruck vermitteln die *Autisten*, die zwar im äußeren Erscheinungsbild den Asthenikern ähneln und verlangsamt, aspontan und unstet in der Aufmerksamkeit sein können. Der Eindruck, daß sie sich aktiv von der Umgebung abwenden, macht es aber schwer, sie als einfach apathisch anzusehen. Viele der schwerst Gestörten gehören zu ihnen, Patienten, die nur in ihrem Weltbezug apathisch sind, im Bezug zu ihren psychotischen Erlebnissen aber intensiv miterleben können. Sowohl chronisch wahnhafte Patienten mit fixierten Wahninhalten gehören dazu, wie chronisch halluzinierende Patienten, von denen man den Eindruck haben kann, daß sie in einer farbigen, unzugänglichen Welt affektstarken Erlebnissen hingegeben sind. Gelingt es, Zugang zu ihnen zu finden, zeigt sich oft die bekannte Einengung der Thematik, die von allen Verlaufsforschern beschrieben wurde. Gleichwohl bleibt ein Zögern, diese Menschen apathisch zu nennen, wenn sie trotz ihres Desinteresses für die Umgebung verzückt und mit offenbar intensivem Gefühlsleben ihren Stimmen lauschen oder innerlich so engagiert dabei sind wie jene alternde Frau, der vor ihrer Erkrankung eine Karriere als Cellistin vor Augen stand, und die im Gespräch vom 30 Jahre zurückliegenden, auslösenden Versagens- und Kränkungserlebnis am Konservatorium so lebendig sprach, als wäre es am Tag zuvor passiert. Diese Patientin wirkt im Kontakt nicht verlangsamt, müde, nicht einmal eigenbrötlerisch-abweisend, also nicht in diesem Bleulerschen Sinne autistisch. Aber sie hat alle in ihre lebendigen Affekte umgelenkt und gebündelt auf die wahnhafte Verarbeitung ihres Scheiterns und hat an dieser Stelle in ihrer Biographie den Kontakt zur Realität durch die Wahnbildung unterbrochen. Der Konflikt, dessen Lösung damals angestanden hätte, nämlich das Mißverhältnis von ersehnter Begabung und realer Leistung zu akzeptieren und einen anderen, ihr angemessenen Weg zu gehen, konnte durch die Realitätsbeseitigung im Wahn nicht mehr erledigt werden. Die Intentionalität war fortan zum Privatweltlichen hin deflektiert. Ähnlich ein Ingenieur, der Ende des 4. Lebensjahrzehntes eine Spätschizophrenie entwickelte: Das große Lebensziel, eine bahnbrechende Erfindung, war ihm nicht gelungen. Stattdessen wurde dieses Thema in der Wahnbildung aufgegriffen, man habe ihm seine Erfindung gestohlen, anderswo weiterentwickelt und patentiert. Eine reale Progression seiner Strebungen war damit unmöglich, sie revolvierten um das Wahnthema; die übergreifende Intentionalität, die sein Handeln bis dahin bestimmt hatte, war privatweltlich deflektiert. In dieser Gruppe findet sich eine Fülle von Patienten, die sich, gewissermaßen in aller Abgeschiedenheit, etwa mit bizarren hypochondrischen Wahnvorstellungen beschäftigen, die sie beständig umsetzen und neu durcharbeiten. Ein Patient, der im unmittelbaren Kontakt zunächst affektiv stumpf und desinteressiert erschien, war zu bewegenden, affektiv lebhaften Äußerungen fähig, als er seine Wahnwelt entwickelte: die Vorstellung, durch seine Angst, die sich als unsichtbarer Dampf materialisiere und zur Decke der Gebäude aufsteige, alle Häuser, in denen er sich aufhalte, zum Einsturz zu bringen. Nur die Klinik halte ihm stand. Die neologistischen Wortschöpfungen, die Angst werde von der „Bastur" (Stirn und dahinterliegendes Gehirn) „aufgefümt", verstärkt den Eindruck einer in die privatweltliche Sphäre deflektierten Intentionalität, die durch das Ausbleiben der Realitätskontrolle ihre geschichtliche, entwicklungspsychologische Dimension verloren hat, leerläuft und sich nicht mehr weiterentwickeln kann.

Im Gegensatz zu dem asthenischen Typus sind diese Patienten nicht notwendigerweise verlangsamt oder labil in ihrer Intentionalität. Die Weltabwendung mit der Möglichkeit, in der privatweltlichen Sphäre die in der Realität nicht mehr tragenden Strebungen weiter ausleben zu können, schafft wieder eine gewisse Sicherheit in der Sinnsetzung, ja man könnte geradezu sagen, im Wahn sei sie besonders stabil, von der sozialen Interaktion her gesehen natürlich unbrauchbar stabil, gewissermaßen wie in Beton gegossen. Diese Sicherheit der Sinnsetzung auf Kosten des Realitätskontaktes fehlt dem asthenischen Typus, er hält die schizophrene Intentionalitätslabilität unmittelbar aus, während der autistische Typus eine Schutz- und Schonhaltung entwickelt hat. Natürlich gibt es alle Übergänge, von Patienten, die ganz in ihrer Wahnwelt aufgehen und von der Außenwelt keine Notiz mehr nehmen, über Patienten mit abgekapseltem Residualwahn, bis hin zu Patienten mit „polarisiertem" Wahn i.S. Gabriels (1978), bei denen die Auseinandersetzung Wahn-Wirklichkeit noch lebendig, ein Gleichgewicht des Autismus noch nicht gefunden ist. Der Facettenreichtum der Primärpersönlichkeit, das Ausmaß der thematischen Einengung der Lebensführung bis zur Ersterkrankung entscheiden neben anderen Einflüssen darüber, ob sich neben einem Residualwahn noch einmal realitätsfähige, für eigenständige Lebensführung ausreichend vielfältige und stabile Intentionalität entfalten kann.

### 3.2.1.3 Der amorphe Typ

Ein 3. Typus wird schließlich von Patienten repräsentiert, die überhaupt nicht apathisch erscheinen, sondern frische Affekte zeigen, lebendig und viel sprechen und in ihren Bewegungen nicht verlangsamt erscheinen, dafür aber einen *Mangel an Strukturierung* ihres Bezuges zur Umwelt und zu sich selbst erkennen lassen. Oft ist im ersten Augenblick eine Zerfahrenheit oder formale Störung der Sprache nicht zu bemerken, allenfalls eine gewisse Naivität, Unbedarftheit, Kindlichkeit oder auch Distanzlosigkeit, etwas Unstetes, das aber nichts mit Verlangsamung oder Müdigkeit zu tun hat. Diese Patienten zeigen oft einen zunächst nicht vermuteten Mangel an tieferem Verständnis für sich und ihre Lebenssituation. Bei der Überprüfung der Auffassungsfähigkeit für komplexere, sprachlich vermittelte Inhalte, für Denkaufgaben, die Abstraktions- und Kritikfähigkeit erfordern, verfällt sehr rasch die im oberflächlichen Kontakt noch mögliche Strukturiertheit. Ohne die affektive Inadäquatheit akut Hebephrener zu zeigen, erinnern die Patienten doch stark an diese Form schizophrener Akutsymptomatik. Es gibt meist eine deutliche Abhängigkeit ihrer Störungsmanifestation von Komplexität, Abstraktionsgrad oder Weitgespanntheit des Bewußtseinsfeldes, die für eine adäquate Einstellung nötig wären, also von dem, was in der Gestaltpsychologie die „Höhe der Gestalt" genannt wurde. Wie bei der Schizophasie stellt sich bisweilen der Eindruck ein, als zögen sich die Patienten halb willentlich in ihre Verworrenheit zurück, hielten einen zum Narren. Ebenfalls wie bei der Schizophasie verstärkt sich die Störung, wenn für die Psychodynamik des Patienten spezielle konfliktuöse Komplexe berührt werden. Unter den weiblichen Patienten finden sich öfter solche mit Verwahrlosungstendenzen, promiskuitivem Verhalten oder allgemein „chaotischen Lebensumständen". Die Patienten geben oft triebhaften Augenblickseingebungen nach, ohne die Konsequenzen ihres Handelns zu übersehen. Auch im Gespräch gelingt es meist nicht, die Ernsthaftigkeit von Verstößen gegen den „common sense" i. S. Blankenburgs (1971) klarzumachen, oder auch von Delinquenz, die hier gehäuft vorkommt. Die Affektdurchlässigkeit, strukturelle Ungebundenheit von Triebentäußerungen oder Resonanz auf äußere Stimulierung lassen diese Patienten oft als besonders affektstark erscheinen und siedeln sie psychopathologisch im Spektrum der Psychosen nahe bestimmten schizoaffektiven Erkrankungen bzw. nahe juvenilen bipolaren Zyklothymien an, die später schizophren „aufweichen". Ihnen gelingt es offenbar nicht, den verbindlichen Charakter der sozialen Wirklichkeit – Forderungen, Meinungen anderer, die notwendige empathische Einstellung darauf, Abschätzung der Reaktion der anderen – zu fassen zu bekommen. Es ist, als glitten sie mit ihren Sinnsetzungen leicht und oberflächlich über jeden Gegenstand hin, berührten ihn nur flüchtig, um ihn bei leisestem Widerstand alsbald wieder freizugeben und sich so in völliger Unverbindlichkeit zu halten. Es ist schwierig, diese Form der Residualbildung, die wie die des autistischen Typus eine Art der Realitätsabkehr darstellt, von der akut hebephrenen Affektstörung mit ihrem „Affektgleiten" (Mundt 1980) abzugrenzen. Dieser Patiententypus imponiert durch seine Strukturlosigkeit. Die strukturelle Labilität des asthenischen Typus wie die strukturelle Einengung, Verhärtung, Bizarrerie des autistischen Typus fehlen hier völlig. Stattdessen entsteht der Eindruck, Affekte träten unverfremdet, ohne Einbindung in übergreifende Ziele und d. h. ohne übergreifende Sinnsetzung aus dem Triebleben oder aus der Resonanz von externen Stimulierungen hervor. Es ist erstaunlich, daß Patienten mit dieser Residualbildung, die häufig schon früh an hebephrenen oder affektiv unterlegten Psychosen erkrankten, durchaus noch nach der Ersterkrankung nachreifen und mehr Kontur gewinnen können.

Worin liegt nun die Gemeinsamkeit dieser Erscheinungsformen des schizophrenen „Defektes", warum sind sie einem Krankheitsbild zuzuschlagen? Die Hypothese lautet: Alle 3 Formen stellen eine Entlastung vom Intendieren-Müssen dar und liefern so einen Beitrag zur Stabilisierung Schizophrener. Diese Entlastung sollte nicht mit einem neurotischen Abwehrmechanismus gleichgesetzt werden, Asthenie, Autismus und Strukturauflösung stellen vielmehr durch die Intentionsschwäche erzwungene Umlagerungen des seelischen Gefüges dar, die sich zu einem neuen Gleichgewicht affektiver Besetzungen nach Jahren einpendeln. Die eigentliche Entlastung vom Intendieren-Müssen liegt bei der Asthenie im Rückzug, der Verlangsamung, der affektiven Besetzungen, also intentionalen Leistungen; beim Autismus in der Hinwendung zur privatweltlichen Sphäre, in der das Denken primärprozeßhaft-traumartig-undiszipliniert ablaufen darf; und in der Strukturauflösung in der Unverbindlichkeit, Flüchtigkeit der Sinnsetzungen, die jederzeit weggleiten, wenn sie konflikthaft vertreten werden müßten. Alle diese Vorgänge, die der Ich-Anachorese Winklers (1954) vergleichbar sind, können sich auch auf einzelne, umschriebene Lebensthemen oder Komplexe beschränken und die Gesamtpersönlichkeit weitgehend unberührt lassen. Man spürt das Verzagen, Abgleiten in die Traumsprache oder den Verlust der Verbindlichkeit dann im Gespräch und sieht die Wiedergewinnung des Kontaktes, wenn das Thema wieder verlassen wird, wobei die Patienten oft ihre Schwierigkeiten spüren und Scham darüber empfinden.

Man hat sich diese 3 geschilderten Formen residualer Intentionsgestörtheit als Dimensionen vorzustellen, die immer anwesend sein können, aber in unterschiedlicher Ausprägung. Die Zuordnung der Ausprägungsgrade zueinander ergäbe ein Profil. Es sei an dieser Stelle auch erinnert an die Korrespondenz dieses klinischen Eindrucks, der gewonnen wurde, als dem Untersucher die Sekundärfaktoren von Lorr (1966) noch nicht bekannt waren, mit eben diesen Faktoren zweiter Ordnung, wie sie oben erwähnt wurden: Apathie versus Erregung, paranoider Prozeß und schizophrene Desorganisation stellen bei Lorr die übergeordneten Vektoren dar, die die Ordnung der Profile zur Profilsyndromen bei der Untersuchung schizophrener Patienten mit der IMPS bewirkten. Im Lichte dieser Typologie er scheint Apathie als ein Merkmal, das abhängig ist vom Ausmaß, in dem das Individuum einen Bezug zur Welt intendiert. Je besser die Intention intakt bleibt, um so stärker und unverfremdeter scheint „Apathie" als ein Nicht-Können, als Schwäche affektiver Zu- und Hinwendung hervorzutreten. Wird hingegen die Intention zum Sozialbezug aufgegeben, kann das Gefühls- und Antriebserleben ohne die Last der Strukturierung seine Frische behalten, sei es in der autistischen, sei es in der amorphen Unverbindlichkeit. Übergänge sind möglich, so, wenn zunehmendes Bewußtsein von der sozialen Irrelevanz wahnhafter Ausflüchte gewonnen und in diesem Maße den Wahninhalten Affekt entzogen, Nivellierung spürbar wird. Nur die Abspaltung, etwa in Form doppelter Buchführung, vermag in einem schmalen Bereich Sozialbezug und Affektfrische zu erhalten um den Preis hoher Gefährdung und einbrechender Erregung, wie Schindler (1960) am Beispiel der „Ausgliederung" zeigte. Beim 3., dem amorphen Typus, erzeugt weder die Intention zum Sozialbezug das Flair der Mühsal und des Steckenbleibens, noch die autistische Abkapselung als Schutz vor dem „common sense" das Flair der aktiven Abwendung, des Desinteresses oder Sich-Versagens, sondern die Schwäche affektiver Hinwendungsfähigkeit geht in deren Strukturverlust auf. Verfolgt man diesen Gedanken weiter, so ergibt sich als Konsequenz die Vermutung, daß verschiedene Auswege aus der Verbindlichkeit des Gesunden, mit seiner affektiven Hinwendung zur sozialen Realität diese auch für sich zu konstituieren, beim Schizophrenen einander ersetzen, ergänzen, insgesamt jedoch dieser „intentionalen Schwäche" Rechnung tragen können: Die Apathie des autochthon Asthenischen wäre ein unmittelbarer Ausdruck, der Autismus in Form von Produktionen einschließlich wahnhafter Realitätsabwendung ein anderer, Strukturverlust eine dritte Form, sich der die Selbstverfügbarkeit überfordernden sozialen Verbindlichkeit zu begeben. Theoretisch wäre zu fordern, daß bei der Aufgabe einer Ausweichmöglichkeit eine andere in Funktion treten müßte, wie dies bei einer Symptomshift zu beobachten ist. Manche Wechsel von einer Unterform zur anderen wären vielleicht so interpretierbar.

### 3.2.2 Empirische Befunde

Ausgehend von der klinischen Beobachtung, daß es affektnivellierte, „versandete" Probanden ohne nennenswerte Antriebsstörung gibt, wurde versucht, noch ein Syndrom einer nicht antriebsgeminderten Nivelliertheit abzutrennen vom Syndrom einer globalen residualen Apathie. Dazu wurden einige Items der Wingskala und der IMPS, die auf Kontaktfähigkeit, affektive Resonanz und Krankheitseinsicht, aber auch Denkstörungen und Wahnsymptomatik Bezug nehmen, mit dem Apathiescore korreliert (Spearman-Tests). Es zeigte sich, daß alle Items gruppenstatistisch bei hohem

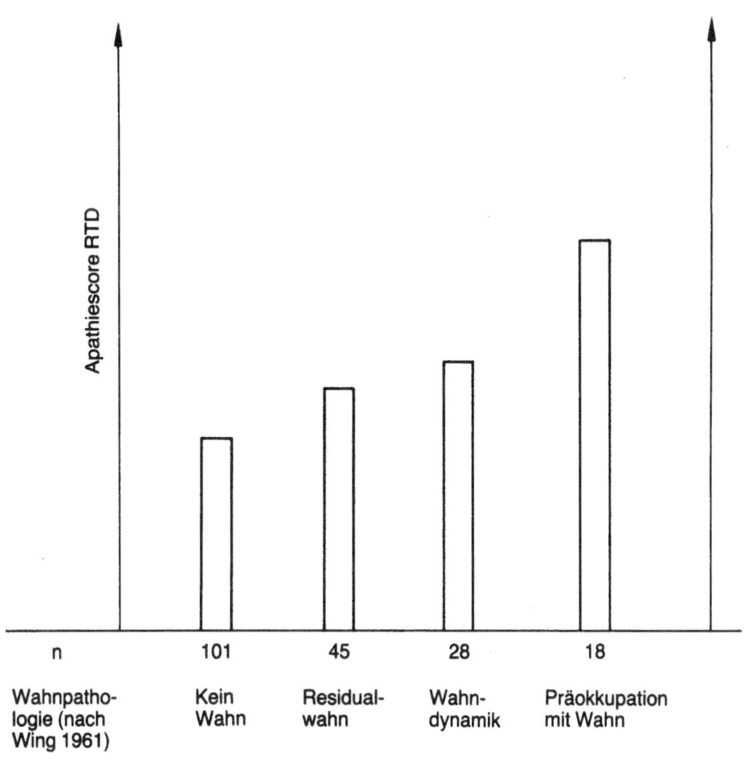



**Abb. 3.** Das Apathiesyndrom in seinem Bezug zur residualen Wahnsymptomatik. Spearman-Test p = 0,0008 **

Apathieprofil in Symptomrichtung weisen, so daß sich das Apathiesyndrom mit diesen Mitteln nicht weiter differenzieren ließ, sondern sich als ein homogenes psychopathologisches Bild darstellte. Abbildung 3 zeigt dies am Beispiel der residualen Wahnsymptomatik.

Einen adäquateren Zugang zum Problem der Typisierung schizophrener Residuen stellt die Clusteranalyse dar, in unserem Fall der Symptomprofile der IMPS. Wie bereits erwähnt, unterschieden Lorr et al. (1966) in ihren Arbeiten zur typologischen Gliederung psychiatrischer Symptome zwischen Vektoren 1. und 2. Ordnung. Die Vektoren 1. Ordnung konstituieren eine Gruppierung der 90 Einzelsymptome der IMPS zu 10 Symptomverbänden, die Lorr Profile nannte. Sie bestehen aus jeweils etwa 9 Einzelsymptomen, deren Ausprägungsgrad mit großer Regelmäßigkeit zusammengeht. Die in dieser Weise gebildeten 10 Profile treten nun bei verschiedenen psychiatrischen Erkrankungen mit unterschiedlichen Ladungsverteilungen auf. Sie zeigen bei einzelnen Diagnosen bestimmte Charakteristika. So werden für bestimmte Erkrankungen charakteristische Ausprägungsgrade der einzelnen Profile gefunden, Lorr nannte solche regelmäßig wiederkehrenden Ladungsmuster der Profile Profilsyndrome. Die ihre Ordnung stiftenden Faktoren nannte er Vektoren 2. Ordnung. Durch Analyse der bei Schizophrenen am häufigsten vorkommenden Profilsyndrome schälten sich für das schizophrene Syndrom nach Lorrs Interpretation folgende Vektoren 2. Ordnung heraus: „Apathie versus Erregung", „paranoider Prozeß" und „schizophrene Disorganisation". Diese drei Prinzipien organisieren also im System der IMPS die Psychopathologie der Schizophrenie. Man kann in ihnen eine Ähnlichkeit mit unserem aus der klinischen Anschauung abgeleiteten Typen schizophrener Residualbildung, die als Dimensionen konzipiert sind erkennen: Der Faktor „Apathie versus Erregung" entspricht unserer asthenischen Intentionsverarmung, der Faktor „paranoider Prozeß" der autistischen Weltabkehr, der Faktor „schizophrene Disorganisation" der Strukturauflösung. Die Vektoren 2. Ordnung nach Lorr beziehen sich allerdings auf unausgelesene Schizophrenien, in denen akute, chronische und residuale Symptomatik vermischt enthalten ist.

Es wurde versucht, mit einer Clusteranalyse der IMPS-Profile diese Ergebnisse Lorrs an unserem Kollektiv nachzuzeichnen. Dabei wurde von der Annahme ausgegangen, daß die Typisierung des Kollektivs durch die Clusterbildung hypothesenfrei erfolgt und in Form einer Rangbildung durch die Ebenen der zunehmenden Clusterzahl anzeigt, welche Kräfte nacheinander wirksam werden. Die Abb. 4 (b–d) zeigt die Profile und ihre Ladungen, die auf der 2-, 3- und 4-Cluster-Ebene für die Gruppenbildung verantwortlich sind. Das Apathieprofil RTD steht an erster Stelle, gefolgt von der paranoiden Projektion PAR und dem Profil „Motor Disturbance" MTR. Apathie und paranoide Projektion lassen sich zwanglos den entsprechenden Vektoren 2. Ordnung nach Lorr und unseren Prägnanztypen bzw. Dimensionen Asthenie und Autismus zuordnen. „Motor Disturbance", eigentlich das katatone Syndrom, ist hingegen nicht, zumindest nicht ganz, identisch mit schizophrener Disorganisation und der Strukturauflösung. Allerdings überlappt dieses Syndrom hebephrene Symptome mit seinen Items für affektive Inadäquatheit und beziehungsloses Vor-sich-hin-Sprechen, „Rambling", zwei

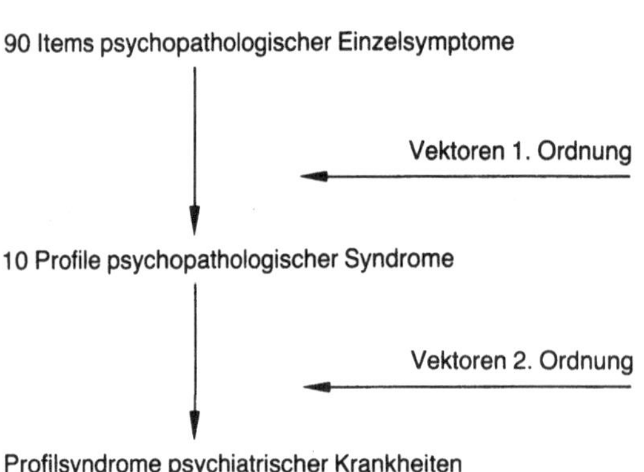



**Abb. 4a–d.** Clusteranalyse der IMPS-Profile. **a** Vektoren 1. und 2. Ordnung (nach Lorr et al. 1963)

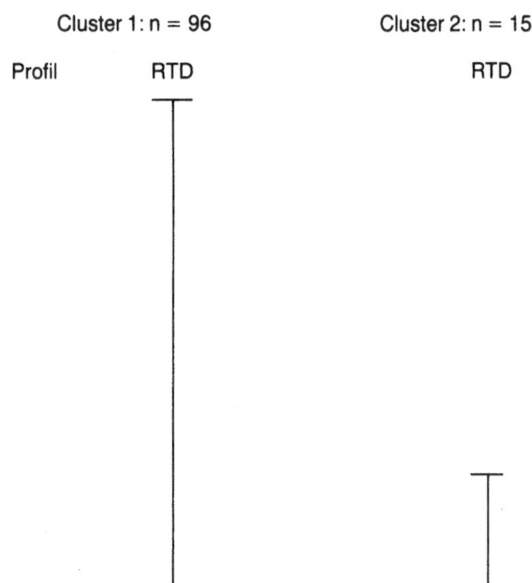



**Abb. 4b.** 2-Cluster-Ebene. Aufgetragen werden die Profile, deren F-ratio in allen Clustern unter 1,0 liegt. Die Strichlänge entspricht den Medianwerten der Profilladungen in den Clustern

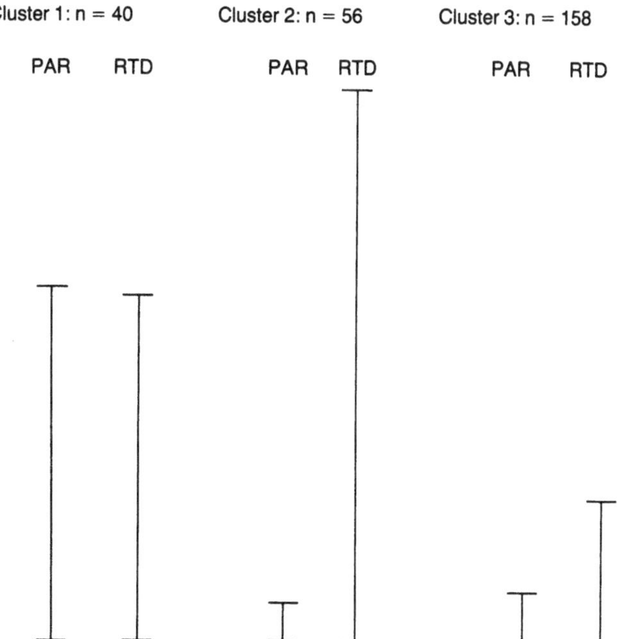



**Abb. 4c.** 3-Cluster-Ebene. Aufgetragen werden die Profile, deren F-ratio in allen Clustern unter 1,0 liegt. Die Strichlänge entspricht den Medianwerten der Profilladungen in den Clustern

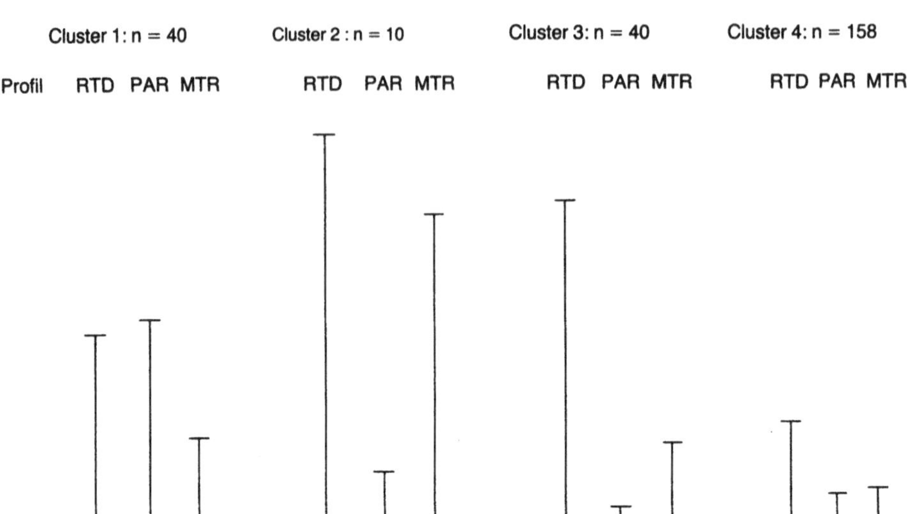



**Abb. 4d.** 4-Cluster-Ebene. Aufgetragen werden die Profile, deren F-ratio in allen Clustern unter 1,0 liegt. Die Strichlänge entspricht den Medianwerten der Profilladungen in den Clustern (Maßstab 1 : 2 gegenüber 1 : 3 in Abb. 4 b, c)

Symptome, die für unsere Dimension der Strukturauflösung durchaus indikativ sein können. Möglicherweise verzerren hier in unserem Kollektiv Hospitalismuseffekte in Form von Katatonismen diesen Vektor. Als einschränkend für die Aussagefähigkeit des Zerfalls unseres Kollektivs in Cluster nach dem angegebenen Muster muß die unterschiedliche Clustergröße angesehen werden. Ein Cluster von 158 Patienten bleibt bis zur 6-Cluster-Ebene erhalten. Hier laden alle Profile relativ niedrig, so daß anzunehmen ist, daß die IMPS in dieser Gruppe mit ihren Profilen nicht gut differenzieren kann. Dennoch erscheint die Parallele zur Zeichnung der Typen bzw. Dimensionen schizophren-residualen Abbaus intentionaler Organisiertheit aus klinisch-intuitiver Sicht insgesamt bemerkenswert. In diesem Zusammenhang sei erwähnt, daß Farmer et al. (1983) eine eingehende Clusteranalyse nach verschiedenen mathematischen Modellen an psychopathologischen Einzelsymptomen von 97 chronisch schizophrenen Patienten vornahmen. In verschiedenen Diagnosesystemen schälten sich 2 deutlich unterschiedliche Untergruppen heraus: Die Größere bestand aus Patienten mit hohem Ersterkrankungsalter, guter prämorbider Anpassung und organisiertem Wahn; die Kleinere aus Patienten mit niedrigerem Ersterkrankungsalter, schlechter prämorbider Sozialanpassung, hoher familiärer Belastung und im psychopathologischen Befund bizarr, verflacht und inkohärent. Die Autoren meinen, daß die Dichotomie im wesentlichen der von paranoidhebephren entspreche. Auf jeden Fall zeige sich mehr Heterogenität in diesem Kollektiv als ursprünglich vermutet. Wir können in diesen Befunden zumindest eine teilweise Bestätigung unserer Beobachtungen sehen insofern, als auch diese Autoren ein chronische Schizophrenie differenzierendes Kriterium in Strukturiertheit versus Strukturauflösung fanden. Die weiteren, von uns getroffenen Differenzierungen gingen offenbar in den übrigen Gruppenbildungen unter. Auch Wynne (1967) sprang eine allerdings nicht empirisch operational abgebildete Differenzierung chronisch Schizophrener in amorphe und fragmentierte ins Auge. Zumindest unsere Dimensionen Autismus und Strukturauflösung scheinen also von anderen Autoren im zunächst so einheitlich erscheinenden Bild des schizophrenen „Defektes" gesehen worden zu sein.

Eine weitere Untersuchung psychopathologischer Einzelsymptome erfolgte mit den Affektivitätsscores. Es finden sich recht durchgängig hohe Apathiescores bei geringer Affektivität, nur der Maniescore ist in dieser Hinsicht inkonsistent, was darauf zurückzuführen sein könnte, daß er weniger charakteristische zyklothyme Schwankungen, als vielmehr uncharakteristische Erregungszustände mit anzeigt. Auffällig ist auch, daß die Initialscores für Depression eine verhältnismäßig hohe Aussagekraft haben, am besten ausgeprägt für die spätere Krankheitseinsicht; hier wäre gut vorstellbar, daß Schuldbereitschaft als Teilaspekt einer depressiven Haltung zu Krankheitseinsicht disponiert.

**Zusammenfassung**

Der klinisch psychopathologische Teil des Kapitels schildert 3 Prägnanztypen schizophrener Intentionsverarmung: die Asthenie, den Autismus und die Strukturauflösung. Sie werden als Schon- und Schutzhaltungen in der Auseinandersetzung des Schizophrenen mit seiner instabilen Intentionalität aufgefaßt. Da ihre Reinformen selten sind, müssen sie als Dimensionen, nicht Kategorien seelischer Organisiertheit, gelten. Die empirische Untersuchung der Psychopathologie des Apathiesyndroms zeigt univariat ein einheitliches Bild eines globalen „Defektes", in der Clusteranalyse stellt sich hingegen eine Analogie zur klinisch-psychopathologischen Differenzierung des Apathiesyndroms dar, ähnlich wie Lorr sie für die schizophrene Gesamtsymptomatik nachweisen konnte.

## 3.3 Apathie und Morbus

In diesem Abschnitt soll die „tief verwurzelte, eigentümliche Verlaufsgestalt" (Ciompi u. Müller 1976) der Krankheit in Bezug gebracht werden zu dem Ausmaß des Apathiesyndroms in der Residualsymptomatik. Dieser Abschnitt der Untersuchung wurde gegliedert nach den Gesichtspunkten der Einzelsymptome, der Schizophrenieuntergruppen, der Affektivität der Psychose und der „globalen Variabilität" der Krankheitserscheinungen. Schließlich soll in diesem Kontext die erbliche Belastung mit untersucht werden.

### 3.3.1 Die schizophrenen Einzelsymptome

Wenn psychopathologischen Einzelsymptomen bei der Ersterkrankung prädiktive Potenz zugeschrieben wird, so in der Regel solchen, die auf die Klassifikation der Psychose als schizoaffektive, atypische, reaktive, also auf das affektive Moment in ihrer Psychopathologie abheben. Den eigentlich als schizophren geltenden Symptomen wird seltener und mit sehr viel weniger Konsistenz zwischen den Autoren prädiktive Fähigkeit zugeschrieben. Primärstörungen werden von M. Bleuler (1972 b), Erstrangsymptome von Huber et al. (1979) als ungünstig angesehen, Kendell et al. (1979) konnten diese Erwartung nicht objektivieren. Roth u. Mc Clelland (1979) sehen geradezu eine Tendenz in der Literatur, Erstrangsymptome eher mit Schizoaffektivität verbunden aufzufinden, womit oft eine gute Prognose behauptet wird. Auch Köhler u. Seminario (1979) stellten bei einem hohen Prozentsatz „schneiderpositiver" Schizophrenien affektive Symptome fest. Katatonie, Coenästhesien sollen günstig, formale Denkstörungen neutral und Wahn ungünstig für die prognostische Erwartung sein. Wie die Autoren der IPSS (WHO 1979), fanden auch Möller et al. (1981, 1982) kaum psychopathologische Einzelsymptome, die prognostische Valenz hatten. Anzeichen einer Verflachung und Persönlichkeitsveränderung gehören dazu, ein Kriterium, das wohlweislich in Berners Schizophreniekriterien (1977, 1983) neben Denkstörungen zentral ist und damit eine Art Neokraepelinianismus in Form einer Mikroverlaufsbeobachtung einführt. Berner hat Bleulers und Kraepelins entscheidendes Diagnosekriterium damit kombiniert. Wahnentwicklungen verschlechtern sich in den Katamnesen Möllers et al. eher.

Wir haben mit unserem Kollektiv eine Analyse der schizophrenen Einzelitems der RDC-Skala für die Ersterkrankung und den Verlauf gesondert durchgeführt (Tabelle 3). Dabei wurden der residuale Apathiescore und die Affektivitätsscores zu jedem schizophrenen Einzelitem korreliert. Da die Affektivitätsscores sich aus den Einzelitems zusammensetzen, konnte damit auch die innere Konsistenz dieser Scores überprüft werden. In den Apathiescore gehen die RDC-Einzelitems aber natürlich nicht ein. Die stringentesten Zusammenhänge traten bei den Items auf, die affektiv getragene, katathyme Produktionen anzeigen oder ausschließen sollen. Die Affektivitätsscores „funktionieren" bei diesen Items, verhalten sich also konsistent erwartungsgemäß, wobei wieder auffällt, daß die Depressionsscores sehr viel aussagekräftiger sind als die oft eher inkonsistenten Maniescores. Auch die langanhaltenden Halluzinationen finden sich bei Patienten mit niedrigen Affektivitätsscores. Interessant sind nun die Initialsymptome, die zu dem Apathiescore RTD korreliert sind: Beeinträchtigungserlebnisse und nichtaffektiv getragene Stimmen positiv; affektive Wahnformen negativ; alle anderen Initialsymptome zeigen keine Aussagekraft, wie etwa formale Denkstörungen und langanhaltende Halluzinationen, die nicht einmal aus dem

**Tabelle 3.** Korrelationen der Schizophrenie-Einzelsymptome nach RDC zu dem Gesamtaffektivitätsscore AS und dem Apathiescore RTD (Multiple-range-Tests)

| Symptom (nach RDC) | Signifikant veränderte Scores | |
|---|---|---|
| | Erhöht | Erniedrigt |
| Gedankenausbreitung initial | – | – |
| Gedankenausbreitung im Verlauf | – | – |
| Beeinträchtigungserlebnisse initial | RTD* | AS |
| Beeinträchtigungserlebnisse im Verlauf | – | – |
| Affektive Wahnformen initial | AS | RTD* |
| Affektive Wahnformen im Verlauf | AS | RTD** |
| Wahn mit Halluzinationen initial | – | AS |
| Wahn mit Halluzinationen im Verlauf | – | – |
| Kommentierende, dialogisierende Stimmen initial | – | AS |
| Kommentierende, dialogisierende Stimmen im Verlauf | – | – |
| Nichtaffektive Stimmen initial | RTD* | AS |
| Nichtaffektive Stimmen im Verlauf | RTD*** | AS |
| Halluzinationen über mehrere Tage oder intermittierend über 1 Monat initial | – | AS |
| Halluzinationen über mehrere Tage oder intermittierend über 1 Monat im Verlauf | – | AS |
| Formale Denkstörungen initial | – | – |
| Formale Denkstörungen im Verlauf | – | – |

Verlauf aussagekräftig werden. Es zeigt sich hier auch schon ein Hinweis darauf, daß eine affektive Prägung der Psychose einen gewissen Einfluß auf den Verlauf haben kann, daß produktive Symptomatik für sich alleine genommen aber keine große Aussagekraft hat. Kommentierende und dialogisierende Stimmen im Verlauf sind für Ausgang und „Affektivität" der Psychose offenbar prognostisch neutral, ebenso formale Denkstörungen, die u. U. schlecht von Ideenflucht abzugrenzen sind. Das Item Gedankenausbreitung war nicht sicher zu beurteilen, da Angaben zu diesem subtilen und oft verborgenen Symptom zu selten waren. Eine Vorhersage auf der Basis der Symptomebene scheint danach also weder für die Ersterkrankung noch für den Verlauf gut möglich, denn das entscheidende Kriterium, ob nämlich produktive Erscheinungen affektiv getragen, katathym sind oder nicht, geht wohl über die Ebene der Symptombeschreibung hinaus und erfordert eine syndromale Betrachtung, wie die prognostische Neutralität von Wahn, formalen Denkstörungen und Halluzinationen zeigt.

### 3.3.2 Die Schizophrenieunterformen

Das RDC-Manual unterscheidet Verlaufsformen der schizophrenen Psychosen mit den Kategorien akut–subakut–subchronisch–chronisch. Da sich diese Einteilung im wesentlichen auf präzise Zeitangaben der Symptomdauer nach einer Manifestation stützt, läßt sich solch eine Verlaufsform auch für die Ersterkrankung bestimmen. Die Untergliederung in die Unterformen nach RDC bei der Ersterkrankung wurde zunächst zum residualen Apathiesyndrom und später zur Affektivität in Bezug gesetzt. Dabei zeigte sich, daß keine signifikanten Korrelationen zum Apathiescore auftraten. Die Affektivität war am geringsten bei den paranoiden Syndromen ausgeprägt, am stärksten bei den katatonen und dem Sammeltopf der „undifferenzierten", wobei sich Manie nicht, Depression als gering und unscharf trennend erwies.

Für die Unterformen im Verlauf zeigen weder Initialscore noch der Gesamtscore für Affektivität signifikante Beziehungen. Die Tendenzen bleiben wie bei den Unterformen der Ersterkrankung: wenig Affektivität bei paranoiden Patienten. Das Apathiesyndrom ist bei den chronisch Katatonen am stärksten ausgeprägt, bei Disorganisierten am geringsten. Die gleichen Verhältnisse finden sich für die Unterformen zur Zeit der Untersuchung. Nur bei den Katatonen liegt der Maniescore sehr hoch, ein weiterer Hinweis darauf, daß damit unspezifische Erregungszustände miterfaßt werden. Der niedrige Apathiescore für die Undifferenzierten zusammen mit einigen hohen Affektivitätsscores zeigt, daß hier im Sammeltopf der „sonst nicht Einzuordnenden" wohl die Schizoaffektiven versteckt sind. Die geringere Apathie Disorganisierter, also Hebephrener gegenüber Paranoiden, könnte die klinische Typologie stützen, die oben entwickelt wurde: Die Unterscheidung der affektiv oft frischen, lebhaften, aber unverbindlichen Hebephrenen, von den nach außen stumpf erscheinenden, aber im Inneren oft noch psychotisch produktiven Autisten (Abb. 5 u. 6).

### 3.3.3 Die Affektivität

### 3.3.3.1 Einführende Bemerkung

Dem affektiven Charakter des Krankheitsverlaufs wird seit Leonhards Studie von 1936 prognostische Bedeutung beigemessen. Die vom Ciompi u. Müller (1976) wieder bestärkte Vermutung, daß die Wandelbarkeit, die Variabilität und Dramatik der Krankheitserscheinungen einen positiven Bezug zu ihrer Reversibilität und damit zur Prognose habe, ist uralt. Floru (1974) hat in einer Übersicht über reaktive, psychogene und schizophrenieähnliche Psychosen über 120 Begriffsbildungen seit Laségue und Falrets Folie à deux und Kirns akuter Einzelhaftpsychose aufgeführt, die solche flüchtigen, bewegten Psychosen von den prozeßhaft verlaufenden trennen sollen. Die meisten nehmen auf auslösende Ereignisse, überhaupt den inneren Bezug von Person und Psychose zur Biographie, zum prämorbiden Erlebnisvorfeld Bezug. Andere betrachten mehr die Psychopathologie des Er-

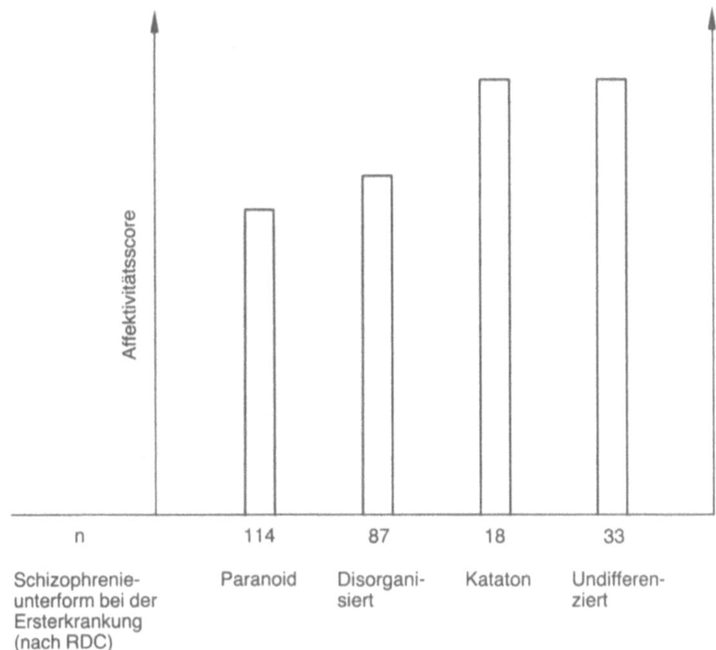



**Abb. 5.** Die affektive Komponente in den Schizophrenieunterformen bei der Ersterkrankung. Der Apathiescore zeigt keine signifikanten Korrelationen (Multiple-range-Test, $p = 0{,}0037$ *)

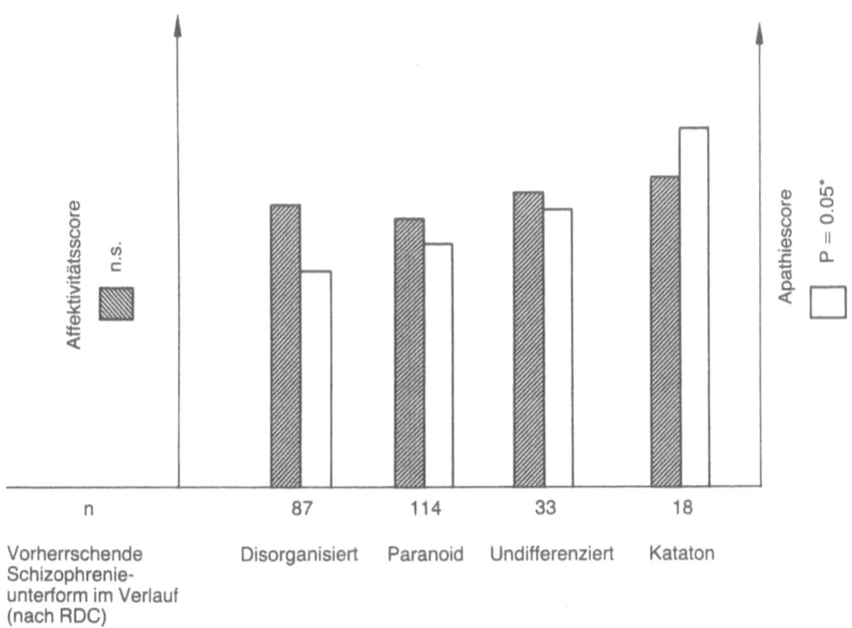



**Abb. 6.** Apathiesyndrom und die Affektivität in den jeweils im Verlauf vorherrschenden Schizophrenieunterformen (Multiple-range-Tests)

scheinungsbildes und der Verlaufsgestalt und nehmen Bezug auf die häufige Mittelstellung solcher Psychosen zwischen „nukleären" Schizophrenien und Affektpsychosen. Manschrek u. Petri (1978) ziehen in einer Übersicht eine Linie vom Psychogeniebegriff Sommers, Kraepelins und Jaspers' über die psychogene oder reaktive Psychose Wimmers (1916) und Faergemans (1963), im deutschen Sprachraum u. a. von Rohr (1961) und Langfeldt (1937, 1967) beschrieben; den schizophrenieformen Psychosen Labhardts (1963) und Retterstols (1968) zu den zykloiden Psychosen Leonhards (1961) und Perris' (1974) und den schizoaffektiven Psychosen Kasanins (1933) und vieler anderer nach ihm. Es scheint, daß alle diese Definitionen etwas Ähnliches zu greifen suchen, eben jene Flüchtigkeit, Veränderlichkeit, die solche Psychosen von den chronisch progredienten oder erstarrten trennt.

Die Ergebnisse Leonhards von 1936, der feststellte, daß phasisch-schwingende Psychosen mit affektivem Flair weniger schwere und öfter noch reversible Endstadien erreichen, wurde oft bestätigt. Abgesehen von methodisch aufwendigeren Nachuntersuchungen von ihm selbst und seinen Mitarbeitern (Leonhard 1975, 1980), wurden seine Ergebnisse in jüngerer Zeit von Mitsuda u. Fukuda (1974), Astrup u. Noreik (1966), Vaillant (1964a, 1978) und der St. Louis-Gruppe um Winokur (1974) reproduziert. Wilson u. Ban (1983) konnten in ganz unterschiedlichen Kollektiven chronisch Schizophrener Leonhards Untergruppen differenzieren. Sie sprechen seiner Klassifikation deshalb Relevanz zu. Von nosologischem Denken ausgehend wiesen Clayton et al. (1968) eine familiäre Häufung von affektiven Psychosen bei schizoaffektiven Patienten nach, außerdem benignen Verlauf, und empfahlen, die schizoaffektiven Psychosen der Gruppe der Affektpsychosen zuzuordnen. Aber es gibt auch Skeptiker wie Welner et al. (1977, 1974) und Roth u. Mc Clelland (1979). Croughan et al. (1974) meinen, auch bei schizoaffektiven Erkrankungen gebe es 3 Verlaufsformen: chronisch affektive, chronisch paranoide und remittierende. Die Untersuchung Welners et al. arbeitete mit sehr strengen Chronizitätskriterien. Auf Symptomebene war eine Trennung guter und schlechter Endstadien nicht zu erreichen, wohl aber mit dem Kriterium Remission, also einem Defekt-Kriterium im Längsschnitt; so auch bei Kasanin (1933), Hawk et al. (1975) und Serban u. Gidnynsk (1975).

Die systematische Erforschung der Affektivität der Psychosen, insbesondere die von mutmaßlichen Prädiktoren für die Prognose, stößt auf große methodologische Probleme. Zwei Zugänge werden meist gesucht: der mehr psychodynamische, der den Weltbezug von Person und Psychose zu erfassen sucht, auf seine Methodenprobleme weisen u. a. Katschnig (1980) und Roth u. Mc Clelland (1979) hin, und der mehr psychopathologische, am Krankheitsbild orientierte. Letzterer bezieht sich stärker auf die „Affektivität", „affective features". Schwierigkeiten bereitet zunächst die exakte Benennung der beobachteten Phänomene und die Bestimmung ihrer Quantität, sowie eine daraus abgeleitete Einteilung der Patienten. Wir haben versucht, dieses Problem mit Hilfe der RDC-Kriterien zu lösen. Kendell et al. (1979) haben in einem Vergleich von 6 alternativen Systemen das von Spitzer et al. (1978) als besonders robust und leistungsfähig für die Bestimmung der schizophrenen Kerngruppe beurteilt. Brockington u. Leff (1979) fanden allerdings gerade Spitzers Kriterien nicht befriedigend für die Erfassung schizoaffektiver Psychosen. Der Korrelationskoeffizient betrug nur 0,5 für den Vergleich mit 7 anderen Systemen, wobei allerdings die Übereinstimmung allgemein sehr niedrig war. Auch die Kennzeichnung der Endstadien ist nicht einheitlich. Psychopathologische und soziale Kriterien werden meist vermischt verwertet. Es existieren kaum zuverlässige und differenzierte, quantifizierende Instrumente. Die meisten Autoren entwerfen eigene Skalen oder Kombinationen gängiger Skalen, die Teilaspekte des Defektsyndroms erfassen. Auch hier, so scheint uns, haben wir mit dem Apathieprofil des IMPS ein besonders robustes, reliables und valides Instrument zur Hand, das zudem in unserem Kollektiv eine frappante Zuordnung zu der Unterbringungsart und damit zu der sozialpsychiatrisch relevanten Versorgungsbedürftigkeit der Patienten zeigt (s. Abb. 13). Aber auch wenn diese Definitions- und Klassifikationsprobleme befriedigend gelöst sind, ergäben sich weitere, die kaum mit technischen Verbesserungen zu beheben sind: Der Bezug von Verlaufsvariablen zum Ausgang der Krankheit vergleicht zwei zeitlich meist nicht allzuweit auseinanderliegende Verlaufsabschnitte miteinander, also gewissermaßen das am Ende zu Beurteilende mit sich selbst. Angenommen folgender Verlauf liegt vor: Die Ersterkrankung eines Patienten ereignet sich in seinem 20. Lebensjahr und eine Defektbildung mit relativer Stabilität nach etwa 10jährigem Krankheitsverlauf vom 30. Lebensjahr an, die Querschnittsuntersuchung findet nach insgesamt 40jährigem Krankheitsverlauf in seinem 60. Lebensjahr statt. Dann wird der Verlauf in seiner Charakteristik zu etwa ¾ von Daten beherrscht, die auch das im Querschnitt erfaßte Residualbild determinieren, es werden also 2 fast identische Gegebenheiten miteinander verglichen; kein Wunder, daß hohe Korrelationen entstehen. Dieses „Confounding" oder „Circulärschließen" droht schon, wenn es darum geht, auf welche Zeitspanne sich die Initialsymptomatik beziehen soll, 1 Woche nach Spitzer (1978), 6 Monate nach Feighner et al. (1972), 1½ Jahre nach Huber et al. (1979). So hat man vielleicht schon ein Stück Endstadium in nuce vor sich bei der Ersterkrankung. Am prekärsten ist der Vergleich von Verlauf und Endstadium auf der Symptomebene, weniger wenn die Verlaufsform des Schwingens oder des Geradlinigen beurteilt wird, obwohl auch dies – weniger direkt – residuale Starre und Apathie spiegelt. Aber auch hier tun sich wieder Definitionsprobleme auf.

Schließlich müssen intervenierende Variable berücksichtigt werden, da man weiß, daß „Affektivität" zu Beginn und im Verlauf der Erkrankung keinesfalls alleine das Endstadium bestimmt. So hat sich z. B. in allen jüngeren Verlaufsuntersuchungen die Primärpersönlichkeit als ein ganz entscheidender Faktor für Verlaufsgestalt und Residualbildung erwiesen. Ein anderer bekannter Faktor ist der Institutionalismus unter langdauernder kustodialer Unterbringung. Sind die gewichtigsten dieser intervenierenden Einflüsse – soweit sie heute bekannt sind – nicht unter Kontrolle, hat man bei isolierter Analyse der Affektivität schlimmstenfalls Zufallsergebnisse vor sich.

### 3.3.3.2 Eigene Befunde

Wir haben die Affektivität der Psychosen in unserem Kollektiv auf drei Wegen zu erfassen versucht: Mit der diagnostischen Unterscheidung von schizophren und schizoaffektiv durch 1. den RDC-Katalog, 2. die Diagnostik des PLK Weinsberg und 3. die offenen, gleitenden Affektivitätsscores auf der Basis der RDC-Einzelitems.

Die RDC-Diagnose bezieht alle Krankheitserscheinungen ein, die evtl. auch in verschiedenen Phasen während der beobachteten Verlaufsstrecke vorkamen. Vergleicht man nun die als schizophren diagnostizierte Gruppe mit der als schizoaffektiv diagnostizierten, so zeigt sich, daß sich für die Diagnose der Ersterkrankung zwar tendenziell ein Zusammenhang mit dem Apathiescore ergibt, er erreicht aber nicht Signifikanzniveau. Stellt man noch ein gewisses Vorurteil aus der Retrospektive in Rechnung, so wird aus diesem Befund nicht viel herzuleiten sein. Erst die Einbeziehung des Verlaufs als „längsgeschnittenes Residuum" bringt eine schwach signifikante Korrelation (Tabelle 4). Geht man davon aus, daß nach einem Zeitraum von 5–10 Jahren nach der Ersterkrankung statistisch gesehen ein relativ stabiles residuales Gleichgewicht im Krankheitsbild hergestellt ist (M. Bleuler 1972b; M. Bleuler et al. 1976; Angst et al. 1973), so ist bei einer

**Tabelle 4.** RDC-Diagnosen für Ersterkrankung und Verlauf korreliert zum Apathiescore RTD. *A* Ersterkrankung; *B* Verlauf (t-Tests)

| | n | Mittelwert | SD | P | |
|---|---|---|---|---|---|
| *A* | | | | | |
| Schizophren | 230 | 21,7261 | 18,704 | 0,063 | n.s. |
| Schizoaffektiv | 20 | 13,7000 | 15,249 | | |
| *B* | | | | | |
| Schizophren | 229 | 21,7642 | 18,754 | 0,038 | * |
| Schizoaffektiv | 22 | 13,1818 | 14,431 | | |

durchschnittlichen Krankheitsverlaufsdauer nach der Ersthospitalisation von 17 Jahren, unter Berücksichtigung der Prodromi von über 20 Jahren in unserem Kollektiv, der überwiegende Teil des Verlaufs, den unsere Verlaufskriterien erfassen, dem relativ stabilen Abschnitt zuzuordnen, aus dem auch der Querschnittbefund einen Ausschnitt darstellt. Frühere Krankheitsepisoden, die Gestalt von flüchtigen Episoden und langdauernden Entwicklungen gehen in die Verlaufsdiagnose mit ein. Sie wird also weniger von psychopathologischen Einzelsymptomen, wie dies bei der Diagnose der Ersterkrankung der Fall ist, als vielmehr vom Aspekt eines Längsschnitts abgeleitet, so daß unser Befund die Annahme nahelegt, daß der psychopathologische Querschnittbefund auf Symptomebene für die Vorhersage des Verlaufs deutlich weniger leistet als die Längsschnittbetrachtung der Verlaufsgestalt in ihrer Bewegtheit oder Gleichförmigkeit.

Ein ganz gleichsinniges Resultat bringt eine Analyse der PLK-Diagnostik. Es wurden die Diagnosen, die auf affektiv gefärbte Psychosen abheben, als „schizoaffektiv" zusammengefaßt und den „rein" schizophrenen gegenübergestellt, jeweils gesondert für die Diagnostik bei der Ersterkrankung, die vorherrschende Diagnostik während des Verlaufs und die Diagnostik zur Zeit der Untersuchung. Anschließend wurde versucht, diese beiden Gruppen statistisch zu trennen mit Hilfe des Apathiescores und der Affektivitätsscores. Die Maniescores zeigen wieder inkonsistente und schwache Zuordnung, die Depressionsscores bessere. Die residuale Apathie kann die Diagnosegruppen, die sich auf die Ersterkrankung beziehen, nicht voneinander trennen, erst die Verlaufsdiagnosen. Schließlich wurde für eine Kontingenztafel mit dem Median des Apathiescores das gesmate Kollektiv in leicht und schwer Apathische geteilt und die Zuordnung mit Hilfe der ·Diagnosen versucht (Tabelle 5). Wieder gelang dies nicht für die Erster-

**Tabelle 5.** PLK-Diagnosen und residuale Apathie

Ersterkrankung

| Diagnosen | | Apathiescore | |
|---|---|---|---|
| | | < Median | > Median |
| Schizoaffektiv | n = | 19 | 14 |
| Schizophren | n = | 87 | 105 |

$x^2 = 1,2$; DF $= 1$; p $= 0,2649$ n.s.

Verlauf

| Diagnosen | | Apathiescore | |
|---|---|---|---|
| | | < Median | > Median |
| Schizoaffektiv | n = | 21 | 7 |
| Schizophren | n = | 105 | 119 |

$x^2 = 6,8$; DF $= 1$; p $= 0,0092$*

**Tabelle 6.** Das Apathiesyndrom und die Veränderungstendenz der PLK-Diagnosen. $x^2 = 9,3$; 3 FG; p = 0,0260*

| | Diagnosenverlauf | | | |
|---|---|---|---|---|
| | Dauernd schizophren | Erst schizo-affektiv dann schizophren | Dauernd schizoaffektiv | Erst schizophren dann schizo-affektiv |
| Anteil der | | | | |
| schwer Apathischen | 57 | 45 | 39 | 17 |
| leicht Apathischen | 43 | 55 | 61 | 83 |
| in % der Diagnose-gruppe | | | | |
| n | 180 | 20 | 13 | 12 |

krankung, wohl aber für den Verlauf. Auch hier zeigt sich also wieder, daß der Ersteindruck keine sichere Vorhersage zuläßt, erst die Übersicht über den langen Verlauf.

In einem weiteren Schritt wurden jene Fälle zu Gruppen zusammengefaßt, bei denen ein Wechsel der Diagnose von der Ersterkrankung über den Verlauf bis zum Erhebungszeitraum stattfand. So wurden vier Gruppen gewonnen: 1. Gleichbleibend schizophrene, 2. gleichbleibend schizoaffektive, 3. von schizophren zu schizoaffektiv und 4. von schizoaffektiv zu schizophren sich wandelnde. Diese Gruppenbildungen wurden sowohl auf der Basis der RDC-Diagnostik wie auf der Basis der PLK-Diagnostik ausgeführt. Da sich für die RDC-Diagnostik zu kleine Gruppen ergaben, hier außerdem im Gegensatz zur PLK-Diagnostik ein Vorurteil wirksam gewesen sein kann, wurde dieser Untersuchungsgang nicht verwertet, sondern nur die Gruppeneinteilung auf der Basis der PLK-Diagnostik (Tabelle 6). Diese Diagnosenverlaufstendenzen zeigen zwar eine durchgängig hohe Korrelation zu den Affektivitätsscores in den Multiple Range Tests, nicht aber zur residualen Apathie. Erst die Kontingenztafel zeigt eine schwach signifikante Unterscheidung von schwer und gering Apathischen mit Hilfe der Diagnosenverlaufstendenz, wobei der Apathiescore am deutlichsten differiert zwischen den gleichbleibend Schizophrenen und den zunehmend Affektiven. Dieses Ergebnis nimmt nicht Wunder, seine Aussage läuft gewissermaßen auf eine Tautologie hinaus: Ein gering ausgeprägtes Apathiesyndrom erscheint bei den Patienten, bei denen man eben darum die Diagnose revidieren mußte. So läßt sich ein weiteres Mal feststellen, daß nicht die Erstdiagnose, sondern erst der Verlauf eine Aussage über die Ausprägung des residualen Apathiesyndroms erlaubt.

Da die Gruppen der schizoaffektiven Patienten des untersuchten Kollektivs sowohl bei der Definition nach der PLK-Diagnostik, wie nach der noch engeren Definition nach dem RDC-Manual, sehr klein waren, wurde auf der Basis der RDC-Einzelitems ein „Affektivitätsscore" entwickelt (s. S. 36). Die zugrundeliegende Vorstellung eines gleitenden Übergangs zwischen affektiven und nukleär-schizophrenen Psychosen tritt in der Literatur selten auf. Meist wird in nosologischem Denken überlegt, ob die „Zwischenfälle" (K. Schneider 1976) der einen oder anderen Seite zuzurechnen oder eigenständig seien, oder ob unsere Diagnostik für eine sichere Zuordnung unzulänglich sei. Foulds u. Bedford (1975) scheinen zu den wenigen zu gehören, die in Form eines hierarchischen Modells psychotischer Symptome an einen gleitenden Übergang denken, der die Diagnose schizoaffektiv überflüssig werden ließe. In objektivierenden Untersuchungen scheint sich dieses Modell bewährt zu haben (Bagshaw u. Mc Pherson 1978; Mc Pherson et al. 1977). Auch in dieser Studie wurde „Affektivität" in den erwähnten Scores als Dimension, nicht als Kategorie angesehen. Ihre Analyse zeigt einen etwas besseren Zusammenhang von Affektivität und residualer Apathie als die Diagnostik. Lediglich der Depressionsscore für die Ersterkrankung hat keine Aussagekraft. Spearmans „r" für den Gesamtaffektivitätsscore zeigt, daß allerdings nur 12% dieser Korrelation in einer linearen, d. h. wohl direkten Abhängigkeit bestehen.

### 3.3.4 Die erbliche Belastung

### 3.3.4.1 Vorbemerkung

Ausgangspunkt für die Überlegung, die Erbbelastung in die Datenerfassung der Krankenakten mit einzubeziehen, waren die alten Angaben Leonhards (1936), daß die affektiv getönten Verlaufsformen mit günstigem Ausgang eine höhere Erbbelastung aufwiesen. Es besteht eine relativ konsistente Tendenz in der Literatur, den affektiven Psychosen eine höhere erbliche Belastung zuzumessen als den atypischen, und diesen wiederum eine höhere als den rein schizophrenen. Gerade die zu schweren Residualzuständen verlaufenden „Prozeßschizophrenien" zeigen keine höhere, sondern oft eine niedrigere Erbbelastung als gutartig verlaufende (M. Bleuler, 1972 b). Slater u. Cowie (1971) sahen in manisch-depressiven eine, wenngleich nicht statistisch signifikante, höhere Erbbelastung als in atypischen Psychosen, ebenso Stenstedt (1952). Cohen et al. (1972) stellten bei affektiven und schizoaffektiven Psychosen eine höhere Konkordanzrate unter monozygoten Zwillingen fest als bei schizophrenen monozygoten Zwillingen. Einige Autoren, wie Leonhard (1961, 1980) und Perris (1974) versuchen aus nosologischen Hypothesen eine spezifische Diagnostik der Sekundärfälle und vermuten aus der von ihnen gefundenen Zuordnung zur spezifischen Diagnostik der Probanden eine eigenständige Entität schizoaffektive Mischpsychose, ein Gedanke, den wir hier aufgrund unserer mangelnden Diagnostik der Sekundärfälle nicht weiterverfolgen können. Wie Procci (1976) in seinem Übersichtsartikel zeigt, kann die Genetik der schizoaffektiven Psychosen interessante Beiträge zur Frage leisten, ob es sich bei den schizoaffektiven Mischpsychosen um eine homogene, nosologische Einheit, um Mischzustände in einem Spektrum oder ein heterogenes Sammelsurium von Varianten der beiden Kraepelinschen Psychoseformen handelt. Unsere summarische Feststellung der Erbbelastung mit Psychosen kann hingegen lediglich auf die theoretische Frage abzielen, ob sich eher Hinweise dafür finden, daß der schizophrene „Prozeß" zum schweren Residuum der biologische Kern der Krankheit sein könnte, oder aber ob es sich hier mehr um einen reaktiven biographisch-peristatisch begründeten Vorgang handelt, und die phasisch schwingenden, eher gutartigen Formen den biologischen Kern ausmachen.

Der folgende Abschnitt der Studie stützt sich auf verhältnismäßig kursorische Informationen über die erbliche Belastung unserer Probanden. Zwar lagen uns von einigen mit Psychosen belasteten Angehörigen unserer Probanden Akten vor, wenn sie ebenfalls im PLK behandelt worden waren. Dies traf aber natürlich nur auf einen Teil der Angehörigen zu. Eine eigene Untersuchung dieser Angehörigen wäre zu aufwendig gewesen, so daß wir uns hinsichtlich der Diagnostik auf Drittauskünfte verlassen mußten. Wir haben deshalb nicht mehr innerhalb der Diagnostik der Psychosen zu differenzieren gewagt, sondern nur „Psychose" und „Spektrumdiagnose" unterschieden. Immerhin konnte eine klare diagnostische Zuordnung bei vielen Eltern und Geschwistern der Probanden durch die für sie verfügbaren Akten erzielt werden. Als Spektrumdiagnose wurden gravierende Auffälligkeiten aus den Schilderungen von Angehörigengesprächen im Krankenblatt gewertet sowie Alkoholismus, Suizidversuche und motivierte Suizide. Von den Angehörigen als unmotiviert empfundene, in den Schilderungen auch mit phasischen Verstimmungen im Vorfeld verbundene Suizide wurden als Psychose gewertet. Involutions- und Alterspsychosen wurden mitgezählt, Epilepsien blieben unberücksichtigt, ebenso „Spektrum"-Auffälligkeiten nach Hirnverletzungen.

### 3.3.4.2 Ergebnisse

Es wurden zunächst die Scores für Apathie und Affektivität zu den Belastungen bei Vätern, Müttern, Geschwistern und weitläufigen Verwandten mit Multiple-range-Tests in Bezug gesetzt. Hier fanden sich nirgends signifikante Zusammenhänge.

In einem weiteren Untersuchungsgang wurde aus den nach den Literaturangaben zu erwartenden Belastungsziffern für die verschiedenen Verwandtschaftsgrade ein Score gebildet, der additiv die Gesamtbelastung für jeden einzelnen Probanden darstellen sollte. Die prozentuale Erwartung der Belastung für jeden Verwandtschaftsgrad und die gängigsten Kombinationen wurden für jeden Probanden aufaddiert. Die Festlegung des Erkrankungsrisikos orientierte sich im wesentlichen an dem Beitrag zum Handbuch der Humangenetik von Zerbin-Rüdin (1967) und der Übersicht in der Studie von Perris (1974) sowie der Übersicht von Procci (1976). Für die Punktzahl bei Belastung der Eltern wurde das Risiko der Kinder von Schizophrenen zugrundegelegt, das zwischen 7% (Hoffmann 1921) und 17% (Garrone 1962) angegeben wurde. Kallmann (1938) fand andererseits bei ca. 10% der Schizophrenen einen belasteten Elternteil. Es wurden daher als Mittelwert 10 Punkte für ein krankes Elternteil, 50 Punkte für zwei kranke Eltern veranschlagt, für die ein Erkrankungsrisiko der Kinder zwischen 40% (Schulz 1940) und 70% (Kallmann 1938, 1946) angegeben werden. Die Risikoziffern für Geschwister schwanken stark, zwischen unter 5% und über 15%. Auch hier wurde ein Mittelwert von 10 Punkten angerechnet; wenn dazu noch ein kranker Elternteil kommt, von 20 Punkten (Kallmann 1946). Erkrankte, entfernt Verwandte wurden mit 3 Punkten angerechnet, eine Ziffer, die etwa in der Größenordnung liegt, die für Enkel ohne schizophrene Eltern sowie Neffen, Nichten, Onkel, Tanten, Großonkel usw. von Schizophrenen angegeben wurden (Zerbin-Rüdin 1967, S. 445 f.). Sowoh bei der Kombination von kranken Eltern, als auch bei der von kranken Eltern und Geschwistern sind also potenzierende Effekte in den Score eingebaut, bei anderen Kombinationen nur summative Effekte, da für die anderen denkbaren Kombinationen keine empirischen Zahlen bekannt sind. Der Score berücksichtigt die Spektrumdiagnosen nicht. Zu bemerken ist noch, daß die in dieser Studie erfaßte Risikoperiode im Gegensatz zu einigen der genetischen Studien über das 40. Lebensjahr hinausreicht, allerdings liegt die Ersterkrankung nur bei sehr wenigen Probanden später.

Signifikante Korrelationen des Erbbelastungsscores fanden sich nirgends weder zu den Daten des Kapitels „Apathie und Morbus", noch zu denen der Kapitel „Apathie und Gehirn" oder „Apathie und Hospitalisation", auch nicht zum Apathiescore. Erbliche Belastung spielt also in der univariaten Statistik keine Rolle. Nur an einer einzigen Stelle tritt der Erbscore einmal in Erscheinung, nämlich in der Diskriminanzanalyse der Einflüsse auf die Zahl der erweiterten Hirnfurchen: Die Gruppe der nur gering apathischen Patienten weist einen deutlich höheren Median des Erbscores auf, als die Gruppe der schwer apathischen. Die Tatsache, daß dieser Befund so vereinzelt in dem umfangreichen Zahlenmaterial dasteht, macht seine Interpretation problematisch. Allenfalls mag man darin eine Tendenz des Materials dieser Studie sehen, die Befunde Leonhards und seiner Schule zu stützen. Für eine klarere Aussage reichen die Informationen sicher nicht aus, zumal sich die Befunderhebung in dieser Studie nicht auf eigene Eindrücke, sondern auf Angaben Dritter stützen mußte, wobei wahrschein-

**Tabelle 7.** Diskriminanzanalyse der affektiven Unerlegung und Erblichkeit der Psychose bezogen auf das residuale Apathiesyndrom

| Klassifikationsversuch | n | Zuordnung zu | |
|---|---|---|---|
| | | 1 | 2 |
| Gruppe 1 leicht apathisch | 107 | 61 = 57,0% | 46 = 43,0% |
| Gruppe 2 schwer apathisch | 115 | 40 = 34,8% | 75 = 65,2% |
| Korrekt zugeordnet gesamt: 61,26% | | | |

lich viele Fälle von erblicher Belastung der Erfassung entgangen sind. Abschließend läßt sich damit festhalten, daß sich der Erbfaktor in diesem Kollektiv hinsichtlich der residualen Apathiebildung weitgehend neutral verhält.

Zum Abschluß der Betrachtung von Affektivität und Erblichkeit wurde eine Diskriminanzanalyse durchgeführt, in der Annahme, daß die Variablen von Affektivität und Erblichkeit den Kern dessen darstellen, was Ciompi u. Müller (1976) unter dem Aspekt des Morbus zusammenfaßten, also einer in die biologische Fundierung reichenden Eigenart der Krankheit und ihres Verlaufs. Die Analyse dieser Variablen in ihrem Einfluß auf die residuale Apathie (Tabelle 7) zeigt, daß nicht einmal ¼ der Varianz des Apathiesyndroms insgesamt von diesen Faktoren aufgeklärt wird. Die Vorhersagegenauigkeit ist größer für die Gruppe der schwer Apathischen als für die der wenig Apathischen, die durch ausgeprägte Affektivität positiv definiert wird; hier erreicht die Aufklärung nur 14%. Am höchsten lädt der Affektivitätsgesamtscore, der Erbscore lädt relativ gering. Obwohl die Affektivität der Psychose also für den Ausgang, gemessen an der Apathieentwicklung, eine gewisse Rolle spielt, ist ihre Bedeutung insgesamt doch gering, ein in Anbetracht der übermächtigen Rolle, die Leonhards Hypothesen in der Literatur spielen, eher enttäuschender Befund. Das Fehlen von Affektivität scheint mehr Anteil an einem ungünstigen Ausgang der Erkrankung zu haben, als die Anwesenheit von Affektivität an einem günstigen Ausgang. Insgesamt stellt die Affektivität der Psychose für das residuale Apathiesyndrom damit nur einen unter vielen Faktoren dar und offenbar nicht den wichtigsten.

### 3.3.5 Die globale Variabilität

Die Verlaufsform wurde in dieser Studie nach 2 verschiedenen Systemen erfaßt: nach RDC für Ersterkrankung und Verlauf mit der Unterscheidung von akut–subakut–subchronisch–chronisch und nach Ciompi u. Müller

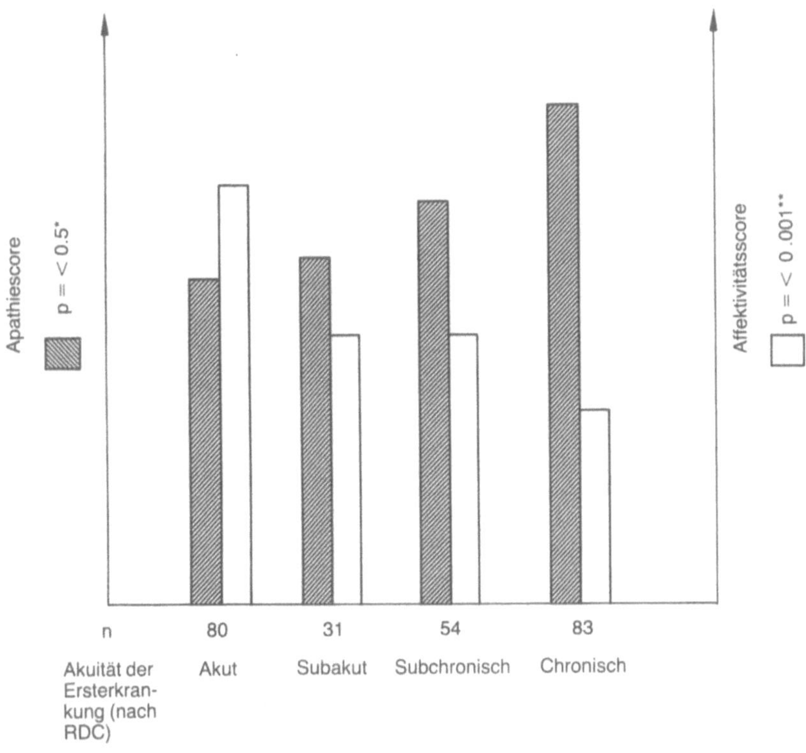



**Abb. 7.** Die Akuität der Ersterkrankung und der spätere Verlauf (Multiple-range-Tests)

(1976) mit der Kategorisierung einfach–wellenförmig–atypisch. Beide Verlaufstypisierungen zeigen hochsignifikante Korrelationen zu den Affektivitätsscores und zum residualen Apathiescore, fast durchweg auf dem 0,1%-Niveau (Abb. 7 u. 8). Die affektpsychotisch unterlegten Psychosen verlaufen öfter akut oder subakut als die rein schizophrenen. Dabei haben die initial Akuten auch hohe Verlaufsscores für Affektivität. Das Apathieniveau liegt signifikant höher bei den primär Chronischen. Die gleichen Verhältnisse finden sich bei Zuordnungen der Affektivitätsscores und des residualen Apathiescores zu den Verlaufsformen nach RDC im Verlauf. Auch der initiale Affektivitätsscore zeigt die Verlaufsform an, wenngleich nicht sicher die residuale Apathie, aber die Verlaufsform zeigt die residuale Apathie an. Es scheint also, daß die Verlaufsform gute signifikante Zuordnungen zu der Affektivität wie zum Ausgang der Erkrankung hat, bessere, als die Affektivität direkt zum Ausgang. Dabei muß ein methodisches Problem berücksichtigt werden, nämlich, ob in die Bestimmung der Affektivität Verlaufskriterien miteinfließen, oder ob sie sich einzig von den psychopathologischen Querschnittsphänomenen ableitet. Für die RDC-Kriterien der Dia-

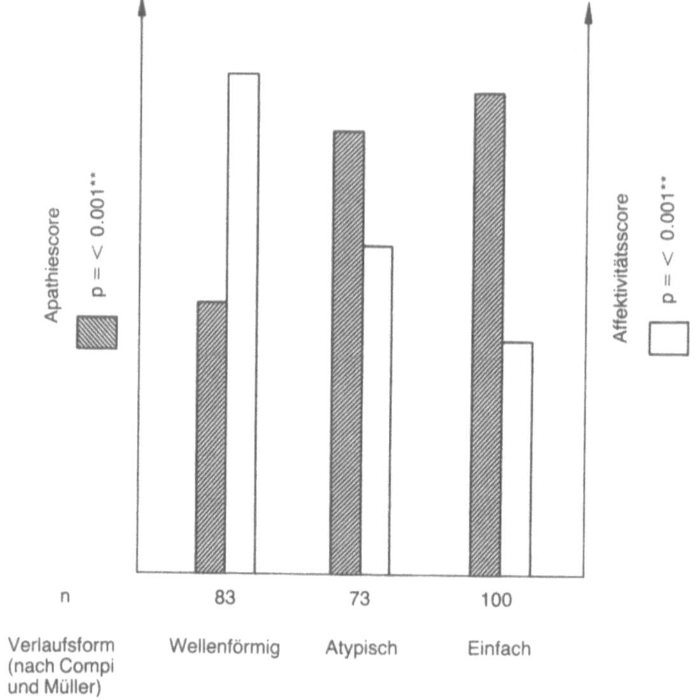


**Abb. 8.** Das Apathiesyndrom und die Verlaufsgestalt (nach Ciompi et al. 1976) (Multiple-range-Tests)

gnose schizoaffektiv gilt, daß Verlaufskriterien miteinfließen, nicht hingegen für unsere Affektivitätsscores.

Es sieht also so aus, als sei ein hohes Maß an affektiven Merkmalen in der Psychopathologie einer Psychose mit phasisch-wellenförmigen Verlaufsformen und geringer residualer Apathie verbunden. Diese Annahme dürfte unsere Befunde weitgehend erklären, wobei aber zu beachten ist, daß die Verlaufskriterien mit den Affektivitätsscores und dem Apathiescore meist auf dem 1%-Niveau korrelieren, die Affektivitätsscores und der Apathiescore aber oft nur auf dem 5%-Niveau, gelegentlich auch gar nicht, wie der initiale Depressionsscore oder die Diagnosen für die Ersterkrankung. Damit tritt die Verlaufsform als das wesentlich schärfer bestimmende Kriterium hervor. Es scheint gewissermaßen Mittler zu sein zwischen den Variablen der Affektivität und der residualen Apathie, vielleicht, weil es noch andere Einflüsse, z.B. solche der Persönlichkeit, der Hospitalisation und der sozialen Umstände, in denen der Patient steht, mit in sich aufnimmt. Man könnte sich etwa vorstellen, daß Mischpsychosen eben meist dynamisch-wellenförmig verlaufen, daß aber ein kleiner Prozentsatz von Mischpsychosen unter ungünstigen Umständen chronifiziert, während ein kleiner Prozentsatz an reinen Schizophrenien akut-rezidivierend bleibt, eine Annahme, die gut mit den jüngeren empirischen Untersuchungen von Welner et al. (1977, 1974) korrespondiert, die ebenfalls keine Beziehung zwischen streng querschnittmäßig definierten, psychopathologischen Einzelsymptomen der Affektivität und dem Ausgang der Erkrankung fanden, wohl aber zwischen dynamisch bewegtem phasischen Verlauf und günstigem Endstadium.

### 3.3.6 Affektivität, Verlauf und residuale Apathie: Resümee und Interpretation

Wir haben in diesem Abschnitt die Affektivität der psychotischen Erkrankungen unserer Patienten für die Verlaufsform, die erbliche Belastung und die globale Variabilität in Beziehung gesetzt zum Ausmaß des residualen Apathiesyndroms, gesondert für die Ersterkrankung und den Verlauf. Dabei wurde einmal von einer kategorialen Diagnostik und Klassifikation, entsprechend dem in der Literatur vorherrschenden nosologischen Denken, ausgegangen und einmal von der Vorstellung eines Kontinuums zwischen schizophrenen und Affektpsychosen, indem Affektivität mit einem Score als Dimension und nicht als Kategorie behandelt wurde.

Nimmt man alle Untersuchungsgänge zusammen, also die Diagnosen nach RDC und Krankenhauskriterien, Scores für Depression, Manie und Gesamtaffektivität, jeweils bezogen auf Ersterkrankung und Verlauf, in ihrer Korrelation zum residualen Apathiesyndrom, zur Hospitalisationsdauer, zur Zahl der Krankenhausaufnahmen und durchschnittlichen Aufenthaltsdauer sowie die Untersuchung der Verlaufsvariablen, so läßt sich eine gemeinsame Tendenz aller Untersuchungsgänge erkennen: Die Psychopathologie der Ersterkrankung liefert keinen wirklich zuverlässigen Prädiktor für das Residuum nach in unserem Kollektiv durchschnittlich 17jähriger Krankheitsdauer. Die Diagnose schizoaffektive Psychose leistet dafür am wenigsten, auf den Verlauf angewandt läßt sie eine schwache Korrelation mit niedrigem Apathiescore erkennen. Die Affektivitätsscores haben hingegen eine höhere Aussagekraft. Sie zeigen auch für die Ersterkrankung in den verteilungsunabhängigen statistischen Verfahren einige schwach signifikante Zuordnungen zum Ausmaß des residualen Apathiesyndroms, lediglich der initiale Depressionsscore nicht. Angewandt auf den Verlauf zeigen hingegen alle Affektivitätsscores hochsignifikante Korrelationen zu einem niedrigen residualen Apathiesyndrom, am höchsten der Gesamtaffektivitätsscore und Verlaufsscore. Die Diskriminanzanalyse der Affektivitätsscores und der erblichen Belastung in ihrem Einfluß auf die residuale Apathie zeigt aber, daß weniger als ¼ der Varianz des Apathiescores durch diese Variablen erklärt wird.

Die Zusammenhänge zwischen den Verlaufsformen und dem residualen Apathiesyndrom erscheinen stringenter. Sie weisen auch für die Ersterkrankung durchweg hochsignifikante Korrelationen zwischen akut-wellenförmigem Verlauf und hoher Affektivität der Psychose sowie niedrigem Apathiescore auf.

Methodologische Überlegungen zwingen dazu, die Ergebnisse mit Vorsicht zu interpretieren. Das Vorurteil aus der Retrospektive ist zum einen in Rechnung zu stellen und könnte für einen gewissen Teil der Zuordnungen verantwortlich sein, obwohl die Tatsache, daß die RDC-Diagnosen für die Ersterkrankung nicht mit dem residualen Apathiesyndrom korrelieren, gegen ein starkes Vorurteil aus der Retrospektive spricht. Ein grundsätzlicherer, methodischer Einwand liegt denn auch darin, daß bei durchschnittlich 17jähriger Krankheitsdauer die Verlaufsvariablen ein, statistisch gesehen, weitgehend stabiles längsgeschnittenes Residualsyndrom beschreiben, das mit einem nahezu identischen quergeschnittenen Residualsyndrom verglichen wird. Es ist gar nichts anderes zu erwarten, als daß man bei Übersicht eines sehr langen Verlaufs eben auch das Residuum kennt. Überspitzt formuliert kann man sagen: Solange das residuale Endstadium noch nicht erreicht ist, kann man es aus der Psychopathologie auch nicht voraussagen, sobald es aber erreicht ist, läßt sich sagen, daß es auch in 1 oder 2 Jahren noch bestehen wird, wenn zu seiner Definition die Stabilität genommen wird. Man beschreibt also letztlich nur, was ist und nicht, was sein wird. Dieser grundsätzliche methodologische Einwand, der gegen jede Verlaufsforschung dieser Art erhoben werden muß, gilt vor allem für eine „outcome"-Prädiktion aus Symptomen, weniger aus den formalen Verlaufskriterien des Schwingenden, Bewegten, Dynamischen, obgleich auch dies indirekt die erstarrten, rigiden und autistischen Entwicklungen ausschließt. Hier schließt man dann aber wenigstens von dem Vorkommen eines Phänomens auf das eines anderen, verwandten. Sollte es wirklich einen Faktor wie „grundlegende innere Mobilität des Krankheitsgeschehens" geben, wie ihn viele Forscher mit Leonhard vermuten, so wäre es wichtig, den Charakter des phasischen, des eigentlich endogen anmutenden Schwingens von Antrieb und Stimmung als Trägern der Produktionen, wie dies für die katathymen Erscheinungen von Emotionspsychosen gefordert wurde (Störring et al. 1962), bei solchen Psychosen abzuheben von akzidentellen Verstimmungen und den nahezu ubiquitären Erregungsphänomenen bei schizophrenen Psychosen. Dies wird wohl kaum auf der Symptomebene, wenn überhaupt, dann nur auf einer dynamische Bewegungen erfassenden Syndromebene der Längsschnittbetrachtung möglich sein. Wenn aus unseren Ergebnissen prädiktive Potenzen ableitbar sind, dann allenfalls in diesem Sinne. Methodologisch gesehen gilt also: Der Überblick über den Längsschnitt des langen Verlaufs macht die „Vorhersage" der residualen Apathie möglich, der Querschnitt der initialen Pathologie nicht.

Dennoch scheint mit aller Vorsicht folgende Annahme gerechtfertigt: Große Variabilität im Verlauf durch phasisch-schwingende, akut rezidivierende oder irregulär immer wieder dynamisch aufbrechende Psychosen sind tendenziell unterschieden von den festgefahren-erstarrten, eingeengten, apathisch-entwicklungslos gewordenen Psychosen und damit zu geringer residualer Apathie korreliert. Diese Variabilität ist zwar deutlich mit vermehrter Affektivität in der Psychopathologie einer Psychose assoziiert, geht aber nicht vollständig in ihr auf. Andere Einflüsse, wahrscheinlich solche der Primärpersönlichkeit, der sozialen Umgebung, der Therapie und der zerebralen Alterung gehen mit in sie ein.

**Zusammenfassung**

Von den psychopathologischen Einzelsymptomen bei der Ersterkrankung sprechen Beeinträchtigungserlebnisse für ein später ausgeprägtes Apathiesyndrom, katathyme Wahnbildungen dagegen. Andere Wahnbildungen, formale Denkstörungen und Halluzinationen sind prognostisch neutral. Die affektive Unterlegung der Psychose hat nur mäßigen Einfluß auf den Ausgang, ihr Fehlen begünstigt die Entwicklung eines stark ausgeprägten Apathiesyndroms mehr, als die Anwesenheit von affektiver Unterlegung sein Ausbleiben begünstigt. Der Erbfaktor verhält sich zum Ausgang der Erkrankung neutral. Die stringenteste Zuordnung zum Apathiesyndrom zeigen die formalen Kriterien des Krankheitsverlaufs: Schleichend einförmige Verläufe führen eher zu ausgeprägter Apathie als akut-rezidivierende. Die in diesen Verlaufskriterien zum Ausdruck kommende Variabilität des Krankheitsgeschehens und der Persönlichkeit geht zwar in einem gewissen Ausmaß mit Affektivität, bestimmten psychopathologischen Einzelsymptomen und Schizophrenieunterformen einher, läßt sich damit aber nicht voll determinieren.

## 3.4 Apathie und Primärpersönlichkeit

In allen jüngeren Verlaufsstudien spielt die Primärpersönlichkeit der Schizophrenen eine große Rolle als Prädiktor von Krankheitsverlauf und Residuum. In der International Pilot Study of Schizophrenia der WHO (1979) stellte sie neben der psychiatrischen Vorbehandlung die aussagefähigste Einflußgröße überhaupt dar. Überblickt man die Geschichte der psychopathologisch deskriptiven Literatur zur schizophrenen Primärpersönlichkeit (Fritsch 1976; Mundt 1981), so scheint es, daß sich Beschreibungen und Hypothesen immer aus den Beobachtungsdimensionen Adynamie und Schizoidie entwickelt haben. Bis heute ist diese, zuweilen in Ergänzung, zuweilen in Konkurrenz zueinander stehende Zweiteilung zu beobachten: Die anthropologischen und tiefenpsychologischen Beschreibungen stützen sich mehr auf die Dimension der Schizoidie (E. Bleuler 1923), des schizophrenen Aliter; die Astheniethesen mehr auf die der Adynamie, des schizophrenen Minus. In den letzten 10 Jahren hat sich dazu eine umfangreiche experimentalpsychologische Literatur entwickelt, deren Befunde zwar nicht an prämorbiden Persönlichkeiten gewonnen werden konnten, die die Hypothesenbildungen dazu aber durch das Vulnerabilitätskonzept bereichert haben (Hartwich 1980; Brenner 1983; Zubin 1980; Süllwold 1977). Eine echte Forschung an der prämorbiden Persönlichkeit Schizophrener stellen hingegen die Studien an „high-risk-for-schizophrenia"-Kindern dar. Schließlich tragen auch noch Befunde der „life-event"-Forschung und der „spectrum-disease"-Forschung genetischer Studien an Angehörigen Schizophrener zur Kenntnis der Primärpersönlichkeit bei.

Ohne an dieser Stelle die diskursive Sichtung der großen Materialfülle von Literatur zur prämorbiden Persönlichkeit Schizophrener erneut durchgehen zu wollen, sei auf einige Gesichtspunkte zusammenfassend verwiesen. Schon bei frühen Autoren wie Griesinger (1876) und Kahlbaum (1874) werden in einem eigenschaftspsychologischen Mosaik Züge der „reizbaren Schwäche" entworfen, die sich später in Kretschmers (1950) psychästhetischer Proportion „reizbar-kühl" der Schizothymen wiederfindet. Jeliffe (1911) und Hoch (1909, 1910) mit dem Konstrukt der „shut-in"-Persönlichkeit, später Mednick (1970) sowie Mednick u. Schulsinger (1968) stellen motorische Ungeschicklichkeit und introvertierte Präokkupiertheit mit Konfliktthemen heraus. Die Probanden werden als still, verträumt, einzelgängerisch, als jäh, explosiv, als infantil-naiv, oder als eingeengt, überengagiert und fanatisch geschildert. Alle Spielarten dieser Eigenschaftsmosaike resultieren in einer Schwierigkeit, sich der Realität anzupassen oder sich die Realität anzupassen (Meyer 1910). Die psychomotorische Ungeschicklichkeit, die schon früh berichtet wurde und in prospektiven „high-risk"-Studien wieder als Befund auftaucht, signalisiert möglicherweise eine diskrete, organische, zerebrale Vorschädigung. Mednick u. Schulsinger (1968) sowie Remschmidt (1984), Lempp (1984) und die Jerusalem-Gruppe (Marcus et al. 1981) fanden vermehrt solche perinatalen Schäden mit minimaler zerebraler Dysfunktion bei später schizophren Erkrankten. Mednick u. Schulsinger und Remschmidt geben ihre Zahl mit etwa 70% gegenüber 40% einer nicht schizophrenen kinder- und jugendpsychiatrischen Durchschnittsklientel an. Wie auch andere Autoren formulierte die Jerusalem-Gruppe daraus die Hypothese einer neurovegetativen Integrationsschwäche, deren körperliches Substrat vorwiegend im Bereich des limbischen Systems und des Stammhirns zu suchen sei. Auch Eggers (1981) kam nach seinen Beobachtungen an einigen „hig-risk-for-schizophrenia"-Kindern zu der Auffassung, daß das „feinabgestimmte Wechselspiel zwischen neokortikalen und limbischen Funktionen gestört" sein müsse. Watt et al. (1982) untersuchten 44 „high-risk-for-schizophrenia"-Kinder von Eltern, von denen ein Teil schizophren war, und verglichen sie mit einer Kontrollgruppe von Kindern gesunder Eltern. Die 12–17jährigen Risikokinder zeigten deutlich mehr interpersonelle Disharmonie, weniger Schulmotivation, mehr emotionale Instabilität und geringere Intelligenz als die Kontrollprobanden. Das Merkmal Introversion war hingegen nicht signifikant unterschieden zwischen den beiden Gruppen. Von den 4 Kindern mit je 2 schizophrenen Eltern zeigten 2 extrem wenig Motivation, interpersonelle Harmonie, emotionale Stabilität und Intelligenz, aber keines war stark introvertiert. Die Autoren schließen daraus, daß interpersonelle Disharmonie, emotionale Instabilität und geringe Intelligenz frühe Marker einer Disposition für eine schizophrene Erkrankung – für Vulnerabilität – seien, daß Introversion hingegen ein Copingverhalten darstelle, das sich erst im Laufe von Jahren durch die Auseinandersetzung des prädisponierten Menschen mit seiner Vulnerabilität entwickle. Die von den Autoren hervorgehobenen Marker seien bei den Probanden besonders ausgeprägt gewesen, die eine Frühhospitalisation oder ambulante Behandlung bereits kurz nach Schulbeginn benötigten. Es liegt nahe, diese Befunde in Bezug zu setzen zu den experimentalpsychologischen Untersuchungen an Schizophrenen und ihren Angehörigen, die auf neurophysiologischer Ebene eine solche „Integrationsschwäche" wahrscheinlich machen. Hier wären die inzwischen wohl als valide anzusehenden Befunde der Verzögerungen der crossmodalen Reizreaktionszeit (Zubin 1975) anzuführen sowie weitere Reizreaktionsexperimente, mit den Konzepten des Verlustes der Gewohnheitshierarchien bzw. Interferenztheorien (Broen u. Storms 1967), der vermehrten Ablenkbarkeit (Buss u. Lang 1965), des Mangels an Hemmfunktionen (Shakow 1969), der „overinclusion" (Payne et al. 1971), der gestörten Filterfunktion (Broadbent 1958) etc.

Neben der neurophysiologischen eignet sich auch die sprachliche Untersuchungsebene, asyndetische Assoziationen (Ziehen 1908) und mangelnde terminale Disziplin (Gruhle zit. nach Berze u. Gruhle 1929) intentionaler Leistungen empirisch nachzuweisen. Hier können ältere Arbeiten wie die von Reiss (1968) Erwähnung finden, die allerdings von Vaughn u. Leff (1976) in Zweifel gezogenen Familien-Rorschach-Befunde von Wynne u. Singer (1963) sowie einige neuere, linguistisch orientierte Untersuchungen von Carpenter u. Chapman (1982). Tress et al. (1984), Holm-Hadulla (1982). Tress et al. und Holm-Hadulla stützen durch ihre empirischen Befunde die auf Goldsteins (1944) Konkretismusstudien und C. Schneiders (1922, 1942), Arbeiten über schizophrene Denkstörungen zurückreichende Hypothese, daß Schizophrene in der Symbolbildung behindert sind und sich an einem konkretistischen Weltverständnis „festhalten". Carpenter u. Chapman (1982) untersuchten diese speziellen Denkstörungen des Konkretismus anhand des Gorham Proverbs Test und der Premorbid Adjustment Scale von Philipps (1968) in ihrem Bezug zur prämorbiden Persönlichkeit. Die von 2 Gruppen, einer von reaktiv –, einer von prozeß-schizophrenen Patienten gewonnenen Ergebnisse zeigen, daß die schon prämorbid autistischen weniger gute Abstraktionsleistungen erzielen, aber nicht häufiger Konkretismus zeigen. Die Autoren interpretieren dies mit der Annahme einer „persönlicheren" Antwortbereitschaft der Autisten, die aber eben nicht mehr Denkstörungen zeigen als die reaktiv Schizophrenen. Es ließe sich darin eine Bestätigung der These von Watt et al. (1982) sehen, daß Schizoidie und Autismus ein Copingverhalten, nicht eine „Grundstörung" sei. Kehren wir auf die Untersuchungsebene von Persönlichkeitseigenschaften zurück, so spielt allerdings „Schizotypie" auch in der neueren Literatur noch eine entscheidende Rolle als Forschungsgegenstand unter den prämorbiden Eigentümlichkeiten Schizophrener, vielleicht weil sich andere Eigenschaften so viel schwerer fassen lassen und zeitlich weniger konsistent sind. So wiesen Kendler u. Gruenberg (1982) mit Patientengut der dänischen Adoptionsstudie nach, daß blind diagnostizierte „paranoid personality disorder" i.S. des DSM III unter den biologisch Verwandten von Adoptivkindern mit Schizophreniespektrum häufiger war als in einer Kontrollgruppe. Auch Gunderson et al. (1983) beschäftigten sich mit Borderlinepatienten aus der dänischen Adoptionsstudie und fanden einen Schizotypus, der sich durch eine abnorme Persönlichkeit, gestörtes Sozialrollenverhalten und Somatisierung auszeichnete. Saß u. Köhler (1984) wiesen unter Bezugnahme auf Stone (1979) darauf hin, daß sich das Borderlinesyndrom in einen mehr affektiv-dysthymen und einen mehr kognitiv-schizoiden Merkmalsbereich aufteilen lasse, wobei auch der kognitiv-schizoide Merkmalsbereich in seinem Ausprägungsgrad von affektiven Einflüssen abzuhängen scheint (Roesler et al. 1984). Russische Autorinnen (Butorina 1982; Eliava 1982) weisen ebenfalls auf prämorbide Persönlichkeitsentwicklungen später schizophrener Patienten hin, die nach ihrer Beobachtung allerdings vielgestaltig sein können: schizoid, erregbar und depressiv. Butorina untersuchte 252 Kinder mit einem schizophrenen Elternteil und fand meist eine Pathologie in allen Stadien der Persönlichkeitsentwicklung. Schon früh seien negative und positive Symptome wohl im Rahmen unseres „spectrum-disease"-Begriffs zu differenzieren. Schueler et al. (1982) konnten an zwei Gruppen von Prozeß- und reaktiv Schizophrenen mit dem Defense Mechanism Inventory unterschiedliche Abwehrmechanismen differenzieren und damit ebenfalls die Hypothese stützen, daß eine auf der Untersuchungsebene von Persönlichkeitsmerkmalen faßbare, prämorbide Auffälligkeit später Schizophrener eher Verarbeitungsmechanismen als eine Grundstörung anzeige.

Bei der Befragung der Patienten und ihrer Angehörigen nach der prämorbiden Persönlichkeit in dieser Studie stand ganz die Charakterisierung des „affektiven Zuschnitts" im Mittelpunkt. Dies ist zum einen auf die Absicht zurückzuführen, Janzariks (1968) Hypothese von der vorauslaufenden Defizienz, also der prämorbiden Affektarmut und Avitalität bei ungünstigen Krankheitsverläufen zu überprüfen, zum anderen auf eher beiläufig in der Literatur auftauchende Bemerkungen (M. Bleuler 1972b; Leonhard 1980), daß sich in Familien Schizophrener gehäuft Menschen mit gleichsinnigen Eigentümlichkeiten der affektiven Komposition der Persönlichkeit fänden, und daß, wenn sich in solchen Sippen Schizophrenie entwickle, der Eindruck entstehe, sie entwickle sich aus eben dieser affektiven Eigentümlichkeit heraus. Es lag nahe, die Beziehung zum Intentionalitätskonzept herzustellen und nach Zusammenhängen zwischen affektiven Eigentümlichkeiten einerseits und dem Labilwerden und späteren Verarmen der Intentionalität andererseits zu forschen. Die Methodik mußte sich dabei auf einer beschreibenden Ebene von Eigenschaftsmerkmalen bewegen. Die meist aus dem Vergleich mit anderen Geschwistern, auch Freunden oder Schulkameraden gewonnene Information erscheint gerade als Globaleindruck noch am ehesten verläßlich. Die mit einer anschauungsorientierten Umgangssprache beschreibende psychopathologische Darstellung ruft häufig Assoziationen zu den Befunden anderer Untersuchungsebenen, etwa der neurophysiologischen, wach. Es sei aber noch einmal darauf hingewiesen, daß eine solche psychopathologische Schilderung nicht eine, verglichen mit den experimentalpsychologischen Untersuchungen, weniger konkrete Befunderfassung, sondern eine andere Untersuchungsebene darstellt, deren erfaßbare Phänomene stets ein Amalgam von biologischer Fundierung und biographisch gewordener Persönlichkeit darstellen.

Aus gemeinsamen Eindrücken von den genannten Schilderungen der Persönlichkeit später Schizophrener in der Literatur und eigenen klinischen Impressionen aus der Befragung von Probanden schälten sich 4 Eigenschaftsstereotype in affektdynamischer Sicht heraus, die in ihrer Reinform zu Prägnanztypen werden können: die adynamen, die offenen, die reizbaren und die gespannten Charaktere. Diese auf Grunddispositionen der Affektivität und der Intentionalität abzielenden Eigenschaftsstereotype finden Entsprechungen in der Kasuistik der Literatur, vorwiegend in der Typologie älterer Autoren, aber auch in der Spektrumdiagnose der Genetiker, soweit sie sich vorwiegend für charakterliche Auffälligkeiten unter den Blutverwandten Schizophrener interessieren. Das Stereotyp des Stillen ist von Hecker (1913) bis zur IPSS der WHO (1979) am häufigsten beschrieben worden und in seiner Spielart der Schizoidie am bekanntesten. In allen Typologien ist es vertreten und steht zusammen mit dem schizophrenen „Aliter" neben dem „Minus" oft alleine für eine Charakteristik der schizophrenen Primärpersönlichkeit. Mögen auch verschiedene strukturelle Besonderheiten, wie sie etwa von Sands u. Malamud (1949), Gibbs (1923) u. v. a. beschrieben wurden, die Annahme nahelegen, daß diese Gruppe heterogen sei, so ist doch das psychopathologisch „Arme" in den dynamistischen Hypothesen der Schizophreniegenese immer besonders hervorgehoben worden, so auch bei Janzariks (1968) „vorauslaufender Defizienz".

Das Stereotyp des Offenen wird in der Kasuistik häufig als Naivität, Infantilität gezeichnet. Das Persitieren der Kindlichkeit, ein Mangel an übergreifendem Lebensbezug und ein ungeformtes, affektives Schwingen auf Außenanregungen oder innere Triebhaftigkeit fielen Kraepelin und Giese (zit. nach Fritsch 1976) bei nach ihrer Erkrankung asozial werdenden Schizophrenen und Hebephrenen auf; Mauz (1930) hat diesen Typ, von

Kretschmer beeinflußt, bei eher dysplastischen Hebephrenen zu sehen geglaubt. Van der Drift (1960) hat es in einer eigenen Studie unter dem treffenden Begriff der schizophrenen Wehrlosigkeit und Offenheit behandelt, M. Bleuler (1972b) findet es familiengebunden in bestimmten schizophreniebelasteten Sippen.

Das Stereotyp des Reizbaren wird in Arietis (1955, 1959) Konzept der „stürmischen Persönlichkeit" ganz bewußt den sonst bevorzugt geschilderten affektiv verhaltenen, torpiden gegenübergestellt und ist als Ausnahme von der Regel der adynamen Primärpersönlichkeit Schizophrener am bekanntesten geworden. Leonhard (1980) findet es ebenso wie M. Bleuler (1972b) familiengebunden bei „unsystematischer Schizophrenie".

Der gespannte Typ ist in seiner thematischen Einengung, Fixierung, Rigidität und seiner Neigung zu Ideologisierung und Fanatisierung für jugendliche Psychotiker unter anderem von Lepel (1928), Kretz (1965), für Spätschizophrene von Klages (1961), Janzarik (1968), Bostroem (1938) und Mauz (1930) beschrieben worden.

### 3.4.1 Klinik und Typologie

### 3.4.1.1 Vorbemerkung zur Methodik der eigenen Befragungen

Die Informationen wurden gewonnen aus der direkten Befragung der Probanden, den Krankenakten und aus Drittauskünften von Verwandten oder nahestehenden Bekannten. Die Fragen, die an Probanden und Angehörige gerichtet wurden, zielten vor allem auf die Dimension der affektiven Komposition der Persönlichkeit und deren Auswirkungen auf intentionale Leistungen, wobei Janzariks (1968) Konzept der primären Avitalität im vorauslaufenden Defekt eine an einer größeren und heterogenen Gruppe schizophrener Probanden zu überprüfende Ausgangshypothese darstellte. Die Formulierungen wurden zu Beginn einer Exploration möglichst offen gewählt mit dem Ziel, keine Antworten zu suggerieren und eine möglichst unbeeinflußte Beschreibung der Befragten zu erhalten. Erst im Verlauf der Exploration wurde dann präzisierend nachgefragt. Meist war es möglich, einen Vergleich mit anderen Geschwistern für die Beschreibung der Primärpersönlichkeit anzustellen, ergänzt durch die Beschreibung anderer sozialer Kontakte in Schule, Ausbildung, Familie und Bekanntenkreis. Wie schon erwähnt, wurde auch versucht, affektiv hochbesetzte Wertvorstellungen und Lebensziele aus der prämorbiden Zeit zu erkennen und, soweit möglich, situative Strukturen der Ersterkrankung zu rekonstruieren. Letzteres konnte nicht systematisch geschehen, sondern mußte auf die gesprächsbereiten, gesprächsfähigen und etwas differenzierteren Probanden beschränkt bleiben.

Bei der direkten Befragung der Probanden ergibt sich das Problem der zurückblickenden Verfälschung und der Dissimulation. Dieses Problem tritt bei allen retrospektiven Untersuchungen auf. Deshalb hat sich Fritsch (1976) in einer Studie über objektivierende Untersuchungen zur prämorbiden Persönlichkeit Schizophrener mit dieser Frage auseinandergesetzt. Er fand, daß die Selbstschilderung der Primärpersönlichkeit durch die schizophrenen Probanden zwar nicht das Ausmaß an Zuverlässigkeit durch Fremdbeurteilung von Angehörigen erreicht, er aber trotzdem in der Lage war, auf dem 10-%-Niveau diagnostische Vergleichsgruppen von schizophrenen, neurotischen und psychosomatisch Kranken und Gesunden voneinander zu trennen. Auch andere Untersuchungen bestätigen eine relativ hohe Zuverlässigkeit der Aussagen Schizophrener über ihre eigene Primärpersönlichkeit (Brengelmann 1959; Guilford 1964; Urban 1965; von Zeersen 1966). Aus unseren Befragungen ergab sich der Eindruck, daß eine Aggravierung prämorbider Auffälligkeiten äußerst selten vorkam. Der Vergleich von Eigenbeurteilung mit Drittauskünften ließ oft eine Tendenz zu Dissimulierung durch die Probanden mit Korrektur durch die Angehörigen, gelegentlich aber auch in umgekehrter Richtung erkennen, nie eine Aggravation, so daß anzunehmen ist, daß eine Verfälschung des Informationsmaterials in quantitativer Hinsicht am ehesten hin zur Verharmlosung und Dissimulierung vorstellbar ist. In qualitativer Hinsicht gibt es gelegentlich Diskrepanzen zwischen Selbst- und Fremdbeurteilung aus der erwähnten Dissimulationsneigung und einer affektiven Verflachung, die das notwendige Verständnis für und die innere Beteiligung an der Frage nicht mehr aufbringt. Oft ließ sich bei einer vertieften Exploration dann aber doch der Gegensatz klären und eine schlüssige Information gewinnen oder erkennen, daß ein Proband ein ideales, von Scham- und Schuldgefühlen gestaltetes und nicht ein reales Selbst zu präsentieren bemüht war. Am ehesten zweifelhaft erscheinen also die Normalbefunde. Der Gesamteindruck jedoch, daß Schizophrene relativ zuverlässig in ihrer Selbstbeurteilung sind, deckt sich mit dem Ergebnis objektivierender Untersuchungen.

Die Angaben der Krankenblattdaten sind sehr unterschiedlich. Manche enthalten gar keine Information zur Primärpersönlichkeit, andere ausführliche Beschreibungen der Probanden durch Dritte bis hin zu umfangreichen Briefen von engagierten Erziehern, Lehrern oder Freunden der Familien. Insbesondere ältere Krankenblätter enthalten oft Auskünfte auch über Eigenarten Angehöriger, meist verbunden mit dem Versuch, Gemeinsamkeiten im Abnormen mit anderen Familienmitgliedern aufzufinden. Drittauskünfte konnten systematisch und persönlich in der Regel nur von den ambulanten Patienten eingeholt werden, die fast alle in Begleitung kamen. Von den stationären Patienten konnten nur in Ausnahmefällen Angehörige gesprochen werden. Die Auskunftspersonen sind zu etwa gleichen Teilen Eltern und Eheleute, etwas seltener Geschwister oder andere Personen, die den Probanden nahestehen und sie schon vor Ausbruch der Psychose gekannt haben. Die Befragungstechnik entsprach der der Probanden.

Gelegentlich ergab sich bei schleichenden Verläufen eine Schwierigkeit, prämorbide Auffälligkeiten von der psychotischen Wesensänderung selbst zu trennen. Wo dies nicht gelang, wurde dennoch eine Relevanz der Informationen hinsichtlich des prämorbiden Charakters unterstellt. Ganz überwiegend wurden jedoch zeitlich definierte Brüche in der Entwicklung angegeben und Krankheit und Vorverlauf geschieden.


### 3.4.1.2 Ergebnisse

Trotz der Vielfalt und scheinbaren Heterogenität der Schilderungen prämorbider Wesenszüge der Probanden fällt als Gemeinsamkeit etwas wie eine seelische Zartheit oder Schwäche auf, die in unterschiedlicher Weise bei fast allen vermerkt wird. Am besten wird sie vom Ausmaß der adäquaten, sozial akzeptierten Aggressivität gespiegelt: Geringe Durchsetzungsfähigkeit, etwa im Vergleich zu anderen Geschwistern oder Schulkameraden, findet sich zumeist. Die später Erkrankten „stecken mehr ein, als sie austeilen", sind „schwernehmend", wehren sich nicht angemessen gegenüber als ungerecht empfundenen Forderungen oder halten eine Gegenposition nicht lange durch. Oft erscheinen sie in ungewöhnlicher Weise betroffen von dem, was an sie herangetragen wird, als wären sie ihren Eindrücken hilflos ausgeliefert. Sie grenzen sich nicht genügend als Individuen mit eigenen Maßstäben und Werten ab von anderen. Die nach einer gewissen Zeitdauer notwendige Gleichgültigkeit gegenüber Alltagskonflikten stellt sich bei ihnen nicht ein, sie kommen von ihren Gedanken nicht los. Diese übermäßige Betroffenheit auch scheinbar stiller, wenig schwingungsfähiger Probanden erscheint als gefährdend, als „nicht psychohygienisch". Eine Bäuerin sagte von ihrem Sohn kurz und bündig: „Er war übergescheit, deswegen schnappte er über." Zwar findet sich durchaus Aggressivität bei Vielen, ihr haftet aber etwas Unausgeglichenes, Hektisches, Unstetes an, der Durchbruch zu einer die Probanden selbst befriedigenden Position gelingt meist nicht. Dadurch ist sie oft, sind die Probanden über eine kindliche oder pubertäre Trotzphase hinaus, sozial nicht anerkannt. Auch Zielstrebigkeit findet sich oft, aber auch hier wirken die Probanden sich selbst oder den an sie herangetragenen Wertvorstellungen gegenüber ausgeliefert, etwas wie Souveränität oder „Über-den-Dingen-Stehen" stellt sich nicht ein. Dadurch fehlt es entweder an Flexibilität oder aber im Gegenteil an Stetigkeit in der jeweils neu einzustimmenden Haltung zur aktuellen biographischen Situation, zu sich selbst und zu wichtigen Bezugspersonen.

Wenn nun versucht werden soll, in den genannten 4 Prägnanztypen unterschiedliche Formen der Ausprägung dieser „seelischen Zartheit" und ihrer Einbettung in biographisch gewordene Persönlichkeitszüge zu beschreiben, so nicht, weil damit unbedingt grundlegende Unterscheidungen zu treffen wären. Im Gegenteil, diese Gliederung dient dem Zweck, das Gemeinsame im Vielfältigen, im scheinbar Heterogenen aufzuzeigen. Die in den Prägnanztypen hervortretenden Eigenschaften können sich auch in einem Individuum mischen. Anstatt diagnostisch nutzbarer Kategorien möge man also eher eine durch Aufbereitung erleichterte, diskursive Sichtung der Befunde erwarten. Gleichwohl ergeben sich Entsprechungen zu den aus der Literatur bekannten Typologien und denen der schizophrenen Spektrumauffälligkeiten.

**Der Typus des einfach adynamen Charakters.** Ein gewisses Maß an Adynamie i.S. einer Unstetigkeit, Gebrochenheit oder Verarmung der intentionalen Leistungen haftet allen an. Bei diesem Typus bestimmt sie aber den Gesamteindruck, daher einfach adynam. So haben diese Probanden prämorbid oft eine Allerweltsbiographie, treten durch nichts besonderes hervor, erscheinen fast langweilig und zeigen wenig Individuelles. Im vorwiegend durch landwirtschaftliche Tätigkeit geprägten Einzugsbereich des PLK Weinsberg gibt es eine Art Standardbiographie dafür: In der Vorschulzeit unauffällige, stille und in der Erziehung unproblematische Kinder bringen eine oft schon durch Leistungs- und Kontaktmangel mühsame Schulzeit hinter sich, um danach im elterlichen Betrieb mitzulaufen, entweder ganz ohne, oder in Ausbildung durch den Vater, wenn er dazu ermächtigt ist. Die Ersterkrankung erfolgt dann bei der ersten Trennung von der Familie, bei jungen Männern im Fremdbetriebsjahr, bei Mädchen, wenn sie „in Stellung" gehen. Oft wird behauptet, schon das Kleinkind sei „arg schwächlich", etwas „langweilig" und immer „etwas zurück" gewesen, manchmal taucht der Verdacht auf Schwachsinn auf, wenn sich die Kinder in der Schule sozial und intellektuell unbeholfen zeigen oder sitzenbleiben. Sie nehmen von sich aus kaum soziale Kontakte auf, ziehen sich autistisch zurück und haben oft keinen sexuellen Kontakt im Leben gehabt. Wie bei allen Typen, sind auch hier sekundäre Neurotisierungen möglich, am häufigsten durch entweder symbiotisch ambivalent schützende, parentifizierende Bindungen oder durch forcierte Leistungsforderung. Nicht selten wird eine neurotische Primordialsymptomatik in Kinder- und Jugendzeit berichtet, häufig Bettnässen oder Erythrophobie. Unbestimmte Ängste vor sozialen Kontakten, jeder Art des in-Erscheinung-Tretens, spielen oft eine große Rolle und können das Leben zur Qual machen; dies offenbar vorwiegend bei den bewußteren Probanden, die ihr Zurückbleiben hinter den Erwartungen der Familie erleben. Oft kommt es zu besonders regressiven Arrangements, die Probanden bleiben schon prämorbid besonders häufig zu Hause oder im geschützten Milieu hängen, oder sie werden, besonders die Männer, starkem Leistungsdruck von seiten der Familie ausgesetzt und geraten in einen Strudel ständiger Überforderung, weil ihr Wesen als arbeitsunwillig, faul oder mürrisch mißverstanden wird. In manchen Familien werden diese Eigenschaften aber auch als positiv angesehen, weil die Kinder willig, anpassungsbereit, „lieb" sind, bis dann im Pubertätsalter die erwartete Verselbständigung ausbleibt. Ein Proband erkrankte, als die Familie ihn nach dem Tod des Vaters zunehmend unter Druck setzte, sich ein Mädchen zu suchen und zu heiraten, damit die alternde Mutter auf dem Hof entlastet würde. Die anfangs positive Beurteilung fördert, gerade wenn ein etwas höheres Persönlichkeitsniveau erreicht wird, die Flucht in eine übermäßige Anpassung an Erwartungen der Familie oder des Betriebes. Solche Probanden gelten bei aller Labilität, Empfindlichkeit gegenüber Kritik und Abhängigkeit von einer umfassenden Zufriedenheit aller mit ihnen als tüchtig und gewinnen, wenn sie nicht zu schizoid sind, eine gewisse Ähnlichkeit mit dem Typus melancholicus. Sie zeichnen sich dann durch ein ausgeprägtes Harmoniestreben und eine Flucht in nahtlose Rollenübernahmen (Kraus 1977) aus. Auslösend für die Manifestierung der Psychose können Loyalitätskonflikte oder Reifungsschritte sein, die z.B. aus der beruflichen Rolle eines Abhängigen – etwa in der Ausbildung – zu Eigenverantwortung führen sollten. Viele Probanden versenken sich in eine religiöse Gefühlswelt und suchen dort einen Ausgleich für ihr zu kurz gekommenes soziales Leben. Einer Patientin wurde in der Familie die Rolle der sensiblen, feinnervigen und begabten Prinzessin gegeben, der damit aber auch erlaubt war, sich völlig von der rohen, sozialen Wirklichkeit abzuschirmen. Die Adynamie mit ihrer Verstärkung und oft Verfeinerung des „impressiven Feldes" wurde also narzißtisch besetzt und nicht in ihren sozialen Folgen problematisiert. Je mehr neurotische Entwicklung zur Bewältigung der Adynamie, um so mehr Schizoidie im Persönlichkeitsbild, so ist der Eindruck.

Im Vorfeld der Psychose kann sich eine Spannung aufbauen mit Trotz und unangemessenen Triebdurchbrüchen. Erstarkende Adyname erscheinen dann oft schizoider und bizarrer als sie früher waren. Oder aber die Entwicklung geht gleichsinnig fort zu asthenischen Basisstadien oder Basisstörungen, die dann als Erstmanifestation i.S. einer Feinproduktivität anzusehen sind. Der einfach adyname Charakter ist in unserem Patientenkollektiv bei weitem der häufigste Typus. Es scheint, daß er sich in seiner vollen Ausprägung vermehrt bei ungünstigen Verläufen findet.

**Der Typus des offenen Charakters.** Diese Probanden werden als gefühlsbetonte und kontaktfähige Kinder geschildert, die in ungewöhnlicher Weise affektiv ansprechbar waren. Eine Patientin schilderte sich als „Wildfang" mit vielen Freundinnen, die gern tänzte und sang. Ihr Mann bezeichnete sie als „immer fröhliches und heiteres Menschenkind, das den Haushalt gut versorgte und stets gerne arbeitete", aber auch „ein wenig liebreich veran lagt" war, das heißt, daß sie sich oft Hals über Kopf verliebte und dabei ihren starken Gefühlen gegenüber eine Art Hilflosigkeit zeigte. Bei allem war sie sensibler als die gesunden Geschwister und aus freien Stücken, ohne Außenanregung, ärmer an Initiative. Immer wieder werden die Kinder als „lieb" geschildert mit gutem Kontakt in Familie und Schule. Ein Zug von Naivität und Unbedachtheit gehört dazu, als gäben sie sich völlig dem Augenblick hin, ohne übergreifend zu denken oder Konsequenzen in Betracht zu ziehen. Der, im Gegensatz zu den eher autistischen Adynamen, gute Kontakt der offenen Charaktere verbleibt durch ihre Naivität und persistierende Kindlichkeit im Oberflächlichen. Gelegentlich geraten sie in eine Verwahrlosungstendenz, die z.B. bei Ursula C. mit Schuleschwänzen, häufigem, promiskuitivem Geschlechtsverkehr und Haschgebrauch möglicherweise schon den schleichenden Beginn der Erkrankung markiert. Man hat den Eindruck, daß die Probanden ihren Erlebnissen keine definierte Struktur entgegenstellen, die sie verarbeitet. Die Gefühle ergreifen gewissermaßen eine willenlose Persönlichkeit. Karl K. wird als braves, liebes Kind geschildert, das schon früh besonders mitfühlend, aber auch empfindlich war. Auf dem Boden einer religiösen Erziehung entwickelte er einen sentimentalen Altruismus: Er sei „im Gemüt immer kindlich geblieben". Trotz guter Kontaktfähigkeit habe er nie eine Beziehung zu Mädchen gehabt. Ein anderer Proband, Horst G., wird als Clown geschildert, der im Betrieb immer alle zum Lachen brachte mit seinem naiv-kindlichen Verhalten. Dabei war er in seinen beruflichen Leistungen insuffizient und wurde von seinen Vorgesetzten als unflexibel und starr bezeichnet. Ein anderer Proband wird von der Familie als immer lustig, lebhaft und gesellig geschildert, er habe immer Sport getrieben und bei Veranstaltungen gerne Zieharmonika gespielt. Man habe aber auch immer „ein bissel Aufregung" gespürt. Von einem anderen Probanden sagt der Hausarzt, der ihn von klein auf kennt, er habe „einen Verstand wie ein Kind". Eine andere Probandin wird als einfach-naiv und brav dargestellt, möglicherweise etwas minderbegabt, die sich mit 14 Jahren eine Zeit lang von einem Onkel mißbrauchen läßt. Später, in der Psychose hebephrenen Gepräges, in der immer noch guter Kontakt vermerkt wird, ist die Verwahrlosungstendenz größtes Therapieproblem. Wirkt bei den einen die Offenheit mehr als Verletzbarkeit, als ungehinderte Durchlässigkeit gegenüber Außeneindrücken, so scheint bei anderen eine innere Triebdynamik ohne verfremdende Sozialisierung zu schwingen. Ein Proband wurde als schon in der Schule dummdreist geschildert und ohne Taktgefühl. Er verletzte im Streit eine Schülerin am Auge, duzte die Lehrer und stahl. Später, als er auf einem Hof arbeitete, drang er mit einer ihm wichtigen Frage nachts ins Schlafzimmer des Bauern ein, ohne Gefühl für das Unangemessene seines Handelns.

Insgesamt entsteht bei diesem Typus der Eindruck, daß ein hohes Maß an Unbewußtheit der häufig beschriebenen Naivität und Kindlichkeit entspricht, die Gruhle (Berze u. Gruhle 1929) als Mangel an „höherer Intelligenz", an Selbstreflexion bezeichnet hat. Die Probanden wirken in den Schilderungen affektiv weich, amorph, durchlässig, dabei in ihrem Gefühlsleben frisch, lebendig, nicht verhalten, aber oberflächlich. Ein Mangel an seelischer Struktur läßt zu, daß die Affekte gewissermaßen ungebremst mitschwingen nach einem Erlebnis, oder durch Anregung von der inneren Triebdynamik. Je mehr an Einstellung zu sich selbst gewonnen wird, und sei es in neurotischer Verarbeitung des affektiven Ausgeliefertseins, um so eher mischen sich Züge anderer Typen bei; wenn sich eine schützende Verhaltenheit entwickelt, des adynamen, oder bei mehr expansiven Bewältigungsversuchen auch solche des reizbaren, am wenigsten des gespannten Typus.

Manchmal glaubt man ein hysterisches Flair zu spüren oder zykloide Schwankungen zu ahnen. Mehr - opheliahafte - Frauen als Männer finden sich in dieser Gruppe. Dieser Typus ist in guter Ausprägung in unserem Patientenkollektiv am seltensten vertreten. Es scheint, daß er vermehrt in hebephrene Verläufe ausmündet, aber auch Beziehung zu bipolar zykloiden, meist früh einsetzenden Psychosen hat. Der Übergang zur Psychose ist oft durch schleichende Wesensänderung mit Hinzutreten bizarrer Verhaltensweisen gekennzeichnet, durch Verwahrlosung, aber auch durch Gereiztheit und triebhaftes Verhalten. Neben ungünstigen Verläufen gibt es auch Beispiele von Persönlichkeitsnachreifung, in günstigem Milieu noch nach sehr früher Erstmanifestation mit dann relativ guter Stabilisierung im Erwachsenenalter. Ein 30jähriger Patient, der nach frühem Mutterverlust und Entwicklung in einem Verwahrlosungsmilieu mit 17 Jahren an einer symptomarmen Hebephrenie erkrankte, war zur Zeit der Untersuchung seit einigen Jahren als Fahrer für eine Gruppe von Bauarbeitern eingesetzt, die ihm wegen seines Verantwortungsbewußtseins vertrauten. Meist gibt es bei solchen „nachreifenden" Patienten stabile und gute Beziehungen etwa zu einem Lehrherrn oder anderen Elternimagines, mit denen sich die Patienten identifizieren können, und von denen sie nicht in Frage gestellt werden.

**Der Typus des reizbaren Charakters.** Der dominierende Eindruck der reizbaren Charaktere ist das Jähe, Wechselvolle, Unstete im Affektiven und Intentionalen. Sie werden im Kindesalter als jähzornig, streitsüchtig und schwer erziehbar erlebt; später als triebhaft und unkonzentriert; sie halten nichts lange durch. Ein Proband wird von seinem Vater als prämorbid begeisterungsfähig geschildert, aber auch angeberisch, eigensinnig, trotzig und kritikintolerant mit Neigung zu Stimmungsschwankungen. Trotzdem sei er nicht durchsetzungsfähig und werde vom jüngeren Bruder dominiert und ausgenutzt, bei einigen sexuellen Kontakten sei er der „geführte Teil" gewesen. Ein anderer wird von Hausarzt und Vater als „immer schon schwierig" bezeichnet, sprunghaft, unausgeglichen, widersetzlich und uneinsichtig. In der Familie galt er als „ungeduldiger Typ", der rechthaberisch war und immer alles besser wußte als die anderen. Willi S. war vor seiner Ersterkrankung sechsmal im Gefängnis wegen Betruges, Diebstahls und Schlägereien auf dem Bau. Seine „Gefühle seien zu stark", er habe gleich eine unbeherrschbare Wut bekommen. Bis zur Erstmanifestation der Psychose galt er als Psychopath. Dabei lebte er äußerst kontaktarm und scheu. Auf die diagnostischen Probleme solcher Verläufe haben Travin u. Protter (1982) hingewiesen.

Eine Probandin war für die Familie lange vor Ausbruch der Psychose eine Belastung wegen ihrer „wuchtigen" Affekte, der triebhaften Sexualität und Aggressivität. Ein anderer Proband ist, wie Willi S., trotz seiner Reizbarkeit ein Eigenbrötler und Sonderling, die Mutter zeigt einen uneinsichtigen Fanatismus. Thomas G. fällt in der Volksschule durch Aggressivität und Unbeherrschtheit auf, aber auch durch soziale Scheu und geringen Kontakt zu Mitschülern. Hans K. wird von seiner Mutter als das schwierigste der 3 Kinder „seit jeher" bezeichnet. Er wollte nicht in den Kindergarten gehen, hielt nichts von Ordnung und war ungewöhnlich eigensinnig. Mit Schuleintritt häufen sich die Schwierigkeiten, er wird ein schlechter Schüler, lernt zu Hause nicht, sitzt stundenlang und starrt vor sich hin oder läuft um den Tisch. Er ist besonders leicht erregbar und aufbrausend, seine ständige Rede: „Ich mach was ich will." Später erlernt er Karate und begeht Autodiebstähle. Ist die expansive Tendenz nicht so ausgeprägt wie in den geschilderten Fällen, wird oft von Nervosität, Hektik und „Flatterhaftigkeit" gesprochen. Solche Probanden weisen den Übergang zu adynamen Charakteren, die in Überforderungssituationen in ähnlich diskreter Weise gereizt erscheinen können und dann insgesamt ein höheres Aktivitätsniveau, eine „erhöhte Bodenaffektivität" bekommen. Die Ähnlichkeit mit dem offenen Charakter liegt in der Affektstärke, hier fehlt aber die Naivität. Die Probanden erleben ihre Wesensart stärker als Konflikt, stellen sich zu ihr ein. Man hat den Eindruck, sie versuchen, gewissermaßen mit Gewalt, den sozialen Konnex herzustellen. Das Wort von der intrapsychischen Ataxie Stranskys (1905) drängt sich auf, vom „Schlackern" der Affekte. Je weniger Abwegiges, Schizoides in den Affekt- und Triebdurchbrüchen liegt, um so mehr gewinnt die Störung wohl später affektpsychotischen Charakter. Insgesamt ist der zuzuordnende Verlauf und die Psychoseform bunt. Gereizt maniforme Bilder kommen vor. Eine typische Entwicklung im Vorfeld der Psychose scheint es nicht zu geben. Akzentuierungen sind ebenso zu beobachten wie ein Umkippen in Apathie, Rückzug und Autismus. Der reizbare Charakter kommt in unserem Kollektiv nicht ganz selten vor. Er entspricht der von Arieti (1955, 1959) beschriebenen stürmischen Persönlichkeit.

**Der Typus des gespannten Charakters.** Bezeichnend für diese Probanden ist die Fixierung und Einengung auf ein Thema, auf ein Lebensziel, das die ganze Persönlichkeit in Spannung hält. Das läßt sie zwar stärker, bewußter und zielbestimmter als andere präschizophrene Charaktere erscheinen, aber auch starrer, eingeengter, unoffener und festgelegter. Gelegentlich zeigen sie Tendenzen zu Fanatismus, Kämpfertum oder unrealistischem Idealismus. Ihre Gefährdung liegt im Festgelegtsein auf bestimmte, dem starren Charakter der Zielsetzung entsprechend meist virtuelle Ziele. Sie erscheinen als Menschen mit nach außen gutem, in Wirklichkeit sehr labilem Selbstwertgefühl, als „Überspannte", die gewissermaßen nur auf einem Bein stehen. Wird das Erreichen ihres Lebensziels in Frage gestellt oder das Ziel selbst problematisiert oder entwertet, bricht alles zusammen. Nur wenn die affektiv hochbesetzten Komplexe berührt werden, zeigen diese Probanden die allen Präschizophrenen eigentümliche Empfindlichkeit, außerhalb erscheinen sie stabiler. In der Regel benötigt eine Persönlichkeit eine gewisse biographische Strecke, um eine solche Gespanntheit aufzubauen, so daß es oft schizophrene Spätentwicklungen sind, die sich aus einer solchen Spannung ergeben. Bei geringerer Ichstärke kann die Entwicklung aber auch kürzer verlaufen, etwa bei Studenten mit Aufsteigerbiographie wie sie Kretz (1965) geschildert hat. Theodor A., graduierter Ingenieur nach Durchlaufen des zweiten Bildungsweges, hat auch nach der mit großen Mühen erreichten Qualifikation seine Karriere mit Erfindungen weitertreiben wollen. Eine Patentanmeldung brachte nicht den gewünschten Erfolg, Streben und Erfolg gerieten in ein immer krasseres Mißverhältnis; der Proband entwickelte mit Mitte 50 einen Wahn, der thematisch um ein gestohlenes Patent kreiste. Mit dem Auftreten der Psychose erschöpft und löst sich die jahrelange, oft von dem Probanden selbst als quälend empfundene Spannung manchmal. Die psychotische Bewußtseinsabwandlung verwischt die Kränkung des Scheiterns meist und gewinnt defensiven Charakter gegenüber dem narzißtischen Einbruch; Avenarius (1976) sprach von Leidentlastung in diesem Zusammenhang. Gespannte Charaktere haben neben einer zu unterstellenden Psychoseinklination meist einen narzißtischen Grundkonflikt, der bevorzugt beim Übergang von der Ausbildung zum Beruf oder zu Beginn der Involution dekompensieren kann. Janzarik (1957a) und Klages (1961) wiesen auf den Ehrgeiz der Spätschizophrenen hin, dem das Gegengewicht fehle. Das Hochleistungsverhalten der Probanden gleicht einer riskanten Gratwanderung zu immer neuen, imaginären Gipfeln. Häufiger als bei anderen Charakteren spielen Auslöseereignisse definierter, umschriebener Art mit Mißerfolgserlebnissen und Kränkungen eine Rolle, aber auch einfache Überforderung durch Zunahme der Anforderungen an Selbständigkeit, Flexibilität und Umsicht nach Abschluß der Ausbildung, die dem Abhängigen noch Schutz bietet, oder das Nachlassen der Leistungsfähigkeit und Spannungstoleranz zu Beginn der zweiten Lebenshälfte. Gelegentlich bleibt die Gespanntheit aber nicht bis zur Erstmanifestation der produktiven Psychose kompensiert, sondern „bröckelt" schon vorher: Vorpostensyndrome und Prodromi, aber auch häufige, unspezifische Körperkrankheiten können, wie natürlich auch bei anderen Typen, die Überforderung signalisieren und zu neurotischen Kompensationsversuchen führen. Nicht alle Spätschizophrenen sind in diesem engen Sinne gespannte Charaktere. Manchen gelingt es, durch schützende Arrangements eine mögliche Gespanntheit zu mildern: Mathilde M. lebt als Hausmädchen mit engem Familienanschluß, bis sie im Alter von 44 Jahren durch Tod ihres als sehr väterlich erlebten Dienstherrn die langjährige Stellung verliert und keine entsprechende neue findet. Die Ersterkrankung folgt auf diese „Entbergung"[2]. Andere geben sich durch Erfolg eine trügerische Sicherheit großer emotionaler Belastbarkeit und leugnen Angestrengtheit und Gefährdung. Wieder bei anderen entsteht der Eindruck, daß allein schon das Älterwerden eine früher noch mögliche Toleranz unerledigter Grundprobleme in dem Maße unmöglich macht, in dem sich die biographischen Perspektiven verkürzen: Marlies M., Lehrerin, lebte jahrelang in einem Kollegium, in dem starke Spannungen durch Rivalitäten bestanden. Zwei jüngere Schwestern der ledigen Probandin heirateten. In dieser Zeit lösten sich zwei Verlobungen der Probandin – andere Frauen hätten ihr die Männer jeweils weggenommen. Kurz vor der Ersterkrankung mit 38 Jahren schließlich wurde sie als Beifahrerin einer Kollegin in einem Auto schuldlos „zusammengefahren". Danach begann sich der ihr seit Jahren vertraute, mit amourösen Erlebnissen affektiv tingierte Urlaubsort atmosphärisch zum Feindseligen hin zu verändern. Für diese Patientin brachte also das Unverheiratetbleiben gewissermaßen einen Riß in ihr Selbstbild. Dieses Zurückbleiben hinter den eigenen Erwartungen wurde natürlich erst brennend in einem Lebensalter, in dem sich die Perspektiven für eine Familiengründung verkürzen und die Realisierung des „idealen Selbst" zunehmend unwahrscheinlicher wird. Das Festgelegtsein auf dieses Selbstbild, die unversöhnlich abwertende Einstellung zur eigenen Kontaktscheu, der Gefährdung durch zu große emotionale Nähe, stellt die Vorbedingung für die emotionale „Enge" dieser Frau an der Schwelle zur Involution dar. Die Heirat ihrer beiden Schwestern, das eigene zweimalige Mißlingen des Versuchs, es ihnen gleich zu tun, die Lösung ihrer Verlöbnisse, führten zu einem Zusammenbruch ihres Selbstwertgefüges. Die nicht bewältigte Rivalität mit den Schwestern brach in der Projektion durch, Kolleginnen hätten ihr die Verlobten ausgespannt und zahlreiche Männer begehrten sie an ihrem Urlaubsort. – Solch klar konturierte Konflikte, die auf einen Bruch-

---

[2] Es ist zu vermuten, daß sich viele der normalen oder jedenfalls sozial unauffälligen Präschizophrenen, die in der Literatur Erwähnung finden (Bräutigam 1965, neuere Verlaufsstudien s. Mundt 1981) ebenfalls durch ein geschicktes, schützendes Arrangement normal, d.h. symptomfrei und spannungsarm halten können.

punkt in der Biographie zustreben, sind charakteristisch für gespannte Charaktere, etwa im Gegensatz zu dem konfliktlos offenen Charakter, dem der Sinn seiner Welt lautlos entgleitet. Die gespannten Charaktere, ihre Biographien und Ersterkrankungen lassen gerade in der Gegenüberstellung zu den offenen Typen an Wynnes (1967) Unterscheidung von fragmentierenden und amorphen Schizophrenien denken. Insgesamt entsteht der Eindruck, daß die gespannten Charaktere die ichstärksten Präschizophrenen sind und zwar um so mehr, je später die Erstmanifestation erfolgt. Bei den relativ früh erkrankenden, sich zu Höchstleistungen treibenden Probanden fehlt oft schon die Grundlage, den Einstieg ins Berufsleben zu finden. Der Übergang zu den in der Überforderung affektvollen Adynamen ist fließend. Im Vorfeld der Psychose kann sich die Gespanntheit akzentuieren bis zu einem „Knick", es kann aber auch zur allmählichen Erschöpfung mit Rückzug und Apathie kommen. Es scheint für den ichstärksten präschizophrenen Charakter eine deutliche Präferenz der ichstärksten Schizophrenie, der paranoiden Form zu geben.

### 3.4.1.3 Zur Interpretation der klinischen Typologie

Wir haben uns bei einem früheren Versuch einer Deutung dieser Typologie (Mundt 1982b, S. 184) von dem heuristischen Anreiz leiten lassen, in der Vielfalt, ja Gegensätzlichkeit der präschizophrenen Charaktere das Gemeinsame aufzufinden. Es scheint in der Unausgewogenheit affektiver innerseelischer Bewegungen begründet zu sein, jenes Bereichs von „Antrieb, Impuls, Stimmung und Gefühl" (Janzarik 1965a), Trieb und Erlebnis, der mit dem griechischen Begriff $\vartheta\upsilon\mu\acute{o}\varsigma$, dessen Funktionalität mit dem Begriff Thymopsyche umschrieben wird und dessen Irritierung in unterschiedlicher Weise immer den nämlichen Effekt zeitigt: der soziale Konnex des Individuums wird gestört. Um ihn i.S. einer gegenseitigen Bezugnahme, die Leistung, nicht Widerfahrnis ist, also i.S. des Zwischen von Kimura (1980) und Tellenbach (1978), des „common sense" von Blankenburg (1971) und der Interaktion von Glatzel (1978) zu erhalten, ist ein Mindestmaß an Selbstverfügbarkeit erforderlich. Der Begriff der Intentionalität erscheint geeignet, diese Leistungen und ihre Störung in diesem Bereich zu umschreiben und die Vielzahl konvergierender Hypothesenbildungen in sich aufzunehmen. So wurde an anderer Stelle gezeigt (Mundt 1982a), daß die psychoanalytischen Narzißmustheorien, die die Spaltungs- und Projektionsvorgänge als Integrationsschwäche bei strukturschwachen Patienten in den Vordergrund stellen, gut vereinbar sind mit dem geschilderten Intentionalitätsbegriff. In genetischer Hinsicht wurde auf Piagets (1975) Beobachtung der „primären Zirkulärreaktion" bei der entstehenden Hand-Mund-Koordination des Säuglings Bezug genommen, die vermuten läßt, daß es eine primär schwach entwickelte Intentionalität schwer hat, seelische Struktur aufzubauen und dann durch spannungsvolle, schlecht integrierbare Strebungen später wiederum vermehrt gefordert ist.

Auch am Beispiel von Rapaports Konstrukt der Aufmerksamkeitsbesetzung (1967a) läßt sich die Störung der Intentionalität exemplifizieren: Rapaport bezeichnet als Aufmerksamkeitsbesetzung die der Willkür zugängliche affektive Überbesetzung von Vorstellungsinhalten – Repräsentanzen –, die dadurch bewußt werden. Die Aufmerksamkeitsbesetzung ist ebenso für bewußte Wahrnehmung, wie etwa auch für das Auffinden von Gedächtnisinhalten, die Willensbildung und das Handeln notwendig. Der ihr zugrundeliegende Affektbegriff (Rapaport 1967b, 1967c) deckt gleichermaßen Funktionen der Gefühlswahrnehmung wie solche der Gerichtetheit, der Intention. Er zeigt eine Verwandtschaft mit der Gefühlslehre der Ganzheitspsychologie. Die Konstrukte Aufmerksamkeitsbesetzung und Aktualgenese nähern sich unter diesem Aspekt soweit aneinander an, daß man geradezu versucht ist, die Aktualgenese als eine verfeinerte Beschreibung eines affektiven Besetzungsvorgangs, nämlich der Aufmerksamkeitsbesetzung zu verstehen (Mundt 1980). Die Verfügbarkeit der Aufmerksamkeitsbesetzung, des einzigen Freiheitsspielraums, den Freud seinem Determinismus zugestand, wird durch starke Gefühlskomplexe gemindert, wie etwa die Analyse von Fehlleistungen bezeugt. Sind solche irritierende Affekte strukturell gebunden, z.B. in Form einer Phobie, lassen sie den Willkürbesetzungen mehr Freiraum, als wenn sie nicht gebunden sind, wie „frei flottierende Angst". Überschwemmen sie das Ich und die versuchte Strukturierung der Aufmerksamkeitsbesetzung, so erscheint die Ich-Umwelt-Balance gestört (Avenarius 1976), der ganzheitliche Charakter der Bewußtseinsleistungen geht verloren, „Primärprozesse" ersetzen die „Sekundärprozesse" und der soziale Konnex kann nicht mehr gehalten werden.

Sehr ähnliche Vorstellungen liegen Janzariks (1959) Ausformulierungen des strukturdynamischen Modells zugrunde, soweit sie unser Thema berühren. In Anlehnung an Lewins (1963) Theorie des psychischen Feldes, an die sich auch Kiskers (1960) Überlegungen zur gestörten „Psychonomie" Schizophrener anlehnen, spricht Janzarik von Intentionalität, an anderer Stelle von Protensivität, Begriffe, mit denen das strukturierende Einwirken der „Wertbestände" in den Erlebnisstrom gemeint ist, ein Eingreifen, das die „impressive Entzügelung" des Wahrnehmungsfeldes verhindere. Als eigentliche Intentionsleistung – in unserem Sinne – hat er in den letzten Jahren mehr und mehr die Desaktualisierungsfähigkeit herausgestellt (1983). Sie meint die Fähigkeit des Menschen, andrängende Assoziationen oder Sinneseindrücke willkürlich dann unbeachtet zu lassen, wenn sie sich nicht in das Gesamt eines geordneten Wahrnehmungs-, Denk- oder Handlungsaktes einbringen lassen. Dieses Unbeachtet-Lassen ist freilich ein höchst diffiziler, affektgetönter und -anfälliger Vorgang: Er stellt zunächst ein affektives Problem dar, nämlich sich affizieren zu lassen oder nicht, aber eben auch in einer qualitativ definierten Weise. Ein einfaches Nicht-Registrieren ist ebenso unpassend wie eine verzerrende Überregistrierung oder ein beziehungslos-ratloses Stehenlassen eines Eindruckes. Das ganze Problem der Sinnsetzung ist hier pars pro toto enthalten. Vielleicht ist die Vereinzelung des Problems unter dem Eindruck der Bedeutung entstanden, die die die „vereinzelnden" Basisstörungen mit ihrer besseren Griffigkeit für die Wissenschaftsdiskussion in den letzten Jahren erlangt haben. Das Problem der Intentionsleistungen stellt sich aber hier im Detail des zu extinguierenden randständigen Sinneseindrucks nicht grundsätzlich anders dar als beim Entwurf des ganzen Lebens, etwa bei den Heiratsplänen unserer Patientin Marlies M., die wahnhaft diese Pläne durch andere vereitelt sah. In beiden Fällen entscheiden über kognitive Gesundheit oder Auffälligkeit, wie sie beim Untersucher ankommt, zwei Fähigkeiten: 1. die Fähigkeit, eine ganzheitliche Intention zu formen. Dieses oder jenes möge der Eindruck, der Gedanke, die Handlung meinen; 2. die Fähigkeit, diese ganzheitliche Sinnsetzung zu modifizieren, zu korrigieren, sie verfügbar zu halten in einem Prozeß der emotionalen und kognitiven Gegenseitigkeit mit anderen Menschen oder sich selbst. Daher muß Desaktualisierung mehr als Extinktion eines Eindrucks sein, vielmehr seine i.S. der Interaktion „richtige", oder i.S. des Subjekts veränderbare gewünschte Bedeutungssetzung in einer angezielten Proportion von Randständigkeit oder Zentralität.

Ein weiteres Problem, das hier nur am Rande berührt werden kann, stellt die Frage dar, ob präschizophrenen Menschen nicht in bestimmten Bereichen ihres Selbst- und Welterlebens bereits das Objekt fehlt, das erst intendiert werden könnte. Kraus (1984) hat unter Verweis auf Blankenburg in diesem Zusammenhang von präintentionaler Störung gesprochen. Sie könne etwa am gegenstandslosen Zwangsgrübeln des Schizophrenen exemplifiziert werden. Lang (1982) spricht in gleichem Zusammenhang in psychoanalytischer Terminologie von einem „Loch" in der Repräsentanzenwelt des Schizophrenen. Will man einer solchen Untergliederung in präintentionale und intentionale Störungen des Schizophrenen folgen, ließe sich in dieser Spaltung die gegensätzliche Auffassung der anthropologischen Psychiatrie vom Wesen des Schizophrenen als Seinslos gegenüber dem experimentalpsychologisch fundierten Vulnerabilitätsmodell des Schizophrenen als eines lediglich instrumentell-intentional gestörten unterbringen.

Es scheint, daß dieses psychopathologische Intentionalitätsmodell als das begrifflich abstrakteste zwanglos eine Reihe von Modellen und Befunden konkreterer Art aus anderen Untersuchungsebenen aufnehmen und integrieren kann, so etwa die psychophysiologischen Befunde mit den daraus abgeleiteten Modellen der gestörten Aufmerksamkeitsverteilung, ohne aber auf deren Paradigma festgelegt zu sein. Die in dieser Studie untersuchte Facette der prämorbiden Persönlichkeit Schizophrener, nämlich ihre affektive

Komposition, kann Wege zur Irritierung von Intentionalität nur unter diesem affektpsychologischen Gesichtspunkt nachzeichnen.

Wenden wir nun die Sicht dieses Konstrukts auf die geschilderten, präschizophrenen Charaktere, so läßt sich feststellen, daß jeder Prägnanztyp in seiner Art affektiver Unausgewogenheit geeignet ist, die Verfügbarkeit intentionaler Leistungen zu irritieren: Der zwar geringen Affektivität und Triebhaftigkeit des einfach Adynamen steht eine schwache Ichstruktur gegenüber, die die physiologisch steigende Affektivität in Pubertät und frühem Erwachsenenalter nicht mehr aufnehmen und gestalten kann. Sekundärer Leistungsdruck oder auch nur die notwendigen Reifungsschritte der „Öffnung zur Welt" (Lang 1978) überfordern die Affektbindungsfähigkeit der Struktur. Der offene Charakter zeigt die Schwäche willkürlicher Besetzungstätigkeit in Reinform: Das Ich erscheint für die hier lebendigen Affekte von innen, vom Trieb, wie von außen, vom Erlebnis, durchgängig, fast ohne Reaktionsbildung. Die Abschirmung des Autisten fehlt. Die Patienten sind ihren Gefühlen und den sie anregenden Einflüssen wehrlos ausgeliefert. Das Unbewußte, die Triebdisposition wie die Resonanz der Eindrücke treten, ohne nachhaltige Formung zu erfahren, durch das Ich hindurch. Beim reizbaren Charakter erscheint die Struktur viel stärker, es kommt zu ausgeprägten Reaktionsbildungen, geradezu einem Kampf mit der eigenen Impulsivität, aber Affekt- und Triebleben sind auch sehr viel stärker als in den vorgenannten Charakeren, so daß bei der Aktivierung spezifisch konflikthafter Komplexe die Verfügbarkeit von Bedeutungssetzungen verlorengehen kann; ähnlich im gespannten Charakter, der über die stärkste und entwickeltste Ichstruktur verfügt, die aber, oft auf dem Boden einer neurotischen Entwicklung, dann doch überfordert wird, meist in einer umschriebeneren Art als etwa beim offenen oder einfach adynamen Charakter.

**Zusammenfassung**

Unter dem Gesichtspunkt der affektiven Komposition der Persönlichkeit wurden 4 Typen prämorbider Charaktere von später schizophrenen Patienten unterschieden: die einfach adynamen, die offenen, die reizbaren und die gespannten. Das psychopathologische Konstrukt der Intentionalität sieht unter dem affektdynamischen Gesichtspunkt das Gemeinsame und damit zur Schizophrenie führende Merkmal an diesen Charakteren in der Irritierung der Verfügbarkeit von Bedeutungssetzungen, d. h. in der intentionalen Instabilität.

### 3.4.2 Objektivierende Befunde

Es wurden für diesen Abschnitt der Studie zunächst der Apathiescore und die Affektivitätsscores in Bezug gesetzt zu den Variablen, die die prämorbide Sozialanpassung widerspiegeln, also dem Schulabschluß und dem erreichten beruflichen Ausbildungsstandard. Dann wurden die Primärtypen

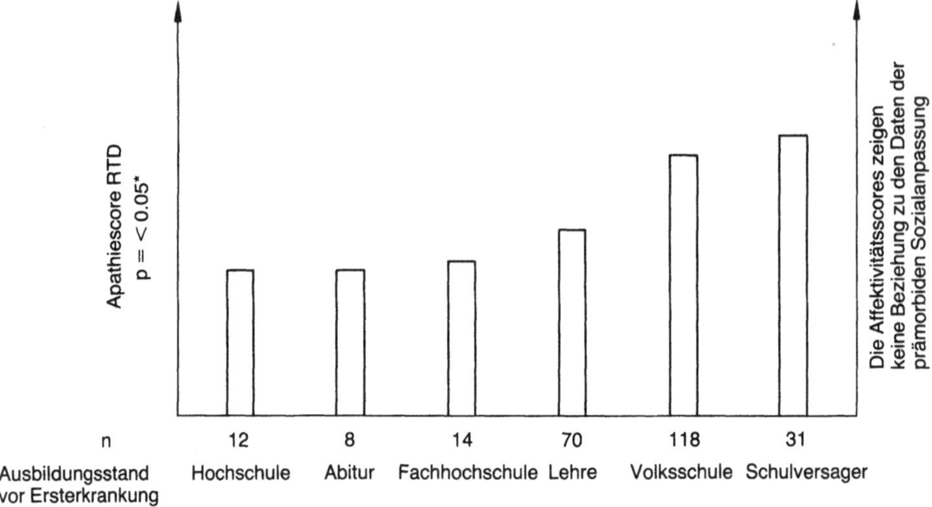



**Abb. 9.** Das Apathiesyndrom und die prämorbide Sozialanpassung (Multiple-range-Test)

auf ihre Beziehung zum residualen Apathiesyndrom untersucht, ihre Beziehung zur Affektivität der Psychose und anderen Charakteristika des „Morbus" sowie auf ihren Bezug zur prämorbiden Sozialanpassung. Die Abb. 9 bis 11 zeigen, inwieweit die Primärtypologie Patienten mit ausgeprägtem residualen Apathiesyndrom von solchen mit gering ausgeprägtem trennen kann. Das höchste Signifikanzniveau wird in dieser Hinsicht vom primär adynamen Typus erreicht i. S. einer analogen Korrelation. Eine auch sehr deutliche, umgekehrte Beziehung besteht zum offenen Primärtyp, der zu geringer residualer Apathie disponiert. Der reizbare Primärtyp ist in seiner prognostischen Bedeutung für das Apathiesyndrom neutral, beim gespannten Typ besteht eine Tendenz zu geringer ausgeprägtem Apathiesyndrom.

Die Korrelation der Apathiescores mit den „harten" Daten der prämorbiden Sozialanpassung (Abb. 9) zeigt eine ganz stringente Zuordnung mit zwei parallelen Stufenleitern. Mit der Zunahme des Ausbildungsstandards nimmt der residuale Apathiescore ab. Signifikanz erreichen dabei die Unterschiede zwischen den Probanden, die prämorbid eine Lehre absolviert haben einerseits, solchen, die nur einen Volksschulabschluß haben oder Schulversager waren andererseits, und zwischen Probanden mit Universitätsabschluß einerseits und prämorbiden Schulversagern andererseits. Rafft man die Kategorien zu prämorbid beruflich Ausgebildeten und nicht Ausgebildeten, so läßt sich eine klare Unterscheidung mit dem residualen Apathiescore durchführen. Es wurde noch eine Korrelation zu den Affektivitätsscores gerechnet und festgestellt, daß sich hier bei prämorbidem und höchstem erreichten Berufsniveau nirgends eine signifikante Zuordnung, auch nicht tendenziell, ergibt, d. h. also, das prämorbid erreichte Ausbildungs- und Schulniveau ist völlig unabhängig vom Ausmaß des affektiven Charakters der späteren Psychose. Erst das Niveau der Tätigkeit zum Untersuchungszeitpunkt zeigt eine positive Korrelation zum Manie- und Gesamtaffektivitätsscore, aber nicht mehr zum Ausmaß der residualen Apathie. Dieser Befund steht in guter Übereinstimmung mit neueren Untersuchungen, die die Bedeutung der prämorbiden Sozialanpassung, insbesondere einer „professionellen" Berufsausbildung (WHO 1979), für den Verlauf herausstellen. Die gleiche Parallelität der erwähnten Stufenleiter ergibt sich zwischen residualem Apathiescore und abfallendem Tätigkeitsniveau vor der Ersterkrankung. Von den Einzelgruppen lassen sich signifikant zwar nur die Facharbeiter von den Ungelernten, bei der Zusammenfassung von Kategorien aber wiederum alle Qualifizierten von allen ohne Ausbildung Tätigen gut trennen. Das gleiche trifft für die höchste, je erreichte Berufstätigkeit zu, ein Item, das für viele bereits Verlaufskriterium ist, da sie noch nach der Ersterkrankung Qualifikationen erwarben.

Eine Untersuchung der Affektivitätsscores bei den Primärtypen zeigt für die Adynamen lediglich signifikant niedrigere Werte für die Maniescores sowie schwach signifikant den Verlaufsscore; der offene Typus hat hingegen signifikant höhere Werte für die Maniescores sowie den Verlaufsgesamtscore und den Affektivitätsgesamtscore. Bei den anderen beiden Typen ergeben sich keine Korrelationen, sieht man von einer Tendenz zu erhöhter Affektivität bei den Gespannten ab.

Untersucht man die Beziehungen zwischen den Primärtypen und der prämorbiden beruflichen Anpassung (Abb. 10), so finden sich Zusammenhänge vor allem für den gespannten Typus, weniger stringent, aber auch noch deutlich, für den adynamen, so gut wie gar nicht für die restlichen beiden, den offenen und den reizbaren. Bei der Betrachtung der Kontigenztafeln (Abb. 11) fällt auf, daß beim adynamen Typus zu allen Verlaufszeitpunkten durchweg mehr Unqualifizierte vorkommen, meist um ⅔ gegenüber ⅓ Qualifizierter, zum Zeitpunkt der Untersuchung sogar über 90% Unqualifizierte; die nicht adynamen Unqualifizierten erreichen hingegen fast Einstand mit den nicht adynamen Qualifizierten, wiederum mit Ausnahme der Tätigkeit zum Zeitpunkt der Erhebung, die eben schon depraviert ist. Die Verhältnisse liegen beim offenen Primärtyp für den Schulabschluß sehr ähnlich, auch hier ist die „Diagnose" dieses Typus mit schlechterer, prämorbider Sozialanpassung verbunden; die übrigen Kontigenztafeln zeigen aber für diesen Typus keine Signifikanz, für den reizbaren Typus keine der Tafeln. Die „Diagnose" eines gespannten Typus hingegen ist fast durchweg mit höheren Anpassungsleistungen verbunden, als die Verneinung dieser „Diagnose". Nur die Berufstätigkeit zum Zeitpunkt der Untersuchung findet auch hier mehr Unqualifizierte als Qualifizierte, aber immerhin nur 67% gegenüber 94% Unqualifizierter beim adynamen Typus. Bemerkenswert ist ferner, daß die Sozialanpassung ein konsistenter Zug in der Persön-

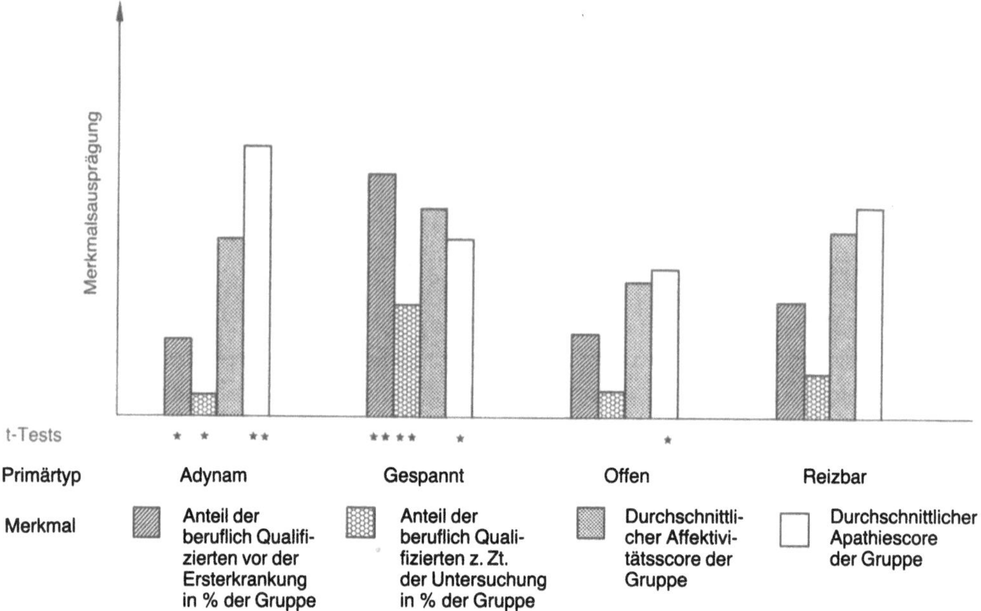



**Abb. 10.** Die berufliche Anpassung der Primärtypen

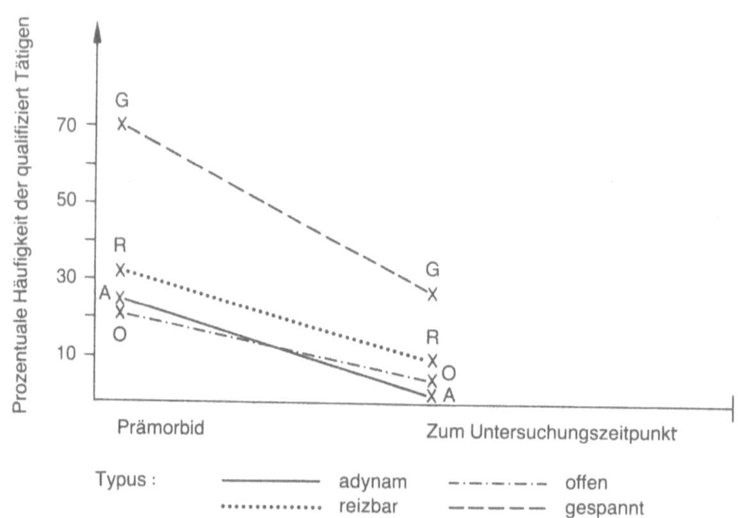



**Abb. 11.** Die Primärtypen und ihre berufliche Entwicklung

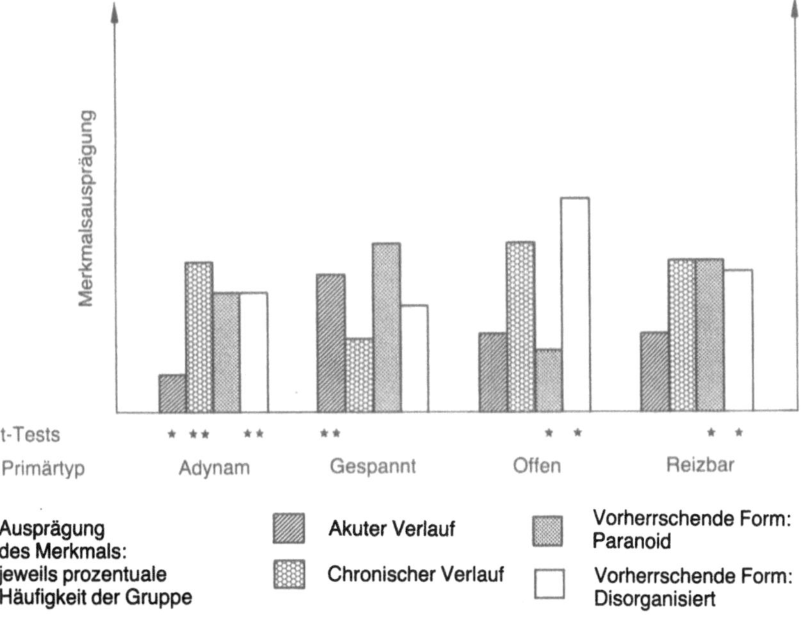



**Abb. 12.** Die Primärtypen und ihr Morbus

lichkeit zu sein scheint: Zwar sinkt für alle Typen die Anpassungsleistung nach Ausbruch der Psychose ab, das Verhältnis der Depravation zwischen den Typen entspricht aber in etwa dem der prämorbiden Anpassung (Abb. 11). Diese gleiche Konsistenz der sozialen Anpassungsleistung durch die prämorbide und psychotische biographische Phase hindurch drückt sich auch in den Korrelationen zwischen dem Apathiescore und den prämorbiden Anpassungsleistungen aus. Erstaunlich ist, daß die Affektivität der Psychose, von der man sich vorstellen könnte, daß sie mit einer syntoneren, soziableren Persönlichkeit assoziiert wäre, für den erreichten Ausbildungsstandard keine Rolle spielt.

Die Gesamtaffektivität zeigt beim adynamen Typus zwar eine Tendenz, geringer zu sein, auch beim offenen, tendenziell erhöht ist sie beim gespannten, die Affektivitätsscores selbst sind aber ausnahmslos nicht signifikant korreliert zu den Daten der prämorbiden Sozialanpassung. Es scheinen also die Primärtypen tatsächlich eine Art Mittler zwischen einer „endothymen" Affektivität und dem sozialen biographischen Gewordensein der Persönlichkeit darzustellen, wobei der gespannte Typus am stärksten biographische, der offene am stärksten endothyme Züge widerspiegeln dürfte.

Schließlich wurden die Primärtypen noch zu den Daten ihres „Morbus" in Bezug gesetzt (Abb. 12), also den Diagnosen, Schizophrenieuntergruppen und Verlaufstypen. Es zeigt sich, daß der adyname Primärtyp erwartungsgemäß mehr schizophrene und mehr chronische Verläufe gegenüber mehr schizoaffektiven und mehr akut-rezidivierenden des gespannten Primärtyps aufweist. Zum offenen Prägnanztyp ergeben sich hingegen keine signifikanten Unterschiede, ebenso nicht zum reizbaren. Die Analyse der Schizophrenieuntergruppen zeigt, daß es nur eine Zuordnung gibt: Der offene Primärtyp findet sich eher bei Hebephrenen als bei anderen Untergruppen, allerdings auch dort immer nur in etwa ⅓ der Fälle. In einem weiteren Drittel scheint die Typologie verwischt und nicht mehr klar zu sein.


### 3.4.3 Schlußfolgerungen und Diskussion

Im klinischen Teil dieses Abschnitts wurden 4 Prägnanztypen prämorbider Charaktere Schizophrener herausgearbeitet. Diese Typologie ging von Janzariks (1968) Annahme einer avitalen Primärpersönlichkeit Schizophrener aus und führte wiederum zur Annahme, daß die Gemeinsamkeit in der Vielfalt der Charakterbildungen in einer Irritierung der intentionalen Leistungen zu suchen sei. Die Prägnanztypen des einfach adynamen, offenen, reizbaren und gespannten Charakters zielten auf die in die biologische Fundierung reichende Affekt- und Triebdisposition, die allerdings grundsätzlich immer nur in ihrem konkreten biographischen So-Sein erkennbar ist, ähnlich wie Sprachlichkeit nur als konkrete Sprache sichtbar wird. Dadurch vermengen sich in der vorliegenden Typenlehre endothyme und biographisch gewordene Strukturen, ein wohl unvermeidbares Übel, das neben anderen Methodenproblemen für eine Unreinheit der Typen verantwortlich sein könnte. Die Affektdisposition tritt in dieser Typologie nicht als etwas spezifisch Schizophrenes entgegen, eher die Störung der Intentionalität, die sich aus ihr in einer gegebenen biographischen Konstellation entwickeln und zum Ausgangspunkt einer erst als typisch schizophren empfundenen Wendung des Individuums in die Eigenweltlichkeit werden kann.

Es muß also offenbleiben, ob den geschilderten Affektdispositionen nur ein pathoplastischer Einfluß auf die Ausbildung und den Verlauf schizophrener Psychosen oder auch ein ätiologischer zuzumessen ist. Für beide Annahmen gibt es empirische Hinweise und explizite Hypothesen. So sprechen die Beobachtungen von M. Bleuler (1972 b) und Leonhard (1980) über die Häufung bestimmter charakterlicher Affektkompositionen in Familien und ihren Zusammenhang mit der Psychoseentstehung für eine genetisch biologische Fundierung; das Fehlen von Autismus unter den „high-risk"-Kindern (Watt et al. 1982) stützt hingegen eher die Hypothese, daß zumindest Rückzugsverhalten eine Folge antezendenter Vulnerabilität sei. Alternative Hypothesen, wie etwa die Affektdynamik, sei primär pathologisch abgewandelt bei den Psychosen versus strukturale Defizite, z. B. als Vulnerabilität gefaßt, seien primär, affektive Entgleisungen nur sekundär, greifen wohl zu kurz. Die Annahme zirkulärer ätiologischer und pathogenetischer Mechanismen trägt weiter. Eine biologisch fundierte Affektdisposition mit dem besonderen Antriebsverhalten, das sie erzeugt, den Stimmungs- und Befindlichkeitsmustern, der Reagibilität und vielleicht speziellen basalen Reizaufnahme- und Verarbeitungsmodalitäten wird den Aufbau seelischer Struktur aus den prägenden frühkindlichen Beziehungsmustern beeinflussen, und diese so werdende und gewordene Struktur wird die Affektkomposition dieses Individuums wiederum durch ihre inhaltliche und dann auch formale Konkretisierung rückbeeinflussen, ausgestalten und festlegen, was zunächst lediglich als offenes Funktionalitätsangebot der biologischen Matrix vorhanden war; so wie Sprachlichkeit des inhaltlich konkretisierten Spracherwerbs bedarf, um sich aus dem von der Natur vorgegebenen Funktionsangebot zum sichtbaren Verhalten zu manifestieren. Phänomene wie Gelassenheit und innere Sicherheit, Ausgeglichenheit und harmonische Beziehungen versus innere Spannung, Frustration – so die in „high-risk"-Studien untersuchten Aspekte – können ihren im einzelnen oft schwer verfolgbaren, kaum auf Regeln zu bringenden Einfluß auf die weitere strukturelle Entwicklung eines heranwachsenden Menschen entfalten. Die von Piaget (1975) beschriebenen zirkulären Adaptationsprozesse bei der Entfaltung von Reflexen der Hand-Mund-Koordination bei Säuglingen stellen ein solches Denkmodell zirkulärer Rückkoppelungen dar. Wendet man dieses Denkmodell auf komplexeres Verhalten, auf seelische Erkrankungen an, findet man sich in der Welt der Kybernetik und Systemtheoretik wieder (z. B. Watzlawik et al. 1972; Ciompi 1982).

Die objektivierenden Untersuchungen der prämorbiden Prägnanztypen zeigten, daß der adyname zu geringen prämorbiden Anpassungsleistungen, einer eher affektarmen Psychose mit chronischem Verlauf und stark ausgeprägtem Apathiesyndrom disponiert, während der gespannte Typus mehr schizoaffektive Erkrankungen mit akuter Verlaufsform hervorbringt sowie höhere berufliche Anpassungsleistungen vor und in der Psychose. Der offene Typus zeigt das am geringsten ausgeprägte, residuale Apathiesyndrom, ist häufiger als die anderen, aber auch nur zu ⅓ bei Hebephrenen zu finden und zeigt, wie der gespannte Typus, eine Tendenz zu mehr Affektivität, die sich bei ihm aber nicht in signifikanten Zuordnungen zu Diagnosen- oder Verlaufsgruppen niederschlägt. Die harten Daten des prämorbiden Schul- und Berufsstandards sind streng korreliert zum residualen Apathiescore, während die Affektivität der Psychose keine Beziehung zum prämorbiden Ausbildungsstandard zeigt.

Als eine außergewöhnlich konsistente Tendenz dieser Daten läßt sich somit die Stabilität der Persönlichkeitsmerkmale vom prämorbiden Leben durch die Psychose bis ins Residuum hervorheben. Mag ein Teil dieser Stimmigkeit auch methodenbedingt sein durch die Retrospektivität, – die harten sozialen Daten waren einer subjektiven Verfälschung allerdings nicht zugänglich – so wird doch eine solche Einheitlichkeit aller Aussagen in keinem anderen Abschnitt dieser Studie wieder erreicht. Für eine – denkbare – ätiologische Bedeutung der Primärpersönlichkeit Schizophrener kann zwar aus dieser Studie kein stützendes Material gewonnen werden – zu vielschichtig sind die methodologischen Probleme einer objektivierenden Erforschung des Ineinandergreifens von endothymer Disposition und biographisch situativer Konstellation – wohl aber für die pathoplastische Funktion der Persönlichkeit, die wohl einen Knick erfahren mag, lebenslang gesehen aber mit erstaunlicher Kontinuität wirksam bleibt. Janzariks (1968) Hypothese von der vorauslaufenden Defizienz erfährt insofern eine Unterstützung, als prämorbide Affektdisposition und Sozialanpassung einerseits und residuale Apathiebildung andererseits einen deutlichen und konsistenten Zusammenhang aufweisen.

**Zusammenfassung**

Die prämorbide Sozialanpassung zeigt eine stringente Beziehung zum residualen Apathiesyndrom. Die beruflichen Standards aller Patienten sinken zwar mit der Psychose stark ab, fangen sich aber auf entsprechendem Niveau wieder, so daß sich im Residuum die prämorbiden Unterschiede wiederfinden. Die Affektivität der Psychose zeigt keine Beziehung zum prämorbiden beruflichen Standard. Die prämorbiden Affektprägnanztypen zeigen hingegen eine gewisse Beziehung zur prämorbiden Sozialanpassung einerseits und zum Typus, Verlauf und Ausgang der Psychose andererseits: Prämorbid Adyname weisen geringen prämorbiden Standard, chronischen Verlauf und hohe residuale Apathie auf, prämorbid Gespannte hohen prämorbiden Standard, akut rezidivierenden Verlauf und geringe residuale Apathie.

## 3.5 Apathie und Hospitalisation

Dem Vorurteil einer Gleichsetzung von Schizophreniediagnose mit der Notwendigkeit langer Hospitalisationsphasen konnte Müller (1981) mit seinen Befunden entgegentreten, daß 47% aller Schizophrenen seines Untersuchungsgutes nur einmal in ihrem Leben hospitalisiert werden mußten, ⅔ von diesen wiederum für weniger als 6 Monate. 60% seiner Patienten brauchten Spitalpflege nur für 10% der Strecke ihrer Erkrankungsdauer. Dieser Gruppe steht eine Minorität von ¼ der Patienten seiner Studie gegenüber, die für mehr als 20 Jahre hospitalisiert waren, bzw. 14% der Patienten, die für fast die gesamte Zeit ihrer Erkrankung Krankenhauspflege benötigten. Die Phasen der Langzeithospitalisation fallen vermehrt ins höhere Lebensalter. Einen statistischen Niederschlag verbesserter Wirksamkeit von Hospitalisationen nach Einführung sozialpsychiatrischer Maßnahmen konnte Müller nicht nachweisen.

Seit Wings u. Browns (1970) Vergleich der drei großen psychiatrischen Krankenhäuser im Süden Londons mit dem Nachweis, daß das Ausmaß der Minussymptomatik Schizophrener von den Stimuli der sozialen Umgebung mitbestimmt wird, hat sich zusammen mit dem Bewußtsein für die rehabilitativen und therapeutischen Aspekte dieses Befundes eine umfangreiche sozialpsychiatrische Literatur dazu entwickelt. Von den jüngeren Studien zu dieser Fragestellung wurden die von Ciompi u. Müller (1976) und von Hartmann (1980) erwähnt. Ciompi et al. (1979) stellten fest, daß einer gewissen Unzufriedenheit mit sich selbst und Strebsamkeit bei guter Ichstärke auf seiten des Probanden eine stützende Aktivität des Personals entsprechen sollte, damit ein gutes Rehabilitationsergebnis erzielt werden könne. Auch Hartmann (1980) fand mittels einer statistischen Pfadanalyse, daß Hospitalismus nur für etwa ¼ (29%) der Varianz des Minussyndroms verantwortlich sei, Faktoren des Morbus für ein weiteres Viertel, die andere Hälfte der Varianz werde durch seine Studie nicht erklärt. Dabei geht er davon aus, daß die Versorgungsart, gemessen an der Geschlossenheit der Station, nicht vom Patienten notwendig gemacht wird, sondern ihn beeinflußt. Er begründet dies damit, daß die Geschlossenheit und die unzulängliche bauliche Ausstattung der Stationen nicht aus inneren Bedingungen des Patientenverhaltens und der Erkrankung ableitbar seien. Dies trifft sicher für die baulichen Unzulänglichkeiten zu. Für die Geschlossenheit muß diese Richtung der Kausalität in Frage gestellt werden. Bauliche Unzulänglichkeiten sind für unser Kollektiv wahrscheinlich nicht bestimmend wirksam. Selbst die Probanden der Unterbringungsart „langfristige Pflege" haben jeder ein eigenes Zimmer mit WC und Dusche zur Verfügung. Paradoxerweise ließe sich eher geltend machen, daß ein nach modernen Gesichtspunkten organisiertes, rehabilitatives Einwirken zur Prävention oder zum Abbau von Institutionalismus nur bei den ambulanten Patienten nicht gesichert ist, von denen einige den Eindruck erweckten, in ihren Familien hospitalisiert zu werden.

Schelling u. Laib (1978) konnten zeigen, daß Entlassungen aus dem Heimbereich der Region nur 1,5% eines Kollektivs schizophrener Patienten aus einem Dreijahreszeitraum umfaßte, und diese ins Landeskrankenhaus verlegt wurden, so daß man den Heimbereich als Endstation ansehen muß. Die Altersstruktur zeigt, daß diese Patienten in der Regel nicht mehr ins Arbeitsleben rehabilitierbar sind; allerdings finden sich auch einige erstaunlich jugendliche Probanden unter ihnen. Ist also die Verlegung eines Probanden aus dem PLK selbst oder aus einer seiner Überganseinrichtungen in ein Heim in der Regel als ein Patient-, d.h. apathiebestimmter Vorgang, als ultima ratio bei Bestehen einer recht guten Rehabilitationskette, anzusehen, so ist doch offen, ob der anschließende Verbleib im Heim nicht wiederum Apathie fördert. Die Annahme einer gegenseitigen Beeinflussung der beiden Faktoren erscheint am plausibelsten, so wie man dies auch für den Faktor Zivilstand annehmen muß. Zum Zeitpunkt der Erhebung Verheiratete zeigten nicht nur weniger Apathie als Ledige (in vielen Studien bestätigt, zuletzt von Müller 1981), sondern auch als Geschiedene und Verwitwe-

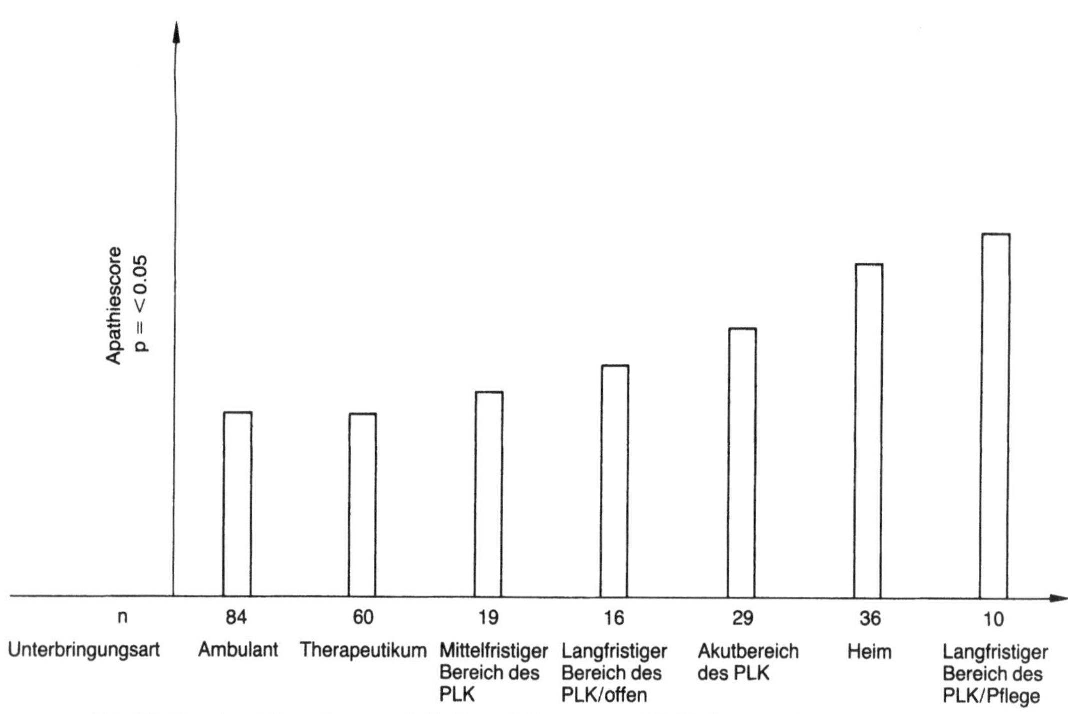



**Abb. 13.** Das Apathiesyndrom und die Unterbringungsart (Multiple-range-Test)

te, so daß die prämorbide Kontaktfähigkeit alleine als Erklärung nicht ausreicht. Freilich wird eine weitere Interpretation recht spekulativ: Ob nun das Fortbestehen der Ehe den Sozialkontakt festhält und damit den Defekt gering macht, oder ob doch wieder „nur" ein Persönlichkeitsfaktor für die auch nach Eintritt der Krankheit noch fortbestehende Kontakt- und Ehefähigkeit verantwortlich ist, läßt sich aus unseren Daten nicht entscheiden. Auszuschließen ist aber sicherlich nicht, daß das zunächst durch einen Persönlichkeitsfaktor mögliche Verheiratetsein wiederum positiv zurückwirkt auf die Ausbildung eines eben nur geringen Residualsyndroms. Eine ähnliche Interdependenz – allerdings in umgekehrter Wirkrichtung – wäre für Zuweisung zu und Rückwirkung von Vollunterbringung vorstellbar.

Indem wir die statistische Korrelation von Unterbringungsart und residualer Apathie bestimmen, können wir keine Aussage über die Richtung des Einflusses der beiden Variablen aufeinander machen, allenfalls darüber, daß überhaupt ein Zusammenhang besteht. Dieser Zusammenhang ist gegeben. Wie schon bemerkt (Abb. 13), folgt der Apathiescore in seiner Höhe streng dem Versorgungscharakter der Unterbringungsart, d. h. ambulante Versorgung zeigt den niedrigsten Durchschnitt des Apathiescores, gefolgt von den Übergangseinrichtungen und der vollen Unterbringung. Nun entsteht Institutionalismus aber durch die Einwirkung kustodialen Milieus in Abhängigkeit von der Zeitdauer. Es wurden deshalb die Gesamtdauer der Hospitalisation, die Zahl der Einzelaufnahmen, ihre durchschnittliche Dauer und die Gesamthospitalisationsdauer vor 1970 in Bezug zum Apathiescore gesetzt. Der Zeitpunkt 1970 wurde gewählt, weil das PLK Weinsberg 1969 von Reimer übernommen wurde, und seither die Entwicklung der therapeutischen und rehabilitativen Programme forciert wurde. Es wurde deshalb davon ausgegangen, daß Hospitalismusartefakte eher vor diesem Zeitpunkt entstanden sind als danach, so daß, wenn der Faktor „Dauer der Einwirkung kustodialen Milieus" eine Rolle spielt, die Zeit vor 1970 statistisch gesondert betrachtet werden sollte. Tabelle 8 zeigt die Korrelationskoeffizienten der genannten Variablen mit dem residualen Apathiescore. Nur die Zahl der Hospitalisationen und die Dauer der Ersthospitalisation zeigen keine Korrelation zum residualen Apathiescore, sowohl die Hospitalisationsdauer vor 1970, wie die danach zeigen eine hochsignifikante Beziehung mit einem relativ hohen $r^2$: Für die Zeit vor 1970 werden ca. 15%, für die nach 1970 ca. 12% der Korrelation durch eine lineare Beziehung erklärt. Die Affektivitätsscores hingegen weisen alle eine inverse Beziehung auf. Je höher die Gesamtaffektivität ist, um so geringer die Hospitalisationsdauer und die Zahl der Aufnahmen. Die Initialscores machen eine wesentlich unschärfere „Voraussage" über die zukünftige stationäre Behandlungsbedürftigkeit als die Verlaufsscores. Die Depressionsscores sind insgesamt aussagekräftiger als die Maniescores. Immerhin weist der Initialgesamtscore noch eine schwach signifikante inverse Korrelation mit der Hospitalisationsdauer vor 1970 auf. Die Zuordnungen sind insgesamt nicht auf so hohem Signifikanzniveau möglich wie die zum Apathiescore, und $r^2$, das Maß für den Anteil der linearen, wahrscheinlich nicht von anderen Faktoren miteinbeeinflußten Abhängigkeit, ist weitaus geringer. Der Zusammenhang zwischen Apathie und langer Hospitalisation ist also sehr viel stringenter als der zwischen Affektivität und kurzer Hospitalisation.

**Tabelle 8.** Korrelationen der Hospitalisationsdaten mit dem Apathiescore. Es wurden verteilungsunabhängige Spearman-Tests gerechnet. Das $r^2$ gibt den Anteil der linearen Abhängigkeit an, 1,0 entspricht 100%. Die Korrelationen sind alle analog, d.h. einer hohen Hospitalisationsdauer entspricht ein hoher Apathiescore

| | p | | $r^2$ |
|---|---|---|---|
| Dauer der Ersthospitalisation | 0,20580 | n.s. | 0,00680 |
| Zahl der Hospitalisationen | 0,27120 | n.s. | 0,00488 |
| Gesamtdauer aller Hospitalisationen | 0,00000 | ** | – |
| Hospitalisationsdauer vor 1970 | 0,00000 | ** | 0,14828 |
| Hospitalisationsdauer nach 1970 | 0,00000 | ** | 0,12184 |
| Durchschnittliche Hospitalisationsdauer | 0,00004 | ** | 0,06591 |

Diese Befunde lassen aber keine Aussage darüber zu, ob ein kausaler Zusammenhang zwischen den untersuchten Variablen besteht, und, wenn er besteht, in welche Richtung er wirkt. Wir gehen von der oben ausgeführten Hypothese aus, daß eine Interdependenz besteht: Hohe Apathie führt zu umfassenderer Versorgung, diese wiederum macht apathischer. Dieser Interdependenz wirken die Rehabilitationsbemühungen entgegen. Ihr Einfluß müßte an dem Verhältnis der beiden Interdependenzfaktoren zueinander abzulesen sein. Da in einer Diskriminanzanalyse von Einflußfaktoren auf den Apathiescore die Hospitalisationsdauer vor 1970 wesentlich höher lädt als die nach 1970 bei in der Analyse enthaltener Altersvariable, neigen wir der Auffassung zu, daß vor 1970 der Faktor „Apathie durch Unterbringung" höher, der Faktor „Einweisung wegen Apathie" geringer wirksam war als nach 1970. Nach wie vor spiegelt aber die Unterbringungsart wohl notwendigerweise den Zustand der Patienten wider. Im übrigen läßt sich der Einfluß der beiden genannten Faktoren, ausgedrückt in der globalen Beziehung zwischen Dauer und Art der Unterbringung einerseits und dem Apathiesyndrom andererseits, statistisch nicht vollständig trennen. Dies ist wohl nur klinisch im Einzelfall möglich und wird markiert durch den Punkt, an dem behutsam gesteigerte Rehablitationsanstrengungen unter optimalen Bedingungen die Grenze zur Überstimulierung überschreiten.

**Zusammenfassung**

Die Höhe des Apathiescores spiegelt die aktuelle Versorgungsbedürftigkeit der Patienten, ausgedrückt mit der Unterbringungsart. Es finden sich hochsignifikante Beziehungen der residualen Apathie zur Gesamthospitalisationsdauer, die wiederum mit geringer Affektivität der Psychose korreliert. Die Richtung einer möglichen kausalen Verknüpfung von residualer Apathie und Hospitalisation in diesem Kollektiv ist nicht sicher zu klären. Es wird davon ausgegangen, daß in jüngerer Zeit im Versorgungsgebiet des PLK Weinsberg eher das Ausmaß an Apathie die Unterbringungsart bestimmt als umgekehrt, Kreisprozesse zwischen den beiden Faktoren können aber nach wie vor eine Rolle spielen.

## 3.6 Apathie und „Gehirn"

### 3.6.1 Einführende Bemerkung

Mit seinen pneumenzephalographischen Befunden griff Huber (1957) Ende der 50er Jahre eine alte Fragestellung der Schizophrenieforschung auf, ob nämlich – im damals aufkommenden Sprachgebrauch – die Potentialreduktion der Schizophrenen (Conrad 1958) bzw. die dynamische Entleerung (Janzarik 1959) ein morphologisches Substrat in einer Erweiterung vor allem des III. Ventrikels bei Schizophrenen haben könnte, evtl. auch anderer liquorführender Räume des Gehirns. Diese Fragestellung geht bekanntlich bis ins 19. Jahrhundert zurück. Berze hatte 1914 eine solche Hypothese klar formuliert und gemeint, eine zerebrale Lokalisation für die Störung einer „Hypophrenie" müsse im Hypothalamus gesucht werden. Die Fragestellung, die sich für Huber und andere Pioniere dieser Untersuchung in der heroischen Pneumenzephalographie-Ära ergab, war zunächst eine globale: Haben Schizophrene generell erweiterte Liquorräume, insbesondere erweiterte III. Ventrikel, gemessen an Normwerten? Huber bejahte dies anhand seiner ersten Studie. Aber schon Vogel (1973) und Vogel u. Lange (1966) relativierten diese Befunde wieder, zumal als Vogel (1973) die Studie kontrolliert repliziert hatte. Zwar zeigten die Schizophrenen tendenziell weitere Diameter der III. Ventrikel als Vergleichs- und Kontrollgruppen, die Unterschiede erreichten aber nicht Signifikanzniveau, das Problem der Normbildung blieb bestehen. Diese Befunde haben mit Anbruch der Computertomographie-Ära, die die Untersuchung der Liquorräume unkompliziert und auch für Kontrollprobanden zumutbar machte, im großen und ganzen Bestätigung erfahren (Strobel et al. 1980; Kasper et al. 1981; Weinberger et al. 1980; Andreasen et al. 1982a, 1982b; Pearlson et al. 1984; Golden et al. 1982; Okasha u. Madkour 1982; Luchins et al. 1982; Nasrallah et al. 1982). Lediglich ein Teil der eigenen Befunde und die Ergebnisse von Benes et al. (1982) stehen dieser Tendenz in der Literatur entgegen; Benes et al. diskutieren als möglichen Grund das jugendliche Alter und die kurze Hospitalisationszeit ihrer Patienten. Manche Autoren gehen von altersabhängigen Normwerten aus (Kasper et al. 1981; Kohlmeyer et al. 1984) und gelangen dann zu der Feststellung, daß Schizophrene zwar statistisch signifikant weitere III. Ventrikel haben, die Weite aber innerhalb der Normvarianz liege.

Die Fülle der Untersuchungen der letzten Jahre hat die Fragestellung differenzierter werden lassen. Zunächst wurde über Erweiterungen auch der Seitenventrikel, allerdings auch schon von Huber erwähnt, vor allem aber über Asymmetrien oder Umkehrung physiologischer Asymmetrien berichtet (Weinberger et al. 1979) und über Atrophie des Kleinhirnwurms (Nasrallah et al. 1982). Einige Befunde wurden zu speziellen neuropsychologischen Ausfällen in Bezug gesetzt. Diese Studien kranken allerdings z. T. an sehr kleinen Fallzahlen, an Problemen des Sampling, also der Repräsentativität der Stichprobe, und der Kontrollgruppenauswahl. Andreasen et al. (1982c) faßten in einem Übersichtsreferat kritisch die Tendenzen zusammen und meinen, es gebe wohl Differenzen in der Ventrikelweite zwischen Schizophrenen und Gesunden, sie seien aber geringer als früher angenommen. Eine weitere Tendenz in der Literatur der letzten Jahre läßt sich anmerken: Patienten mit chronischem Verlauf, langen Hospitalisationsphasen und Defektbildung zeigen vermehrt Ventrikelerweiterungen gegenüber Akuterkrankenden mit später guter Remission.

Die theoretischen Schlußfolgerungen, die aus diesen Befunden abgeleitet werden, werden manchmal voreilig verallgemeinert. Weinberger (1982) weist darauf hin, daß in den meisten Studien nur ⅔ der chronisch schizophrenen Patienten die berichteten Befunde aufweisen, also immerhin bei ⅓ andere Einflüsse für Chronizität, Apathie, Asthenie oder was immer in Bezug gesetzt wird zur Liquorraumerweiterung, verantwortlich sein müssen. Auch seine wiederholt und auch von anderen Autoren (Nasrallah et al. 1982) geäußerte Überlegung, die Befunde sprächen für biologische Heterogenität des Syndroms Schizophrenie, könnten eine methodeninduzierte, vorschnelle Generalisierung bedeuten. Dieser, schon von Huber (1961) mit der Hypothese von der präsenilen Stammhirninvolution vertretenen Auffassung der Ventrikelbefunde als schizophreniespezifisch – bei Huber astheniespezifisch –, steht eine andere, schon früh von Janzarik (1957 b) in der Auseinandersetzung mit Huber entwickelte, entgegen, daß es sich bei diesen Befunden um unspezifische Risikofaktoren handle, die die weitere seelische Entwicklung Schizophrener nach ihrer Ersterkrankung in einer Weise beeinflusse, wie sie nicht allzu verschieden sei vom Einfluß der zerebralen Alterung auf das seelische Leben psychisch Gesunder, wobei Schizophrenen erhöhte Vulnerabilität gegenüber dem Seelenleben verarmenden Einflüssen unterstellt werden muß. Möglicherweise muß in einer zerebralen Vorschädigung aber auch ein Risikofaktor für die Krankheitsmanifestation überhaupt gesehen werden, wie es die Befunde vom Lempp (1984), Remschmidt (1984) und Mednick u. Schulsinger (1968) an „high-risk"-Stichproben nahelegen, wobei hier wiederum etwa ⅓ der Patienten diesen Risikofaktor einer perinatalen oder anderen frühkindlichen Hirnschädigung vermissen lassen.

## 3.6.2 Methodik

Wenig ist bekannt über die Stabilität der Weite der inneren und äußeren Liquorräume in zeitlich Wochen bis Jahre auseinanderliegenden Zeiträumen bei Probanden ohne atrophische Prozesse. Immer wieder werden einmal reversible Atrophien beobachtet, vor allem bei Alkoholikern, für deren Wandel eine unterschiedliche Hydratation des Gehirns zu den Untersuchungszeitpunkten nicht immer eine ausreichende Erklärung zu bieten scheint. Bei der Pneumenzephalographie wurde unterschiedlicher Füllungsdruck für solche Effekte angeschuldigt, für die CT-Untersuchung ist kein plausibler Grund ersichtlich. Es bleibt unklar, ob sich hier systematische Fehler einschleichen können. In der Hoffnung, dieses Problem wegen seiner Seltenheit vernachlässigen zu dürfen, haben wir es, wie alle anderen Autoren auch, nicht weiter beachtet.

Wesentlich kontroverser ist das Problem der Normbildung. In früheren Studien mit pneumenzephalographischer Technik war aus ethischen und praktischen Gründen ein kontrolliertes Design mit einer größeren Zahl von gesunden Probanden nicht durchführbar. Man orientierte sich deshalb an Normbefunden, von denen Grenzwerte abgeleitet wurden. Die Meßwerte innerhalb dieser Grenzwerte wurden als normal, die jenseits davon als pathologisch angesehen. Auf diese Weise wurde der Prozentsatz pathologischer Befunde in einem Kollektiv ermittelt. Ein Problem bei dieser Vorgehensweise liegt darin, daß der Zustand des Gehirns, der ja mit der Weite der Liquorräume nur in einem ganz globalen Sinne zu beurteilen ist, von sehr vielen Einflüssen abhängig ist, nicht nur von dem der speziellen Krankheit, deren Einfluß untersucht werden soll, in unserem Fall der chronischen Schizophrenie. Auch das Alter, das Geschlecht, möglicherweise der Schädeldurchmesser haben z. B. Einfluß auf die Weite des III. Ventrikels, außerdem eine Fülle von mehr oder weniger krankheitswertigen Organprozessen, mit denen die klinisch gesunde Bevölkerung und entsprechend auch Schizophrene durchseucht sind, z. B. kardiovaskulären Erkrankungen. Mit anderen Worten: Die Ventrikelweite einer Normalpopulation streut eben in einem gewissen Ausmaß, sie zeigt eine Varianz. Entsprechend wird man zu ganz anderen Normwerten kommen, je nachdem ob man, wie z. B. einmal Huber et al. (1968), ein Kollektiv von unter 30jährigen Grenzschutzbeamten, die nie in ärztlicher Behandlung standen, als Normgruppe heranzieht, oder etwa nicht seelisch Kranke einer medizinischen Klinik. Für die Schizophrenieforschung wäre in letzter Konsequenz eine Normgruppe zu fordern, in der alle nicht schizophrenen Erkrankungen wie in der Gruppe der schizophrenen Patienten repräsentiert ist. Da eine solche Normgruppenbildung und ihre Untersuchung praktisch nicht durchzuführen sind, versucht man, vor allem nach Einführung der nichtinvasiven, auch freiwilligen Probanden zumutbaren CT-Technik, Kontrollgruppen zu bilden, in denen alle bekannten Einflußgrößen außer der zu untersuchenden in Form von „match"-Kriterien neutralisiert sind. Bei einem solchen Vorgehen orientiert man sich dann nicht mehr an einem Grenzwert, sondern am Vergleich der Verteilungskurven der Meßwerte in den beiden Kollektiven. Aber auch dieses Design wirft Probleme auf. Der statistische Vergleich solcher Verteilungskurven wird dadurch erschwert, daß die Meßwerte für die Weite des III. Ventrikels nur bei relativ jugendlichen Probanden weitgehend eine Normalverteilung zeigen. Umfaßt ein Kollektiv eine größere Lebensspanne, so entwickelt sich zunehmend eine linksgipflige Verteilungskurve der Meßwerte mit großer Varianz gerade bei den hohen Werten. Die Ergebnisse können unterschiedlich ausfallen, je nachdem ob der Untersucher, wie meist üblich, die Verteilung vernachlässigt, oder sich durch Transformation oder Auswahl der Testverfahren mit der Schiefe der Verteilungskurve auseinandersetzt. Da die Abweichungen der Verteilungskurven voneinander nicht groß sind, spielen auch diese Methodenprobleme eine Rolle. Eine weitaus größere Bedeutung kommt bei diesem Untersuchungsdesign aber der Zusammensetzung der untersuchten Patienten- und Kontrollgruppe zu.

Für die Auswahl der Patientengruppe ist die Klärung der diagnostischen Kriterien nötig. Wir wissen z. B. nicht, ob für den Fall positiver Befunde, die so schwer sicher diagnostisch abzugrenzenden, schizoaffektiven Psychosen gesondert oder gemeinsam mit „Prozeßschizophrenien" betrachtet werden sollen. Darüber hinaus sollten die Regeln einer Zufallsauswahl oder epidemiologisch fundierten Auswahl, soweit bei unterschiedlicher Motivation der Probanden zur Untersuchung möglich, berücksichtigt werden. Die Zusammensetzung der Kontrollgruppe bestimmt mit ihrer Verteilungskurve der Meßwerte die Qualifizierung der Patientengruppe, d.h. ihre Struktur gibt die Normbildung vor. Wie ist nun der „globale Gesundheitszustand" chronisch Schizophrener einzuschätzen, den z. B. Ciompi u. Müller (1976) und Müller (1981) zu beurteilen versuchten, und wie soll eine Kontrollgruppe aussehen, deren globaler Gesundheitszustand jenem entspricht? So scheint für Schizophrene z. B. gegenüber der Gesamtbevölkerung eine erhöhte Mortalität an vaskulär-renalen Erkrankungen zu bestehen (Niswanger et al. 1963 a, 1963 b; Tsuang et al. 1983), die ja wiederum einen Bezug zu zerebralem Gewebsverlust haben, ohne daß man zunächst von einem Zusammenhang dieses Sachverhaltes mit einem hypothetischen, organischen Faktor der Schizophrenie ausgehen kann. Um ganz exakt zu sein, und dies wäre in Anbetracht der geringen Meßwertdifferenzen nötig, müßte also auch eine Kontrollgruppe eine um den gleichen Faktor erhöhte Belastung mit renovaskulären Erkrankungen aufweisen. Die Kenntnisse über organische Krankheiten bei Schizophrenien reichen aber wohl nicht aus, um diese Einflüsse sicher unter Kontrolle zu bekommen.

### 3.6.3 Technik

Aus organisatorischen Gründen war es nicht möglich, das über einen Zeitraum von 3 Jahren laufende Projekt an einer Untersuchungsstelle und mit den gleichen Mitarbeitern durchzuziehen. 71 Patienten wurden mit dem Emi-Scanner der radiologischen Abteilung der Chirurgischen Universitätsklinik Heidelberg untersucht, 73 Patienten mit dem Gerät (General Electric) der Radiologischen Abteilung des Zentralinstituts für Seelische Gesundheit in Mannheim, 6 auswärts. Tabelle 9 zeigt den Anteil der untersuchten Patienten am Gesamtkollektiv.

Es wurden jeweils etwa 10 Schichten, beginnend 1 cm oberhalb der Augen-Ohr-Linie, mit einem Abstand von 10 mm zwischen 2 Schichten gelegt. Der Winkel zur Augen-Ohr-Linie betrug in Heidelberg 15°, in Mannheim war die Schichtebene parallel. Dort wurde, wenn nötig, im Bereich des III. Ventrikels der Abstand der Schichtebenen auf 5 mm reduziert. In beiden Abteilungen wurden der Durchmesser des III. Ventrikels an seiner breitesten Stelle gemessen, die Zahl der erweiterten Hirnfurchen bestimmt, defi-

**Tabelle 9.** Anteil der computertomographisch untersuchten Patienten am Gesamtkollektiv

|  | n | Davon untersucht |
|---|---|---|
| Ambulante | 84 | 43 |
| Teilstationäre | | |
| Therapeutikum | 60 | 18 |
| Mittelfristiger Bereich PLK | 21 | 17 |
| Langfristiger Bereich PLK | 16 | 13 |
| Teilstationäre gesamt | 97 | 48 |
| Vollstationäre | | |
| Akutbereich PLK | 29 | 19 |
| Heime | 37 | 30 |
| Pflege PLK | 10 | 9 |
| Vollstationäre gesamt | 76 | 58 |
| Gesamt | 257 | 150 |

**Tabelle 10.** Ausschlußkriterien bei der Auswahl der Kontrollprobanden

Psychosen, Demenzen
Heredodegenerative Erkrankungen
Gefäßerkrankungen einschließlich Diabetes
Kopftrauma in der Anamnese
Süchte
Tumoren, Entzündungen und Mißbildungen des ZNS
Hirnnervenlähmungen außer peripherer Fazialisparese
Bewußtseinstrübung
Niereninsuffizienz, Kortison- oder Zytostatikatherapie

niert durch 1 mm Dicke und 1 cm Länge mindestens, und der Cella-Media-Index. In Heidelberg wurde außerdem noch der maximale Abstand der Vorderhörner bestimmt und in Mannheim der Ventrikel-Index sowie die Huckmann-Zahl errechnet. Auffällige Befunde, die über Erweiterungen der Liquorräume hinausgingen, wurden gesondert vermerkt, wie Substanzdefekte, Verkalkungen und Asymmetrien. Die Kontrollgruppen wurden nach den „match"-Kriterien Alter, Geschlecht und Schädeldurchmesser zusammengestellt, wobei die Altersspanne zwischen Patient und Kontrollproband nicht mehr als 2 Jahre, die Differenz der Schädeldurchmesser nur in wenigen Fällen maximal 5 mm betrug. Die Ausschlußkriterien für Probanden der Kontrollgruppe sind in Tabelle 10 aufgeführt. Erwähnenswert ist, daß die Werte in Heidelberg von Hand vermessen werden mußten, bei einer

Matrix des Geräts mit einem Verkleinerungsfaktor von 3,3, während in Mannheim alle Werte und Indizes, außer den erweiterten Hirnfurchen, vom Gerät selbst errechnet wurden. Das Reservoir für die Kontrollgruppen bildete in Heidelberg der Zustrom von diagnostisch abzuklärenden Patienten aus den Kliniken der Universität und der Umgebung, ganz überwiegend der Medizinischen Universitätsklinik, in Mannheim die nicht psychotische Population des Zentralinstituts für Seelische Gesundheit. Von 6 Probanden wurden auswärtige Originalbilder von Emi-Scannern zur Vermessung verwendet. Sie wurden gematcht mit Probanden des Zentralinstituts.

### 3.6.4 Ergebnisse

### 3.6.4.1 Univariate Statistik

Ein Vergleich aller Patienten mit ihren Kontrollprobanden ist in Tabelle 11 zusammengefaßt. Hinsichtlich des äußeren Hydrozephalus und des Cella-Media-Index unterscheiden sich Patienten und Kontrollprobanden nicht voneinander. Mediane Mißbildungen, Verkalkungen und Asymmetrien wurden gelegentlich gesehen, erreichten aber keine signifikante Häufung bei den Patienten. Die maximale Weite des III. Ventrikels ist auch nicht signifikant unterschiedlich, tendiert aber zu einem etwas höheren Wert in der Patientengruppe. Der Mittelwert liegt in der Patientengruppe für die Weite des III. Ventrikels um 0,3 mm höher als in der Probandengruppe, beide Medianwerte halten sich mit 4,57 und 4,28 mm in einem Normbereich und eng beieinander. Die Varianz scheint bei den Patienten größer zu sein. Da zwischen den in Heidelberg und Mannheim untersuchten Teilkollektiven methodisch bedingte, systematische Abweichungen in der Gewinnung der Meßdaten bestehen können, ist es angezeigt, alle 4 Teilkollektive gesondert miteinander zu vergleichen. Dabei zeigt sich, daß bei den in Heidelberg untersuchten Patienten und Kontrollprobanden im Vergleich kein Parameter signifikant unterschiedlich ist, während bei den in Mannheim untersuchten Patienten und Kontrollprobanden die höhere Ventrikelweite der Patienten-

**Tabelle 11.** Vergleich von Patienten und Kontrollprobanden (Wilcoxon matched-pairs signed-ranks tests). Die niedrigere Probandenzahl bei dem Cella-Media-Index-Test erklärt sich durch die Elimination der Nullwerte

| Getestete Variable | n | Bindungen | z-Werte | 2seitiges p | |
|---|---|---|---|---|---|
| Maximale Weite des III. Ventrikels | 150 | 24 | −1,721 | 0,085 | n.s. |
| Zahl der erweiterten Hirnfurchen | 150 | 34 | −0,649 | 0,516 | n.s. |
| Cella-Media-Index | 104 | 8 | −0,826 | 0,409 | n.s. |

gruppe Signifikanzniveau erreicht, dies drückt sich auch in der Huckmannzahl aus. Dieses Ergebnis ist also für die beobachtete Tendenz des Gesamtkollektivs verantwortlich. Nun kann der Patienten-Kontrollprobanden-Vergleich in beiden Teilkollektiven, unbeschadet der gerätebedingten Meßwertdifferenzen, gemeinsam gerechnet werden, so lange die Ergebnisse kongruent sind, da ja beide Personen eines jeden „matched pair" mit gleichem Gerät gemessen wurden. Schwierigkeiten bereitet lediglich die Interpretation abweichender Ergebnisse in den Kollektiven der beiden Geräte. Hängt die Inkonsistenz mit der Patienten- oder Kontrollgruppe zusammen?

Um diese Verhältnisse besser interpretieren zu können, wurde der Versuch unternommen, die Meßabweichung der beiden Geräte voneinander über die bei allen Patienten festgestellten Schädeldurchmesser zu bestimmen. Dazu wurden die Verteilungskurven der Schädeldurchmesser gesondert für folgende 4 Teilgruppen bestimmt: die in Heidelberg untersuchten weiblichen Patienten, die in Heidelberg untersuchten männlichen Patienten, die in Mannheim untersuchten weiblichen Patienten und die in Mannheim untersuchten männlichen Patienten. Da sich alle normalverteilt zeigten, und auch die Varianzen nicht wesentlich voneinander abwichen, da weiterhin davon ausgegangen werden kann, daß die Zuordnung der Schädelgrößen zu den durch Organisationsprobleme getrennten Teilkollektiven zufällig ist, kann die Differenz der Medianwerte der Schädeldurchmesser, die mit den beiden Geräten gemessen wurden, als Korrekturfaktor für die Meßwertabweichung der Geräte herangezogen werden. Bei einem Verhältnis der Medianwerte der Schädeldurchmesser bei den weiblichen Teilkollektiven von 14.5641 in Mannheim zu 12.0450 in Heidelberg und bei den männlichen Teilkollektiven von 15.1939 in Mannheim zu 12.4434 in Heidelberg wurde ein Korrekturfaktor von 1.22 angenommen, mit dem die Werte für die maximale Weite des III. Ventrikels – die ja in einer Meßebene mit dem Schädeldurchmesser liegt – der in Heidelberg untersuchten Patienten und Kontrollprobanden zu multiplizieren ist, um sie mit den entsprechenden Werten der in Mannheim untersuchten Patienten und Kontrollprobanden vergleichbar zu machen. Nach dieser Korrektur zeigen sich die in den Abb. 14a u. b dargestellten Beziehungen. Sie demonstrieren, – für die Männer deutlich, für die Frauen im Bereich normaler Ventrikelweiten –, daß die Inkonsistenz der Ergebnisse für den Vergleich der Patienten und Kontrollprobanden an den beiden Geräten in Mannheim und Heidelberg nicht einer ungewollten Selektion der Patienten in den beiden Teilgruppen, sondern den unterschiedlichen Kontrollgruppen anzulasten ist, denn die Verteilungskurven der Meßwerte für die Patientengruppen liegen dicht beieinander und zwischen den weit auseinanderklaffenden Verteilungskurven der Kontrollgruppen. Für die Teilkollektive der Frauen trifft dies nur für die untere Hälfte der Verteilungskurven zu, während sich in der oberen Hälfte durch einige Ausreißer andere Verhältnisse ergeben. Damit

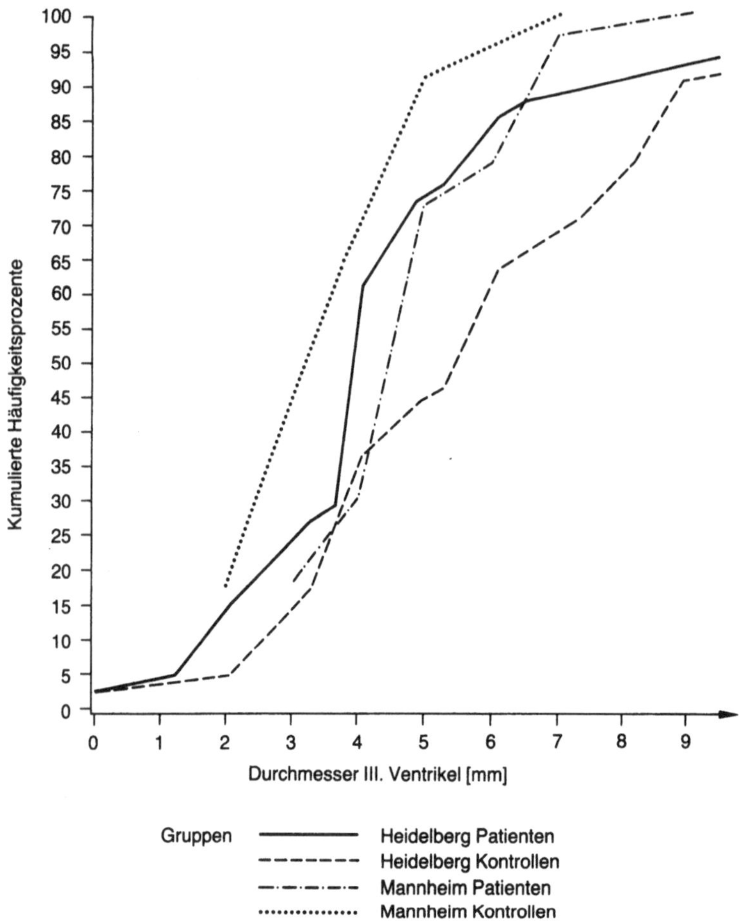



**Abb. 14a.** Die Weite des III. Ventrikels bei Patienten und Kontrollprobanden Männer

kann als erwiesen angesehen werden, daß in unseren Untersuchungen die widersprüchlichen Ergebnisse aus dem Vergleich der maximalen Weite des III. Ventrikels zwischen Patienten und Kontrollprobanden, die in Heidelberg und in Mannheim untersucht wurden, Folge eines unterschiedlichen Kontrollgruppensamplings ist: Die Heidelberger Kontrollgruppe hat im Durchschnitt weitere Ventrikel als die Mannheimer Kontrollgruppe. Es ist also anzunehmen, daß sich die Heidelberger Kontrollgruppe aus Probanden zusammensetzt, deren körperlicher Gesundheitszustand global gesehen schlechter ist als derjenige der Mannheimer Kontrollgruppe, ohne daß aber eine spezielle zerebrale oder hirnorganische Symptomatik zu beobachten gewesen wäre, wie die Ausschlußkriterien (s. Tabelle 10) zeigten.

Für alle Teilkollektive wurde noch die Altersverteilung der Meßwerte für die maximale Weite des III. Ventrikels bestimmt. In Tabelle 12a u. b.

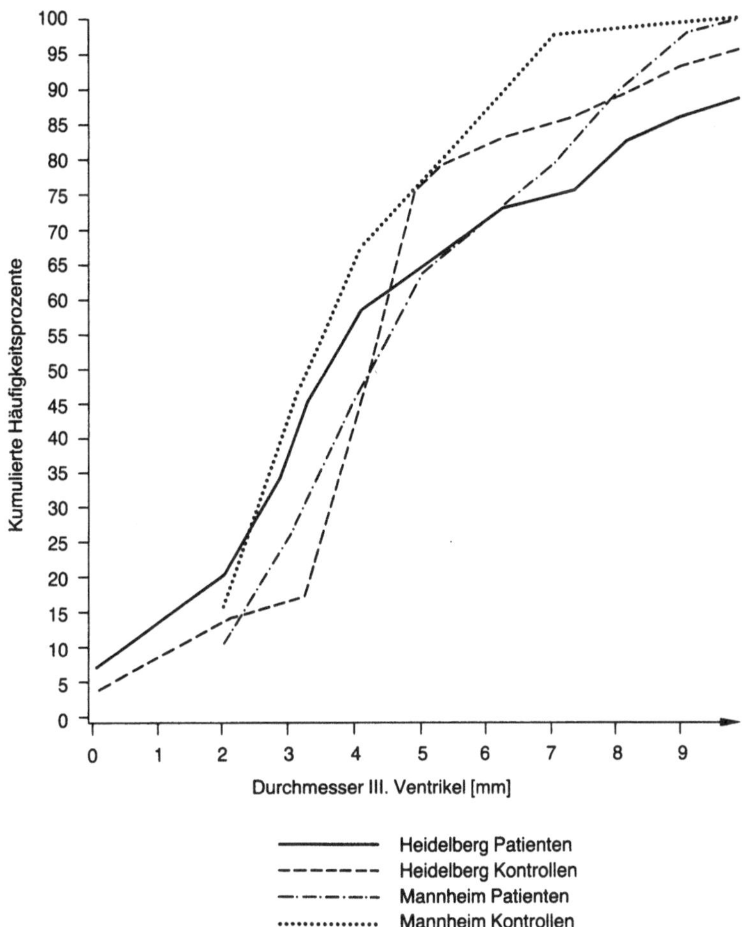


**Abb. 14b.** Die Weite des III. Ventrikels bei Patienten und Kontrollprobanden Frauen

sind die Werte, gesondert für Männer und Frauen, in den Patienten- und Kontrollprobandengruppen dargestellt. Sie zeigen, daß die Abweichungen gleichmäßig durch alle Altersgruppen auftreten.

### 3.6.4.2 Vergleiche innerhalb der Patientengruppe

Ziel dieses Teils der Untersuchung ist es, zu einer Aussage darüber zu kommen, ob die Psychopathologie des Residualzustandes und die Verlaufsvariable eine Abhängigkeit von den zerebralen Parametern haben. Dies wurde zunächst in univariater Statistik geprüft. Tabelle 13 zeigt, daß der Apathiescore zur Erweiterung der inneren und äußeren Liquorräume positiv korreliert ist. Der Zusammenhang zwischen dem Ausmaß, in dem eine Psy-

114

**Tabelle 12a.** Altersverteilung der Weite der III. Ventrikel von schizophrenen Patienten des *PLK* Weinsberg und Kontrollprobanden, die in der Chirurgischen Universitätsklinik Heidelberg untersucht wurden

| Altersgruppe | Patienten ♀ | | | Kontrollprobanden ♀ | | | Patienten ♂ | | | Kontrollprobanden ♂ | | |
|---|---|---|---|---|---|---|---|---|---|---|---|---|
| | n | Mittelwert (in mm) | SD | n | Mittelwert (in mm) | SD | n | Mittelwert (in mm) | SD | n | Mittelwert (in mm) | SD |
| 0–39 | 7 | 2,7 | 1,8 | 7 | 2,8 | 1,6 | 14 | 2,9 | 1,3 | 14 | 5,0 | 3,1 |
| 40–49 | 12 | 3,0 | 1,9 | 12 | 3,6 | 1,4 | 16 | 5,0 | 2,8 | 16 | 4,5 | 2,0 |
| 50–59 | 7 | 6,4 | 3,4 | 7 | 5,2 | 2,2 | 7 | 3,0 | 1,0 | 7 | 4,7 | 1,6 |
| 60–69 | 3 | 7,3 | 2,3 | 3 | 5,4 | 2,5 | 4 | 4,3 | 0,8 | 4 | 8,0 | 1,4 |
| 70 | – | | | – | | | – | | | – | | |

**Tabelle 12b.** Altersverteilung der Weite der III. Ventrikel von schizophrenen Patienten des PLK Weinsberg und Kontrollprobanden, die im Zentralinstitut für Seelische Gesundheit Mannheim untersucht wurden

| Altersgruppe | Patienten ♀ | | | Kontrollprobanden ♀ | | | Patienten ♂ | | | Kontrollprobanden ♂ | | |
|---|---|---|---|---|---|---|---|---|---|---|---|---|
| | n | Mittelwert (in mm) | SD | n | Mittelwert (in mm) | SD | n | Mittelwert (in mm) | SD | n | Mittelwert (in mm) | SD |
| 0–39 | 9 | 3,7 | 1,3 | 9 | 3,4 | 1,2 | 16 | 4,7 | 1,4 | 16 | 3,6 | 1,3 |
| 40–49 | 11 | 4,6 | 2,0 | 11 | 3,5 | 1,4 | 12 | 5,4 | 1,5 | 12 | 4,0 | 1,5 |
| 50–59 | 11 | 5,7 | 2,2 | 11 | 4,5 | 1,6 | 4 | 5,0 | 1,6 | 4 | 3,5 | 1,3 |
| 60–69 | 4 | 8,0 | 2,2 | 4 | 5,3 | 2,1 | – | – | – | – | – | – |
| >70 | 4 | 5,5 | 2,4 | 4 | 6,0 | 2,9 | 1 | 7,0 | – | 1 | 7,0 | – |

**Tabelle 13.** Korrelationen des Apathiescores RTD zu den CT-Befunden. Spearman-Tests, das $r^2$ gibt den Anteil der linearen Abhängigkeit an. 1,0 entspricht 100%. Mikroventrikulie, Verkalkungen, Substanzdefekte, Asymmetrien der Seitenventrikel und mediane Mißbildungen zeigen keine signifikanten Korrelationen

| Zu RTD korrelierte Variable | n | p | $r^2$ |
|---|---|---|---|
| Maximale Weite des III. Ventrikels | 147 | 0,02126* | 0,03605 |
| Zahl der erweiterten Hirnfurchen | 147 | 0,00156** | 0,06692 |
| Cella-Media-Index | 119 | 0,00003** | –0,14140 |

chose affektiv unterlegt ist, und erweiterten Liquorräumen ist gering. Nur zur Zahl der erweiterten Hirnfurchen deutet sich eine schwach signifikante inverse Beziehung an: Patienten mit erweiterten äußeren Liquorräume zeigen eine Tendenz, weniger affektiv unterlegte, vielmehr gleichförmig verlaufende Psychosen zu entwickeln.

Es läßt sich aus dieser univariaten Betrachtung des Zusammenhangs von erweiterten Liquorräumen und psychopathologischen Merkmalen also die Schlußfolgerung ableiten, daß weitere Liquorräume mit einem deutlicher ausgeprägten residualen Apathiesyndrom und möglicherweise einer geringer ausgeprägten affektdynamischen Unterlegung der Psychose verbunden sind.

An dieser Stelle sei angemerkt, daß in den letzten Jahren wiederholt kritische Einwände gegen die Beurteilung erweiterter Hirnfurchen im CT aufgetaucht sind (Radü et al. 1980; Kohlmeyer et al. 1984). Diese Kritik trifft ganz sicher für die Beurteilung des Einzelfalles zu, da die Weite der äußeren Liquorräume besonders sensibel gegenüber dem Hydratationszustand des Gehirns zu sein scheint. Da wir uns in dieser Studie ausschließlich auf einem gruppenstatistischen Niveau bewegen, bei dem anzunehmen ist, daß sich mögliche individuelle Hydratationsunterschiede in den Gruppen ausgleichen, seien diese Befunde hier aber doch berichtet.

### 3.6.4.3 Multivariate Statistik

Schließlich wurden zwei Diskriminanzanalysen gerechnet, mit denen die Beziehungen von insgesamt 23 Variablen einmal zur Weite des III. Ventrikels, einmal zur Zahl der erweiterten Hirnfurchen gesichtet wurden. Diese Variablen enthalten, in geeigneter Form für die Diskriminanzanalyse aufbereitet, Information über die Psychopathologie des Verlaufs, die affektive Unterlegung der Psychose, das Ausmaß der residualen Intentionsverarmung, die Produktivsymptomatik, die Hospitalisationsdauer, das prämorbide und spätere soziale Anpassungsniveau, die Medikation und die erbliche Belastung. Die für die Diskriminanzanalyse notwendige Einteilung in zwei Gruppen wurde auf folgende Weise bewerkstelligt: Es wurden vier Teilgruppen gebildet, nämlich männliche Patienten, die in Heidelberg untersucht wurden; weibliche Patienten, die in Heidelberg untersucht wurden; männliche Patienten, die in Mannheim untersucht wurden; und weibliche Patienten, die in Mannheim untersucht wurden. Von jeder Teilgruppe wurde der Median der Werte für die maximale Weite des III. Ventrikels gebildet und alle, die in ihrer Gruppe unterhalb des Medians lagen, in eine Gruppe, alle die darüber lagen, in die andere Gruppe eingebracht. So wurde für die Diskriminanzanalyse das Problem der Gerätemeßabweichung und der Geschlechtsdifferenz gelöst.

**Tabelle 14.** Diskriminanzanalyse: Weite des III. Ventrikel

| Einschlußschritte bis zum endgültigen Signifikanzniveau | Diskrimininanzfunktionen | |
|---|---|---|
| 1. Hospitalisationsdauer | Hospitalisationsdauer | −0,75791 |
| 2. Berufsqualifikation vor der Ersterkrankung | Berufsqualifikation vor der Ersterkrankung | −0,65059 |
| 3. Höhe der medikamentösen Behandlung zur Zeit der Untersuchung | Höhe der medikamentösen Behandlung | 0,57440 |
| 4. Maniescore | Schulabschluß | 0,40433 |

| Klassifikationsversuch: | | Zugeordnet zu Gruppe | |
|---|---|---|---|
| | n | 1 | 2 |
| Gruppe 1 III. Ventrikel < Median | 44 | 32 (73%) | 12 (27%) |
| Gruppe 2 III. Ventrikel > Median | 76 | 26 (34%) | 50 (66%) |

Korrekt zugeordnet gesamt: 68,33%

Die Diskriminanzanalyse der Beziehungen unserer 23 Variablen zur maximalen Weite des III. Ventrikels weist die Gesamtdauer aller Hospitalisationen als die Variable mit der höchsten Ladung aus, sie bildet auch den ersten Einschlußschritt. Patienten mit weiten Ventrikeln werden also länger hospitalisiert. Die übrigen Variablen, auch das Alter, stehen demgegenüber an Bedeutung zurück und zeigen schwer interpretierbare Tendenzen (Tabelle 14). Es ist interessant, daß zwei Variablen der Primärpersönlichkeit, Berufsqualifikation vor der Ersterkrankung und Schulabschluß, mit in die Analyse eingehen. Vielleicht läßt sich dieses Ergebnis so interpretieren, daß die zerebrale Gesundheit bereits vor der Ersterkrankung das erreichbare Persönlichkeitsniveau der späteren Patienten mitbeeinflußt und auch darüber dann den Verlauf und Ausgang der Erkrankung wesentlich mitbestimmt.

Die Gruppeneinteilung für die entsprechende Statistik der erweiterten Hirnfurchen geschah durch Zusammenfassung aller Patienten ohne erweiterte Hirnfurchen und solcher mit einer und mehr. Die Diskriminanzanalyse unserer 23 Variablen zeigt hier deutlich (Tabelle 15) Faktoren, die die Affektdynamik von Psychose und Primärpersönlichkeit spiegeln, als bestimmend. Sie bilden die ersten 6 Einschlußschritte, obwohl das Alter erwartungsgemäß den Faktor mit der höchsten Einzelladung darstellt. Patienten ohne erweiterte Hirnfurchen zeigen demnach eine affektvollere Primärpersönlichkeit und Psychose, eher phasischen Verlauf, höhere Erbbelastung, geringere chronifizierte Produktivsymptomatik und weniger residuale Apathie als Patienten mit erweiterten Hirnfurchen. Das Auftauchen der Variable Erbscore an dieser Stelle mag zunächst befremden. Denkt man jedoch an schizophrenie-unspezifische Alterungsprozesse, so mag der Gedanke einer erblichen Mitbestimmtheit von zerebralem Abbau nicht mehr so

**Tabelle 15.** Diskriminanzanalyse: erweiterte Hirnfurchen

| Einschlußschritte bis zum endgültigen Signifikanzniveau | Diskriminanzfunktionen | |
|---|---|---|
| 1. Offener Primärtyp | Alter | 1,32144 |
| 2. Verlaufstyp | Alter bei Ersterkrankung | −1,09029 |
| 3. Erbscore | Adynamer Primärtyp | −0,51714 |
| 4. Adynamer Primärtyp | Erbscore | −0,50910 |
| 5. Produktivsymptomatik | Produktivsymptomatik | 0,44524 |
| 6. Maniescore bei Ersterkrankung | | |

| Klassifikationsversuch: | | Zugeordnet zu Gruppe | |
|---|---|---|---|
| | n | 1 | 2 |
| Gruppe 1 ohne erweiterte Hirnfurchen | 47 | 31 (66%) | 16 (34%) |
| Gruppe 2 mit erweiterten Hirnfurchen | 81 | 21 (25,9%) | 60 (74,1%) |

Korrekt zugeordnet gesamt: 71,09%

fern liegen. In der Schizophrenieliteratur wird ein solcher Zusammenhang nur von einer Arbeitsgruppe berichtet (Murray 1983; Reveley et al. 1981, 1983), die, allerdings bezogen auf die Ventrikelweite, bei homozygoten, diskordant schizophren erkrankten Zwillingen nur dann erweiterte Ventrikel fanden, wenn keine erbliche Belastung bestand. In diesem Zusammenhang sind auch die Befunde Strömgrens (1984) interessant an „sudden-death"-Säuglingen, die eine völlig unvermutete, eklatant hohe Schizophreniebelastung in der Verwandtschaft aufwiesen; auf einen ähnlichen Zusammenhang machten auch Reveley et al. (1981) aufmerksam. Die Klassifikationsversuche (Tabellen 13 u. 14) zeigen aber, daß die ausgewählten 23 Variablen nur 36% der Varianz der Ventrikelweite klären, wobei die Aufklärungsrate bei den Patienten mit schmalem Ventrikelsystem mit 45% höher liegt als bei den Patienten mit weiten Ventrikeln mit 30%. Die Varianz der erweiterten äußeren Liquorräume kann hingegen zu 42% aufgeklärt werden, wobei die Aufklärung bei den Patienten mit gesundem Gehirn mit 32% hier geringer ist als die bei Patienten mit gealtertem Gehirn mit fast 50%. Die Erweiterung der äußeren Liquorräume scheint nach diesen Befunden also hinsichtlich ihrer Ursachen und Folgen spezifischer zu sein als die der inneren.

### 3.6.5 Diskussion

Die äußeren Liquorräume, gemessen an der Zahl der erweiterten Hirnfurchen, sind in unserem Patientenkollektiv nicht signifikant häufiger erweitert als in der Kontrollgruppe. Dieses Ergebnis gilt sowohl für die in Heidelberg wie für die in Mannheim untersuchten Teilkollektive. Auch die inneren Liquorräume, gemessen an der maximalen Weite des III. Ventrikels und dem Cella-Media-Index, sind im Vergleich des Patientengesamtkollektivs mit seinen Kontrollprobanden bei den Patienten nicht signifikant vergrößert, zeigen aber deutlich tendenziell in diese Richtung. Berechnet man die in Heidelberg und Mannheim untersuchten Teilkollektive für sich, so findet sich lediglich für die in Mannheim untersuchten Teilkollektive eine signifikante Unterscheidung des Durchmessers des III. Ventrikels mit höheren Werten in der Patientengruppe. Als Ursache dafür konnte die unterschiedliche Zusammensetzung der Kontrollgruppen in Mannheim und Heidelberg verantwortlich gemacht werden mit vermutlich besserem globalen körperlichen Gesundheitszustand der Mannheimer neurotischen gegenüber den mit körperlichen Beschwerden behafteten und aus einer medizinischen Klinik zugewiesenen Heidelberger Kontrollprobanden. Die Diskriminanzanalyse von 23 Variablen psychopathologischer und sozialer Daten legt die Annahme nahe, daß Erweiterungen der Liquorräume von residualer Apathie, weniger affektiven Stilelementen in der Psychose und einer langdauernden Hospitalisation begleitet sind, wobei diese Zusammenhänge für die Erweiterung der inneren Liquorräume weniger stringent sind als für die der äußeren; die ihr assoziierte psychopathologische Symptomatik zeigt eine große Spielbreite.

Die Diskussion dieser Ergebnisse im Kontext der Theorien von Ätiologie und Pathogenese der Schizophrenie wird kontrovers bleiben und letztlich immer wieder auf Methodenprobleme zurückkommen müssen. Folgende Hypothesen scheinen diskutierbar: 1. Der Morbus Schizophrenie ist für die Erweiterung der inneren Liquorräume verantwortlich. 2. Körperliche Krankheiten oder Vorschädigungen, die häufiger bei Schizophrenen als bei Neurotikern und Gesunden vorkommen, aber nicht direkt mit dem Morbus Schizophrenie zusammenhängen, bewirken die Liquorraumerweiterung. 3. Die unterschiedlichen Meßergebnisse bei schizophrenen Patienten und Kontrollprobanden sind Ausdruck eines Selektionsartefaktes in der Weise, daß Patienten mit weiteren Ventrikeln bevorzugt in ärztlicher, speziell nervenärztlicher und Krankenhausbetreuung verbleiben und damit im Sampling der meisten Studien überrepräsentiert sind. Es hat sich ja gezeigt, daß eine Korrelation zwischen Weite der inneren Liquorräume und der Hospitalisationsdauer besteht. Andererseits wissen wir, daß aus dem ambulanten Bereich die nicht mehr in ärztlicher Versorgung oder bei niedergelassenen Praktikern und nicht mit dem PLK zusammenarbeitenden Nervenärzten in Behandlung stehenden Schizophrenen unserer Erhebung verlorengegangen sind. Nimmt man an, daß diese Patienten weniger häufig Liquorraumerweiterungen aufweisen als die Hospitalisierten, so wäre nicht auszuschließen, daß ein Kollektiv, das wirklich sämtliche Patienten des Versorgungsgebietes, auf die unsere Kriterien zutreffen, enthält, keine oder doch wesentlich geringere Unterschiede zu einem Kontrollprobandenkollektiv aufweisen würde. 4. Schließlich ist zu diskutieren, ob nicht die Hospitalisation selbst mit ihren Begleiterscheinungen die Liquorraumerweiterungen bewirkt hat. Zu diskutieren wären hier die Elektrokonvulsionsbehandlung, die Insulinkomabehandlung und die Langzeitmedikamentenbehandlung; sogar eine Inaktivitätsatrophie des Gehirns bei chronisch hospitalisierten Patienten wurde in die Diskussion gebracht (Ciompi 1984).

Wir meinen, daß am meisten für die Auswahlhypothese in Verbindung mit der Annahme diskreter frühkindlicher Vorschädigungen spricht. Körperliche Erkrankungen bei Schizophrenen, wie sie in der 2. Hypothese angenommen wurden, die nachhaltigen Einfluß auf zerebralen Substanzverlust haben, dienten als Ausschlußkriterien von der Studie, so Alkoholabusus, Diabetes und Hypertonus. Niswanger et al. (1963a, b) wiesen allerdings darauf hin, daß Schizophrene häufiger renovaskuläre Erkrankungen als andere Menschen haben, was über sekundären Hypertonus in von uns nicht erkannten Anfangs- oder Abortivformen eine Nähe zu vorzeitiger zerebraler Alterung haben könnte. Auch wäre zu diskutieren, ob sich Schizophrene nicht überhaupt körperlich-gesundheitlich eher vernachlässigen als andere Menschen, wobei ein Zusammenhang mit daraus resultierender, vorzeitiger zerebraler Alterung aber nicht bewiesen ist. Die Hypothese der Schädigung durch Hospitalisation ist nicht auszuschließen. Bislang vorliegende Publikationen bringen allerdings keinen Hinweis darauf, daß die somatischen Behandlungsverfahren einen Einfluß auf zerebralen Abbau haben könnten (Huber 1961). Zu widerlegen ist diese Annahme allerdings bislang nicht, kontrollierte Studien bezüglich dieser Wirkung durch die Langzeitmedikation sind aus ethischen Gründen methodisch auch kaum vorstellbar. Untersuchungen an „high-risk-for-schizophrenia"-Probanden machen aber wahrscheinlich, daß diese Patienten häufiger als die Durchschnittspopulation mit minimalen zerebralen Schäden behaftet sind. Es wäre zu diskutieren, ob diese Gruppe nicht einem früheren und stärker ausgeprägten zerebralen Alterungsprozeß unterliegt und zu längerer Hospitalisation neigt als zerebral gesunde Schizophrene. Ein vorgeschädigtes Gehirn könnte dem physiologischen Alterungsprozeß gegenüber empfindlicher sein, seine Kompensationsreserven früher verbrauchen und eher zur auch psychopathologischen Manifestation der Involution gezwungen sein, als ein nicht vorgeschädigtes Gehirn in der physiologischen Involution. So konnten Reveley et al. (1981) und Schulsinger (zit. nach Reveley et al. 1981) zeigen, daß Menschen mit Geburtskomplikationen im Erwachsenenalter ein Ventrikelsystem zeigen, das dem Neuroradiologen völlig normal erscheint, gruppenstatistisch aber weitere Ventrikeldurchmesser aufweist, als sie bei Kontrollprobanden ohne perinatales Trauma gefunden werden.

Wir gehen für unsere Interpretation der Befunde davon aus, daß wir zunächst einmal das Zusammenspiel von 2 ätiologisch heterogener Krankheitserscheinungen untersucht haben, nämlich der Schizophrenie mit ihren

Verlaufsvarianten und der zerebralen Alterung mit ihren Verlaufsvarianten, die bei Schizophrenen mit minimaler zerebraler Vorschädigung vielleicht früher oder stärker zum Tragen kommt als bei zerebral Gesunden. Die große Varianz hirnorganisch-psychopathologischer Manifestation bei gegebenem zerebralen Substanzverlust (z. B. Meese u. Grumme 1980), ihre Abhängigkeit von der Ausgangspersönlichkeit und die Ähnlichkeit ihrer Auswirkungen auf psychotisches und gesundes Seelenleben, legen die Sichtweise nahe, daß vorzeitige, aber auch physiologische zerebrale Alterung für den Schizophrenen zunächst einen unspezifischen, jedoch wegen seiner Vulnerabilität gegenüber psychisch verarmenden Einflüssen einen im Vergleich zu Gesunden stärker wirksamen Risikofaktor für intentionale Reduktion darstellt. Dazu kommt eine möglicherweise morbusnähere, wenngleich auch nicht im strengen Sinne spezifische Einwirkung früher zerebraler Vorschädigungen durch perinatale „Unfälle", oder vielleicht auch auf genetischer Basis (Murray 1983; Strömgren 1984). Solche Vorschädigungen, die in direkter Weise auf die neurovegetative Integration (Marcus et al. 1982) einwirken, könnten auch schon prämorbid die Entwicklung einer stabilen, in Konflikten mit ihren affektiven Spannungen gereiften Persönlichkeit erschweren, die dann wiederum, wird sie von einer psychotischen Entordnung erfaßt, zu ungünstigem Verlauf und Ausgang allein schon durch ihre psychische Konstitution disponiert. Dazu würde auch der Befund passen, daß in unserer Diskriminanzanalyse von Einfluß- bzw. Folgevariablen erweiterter innerer Liquorräume auch die bereits prämorbide Sozialanpassung eine wesentliche Rolle spielt.

Insgesamt lassen sich mit unseren Variablen immerhin 50% der Varianz des äußeren Hydrozephalus aufklären, für die pathologischen Probanden sogar 60%, in Anbetracht der Blindheit dieses Teils der Studie ein gutes Ergebnis. Es weist darauf hin, daß die Auswirkungen eines äußeren Hydrozephalus auf Psychopathologie und Krankheitsverlauf relativ umschrieben und charakteristisch sind, während die unaufgeklärte Varianz für die Gesunden sehr viel größer ist, mehr als ⅔, gegenüber etwas über ⅓ bei den abgebauten Patienten. Das bedeutet, daß dort die überindividuellen Stereotypien und Gesetzmäßigkeiten des Krankheitsverlaufs stärker bestimmend werden, während das gesunde Gehirn gegenüber den individuellen, nicht berechenbaren Einflüssen des Lebensablaufs offener ist, ihm weniger Eingeengtheit in regelhafte Abläufe entgegenstellt.

## Zusammenfassung

Der Vergleich der inneren und äußeren Liquorräume zwischen Patienten und Kontrollprobanden zeigt keine Unterschiede bei den äußeren Liquorräumen, während die inneren tendenzmäßig bei den Patienten etwas weiter sind als bei den Kontrollprobanden. Diese Differenz findet sich in allen Altersgruppen, sie nimmt mit höherem Alter zu. Weite Liquorräume korrelieren mit erhöhter residualer Apathie und verminderter Affektivität der Psychose. Außer dem

Alter assoziiert sich der Ventrikelweite am stringentesten die Dauer aller Hospialisationen, der Hirnfurchenzahl ein schleichend chronischer, affektarmer Verlaufstypus der Psychose.

Die Interpretation der Befunde läßt einen Selektionseffekt im Patientenkollektiv vermuten zugunsten von Schizophrenen mit zerebraler Vorschädigung. Unter mehreren diskutierbaren Hypothesen zu den Beziehungen zwischen zerebraler Morphologie und Schizophrenie wird diejenige favorisiert, die geringgradige zerebrale Vorschädigungen als einen unspezifischen Risikofaktor für möglicherweise die Erkrankung überhaupt, auf jeden Fall aber für ihren ungünstigen Verlauf ansieht. Die Befunde der Diskriminanzanalysen lassen vermuten, daß der zerebrale Faktor schon prämorbid wirksam wird und die Entwicklung der Persönlichkeit beeinträchtigt, wodurch wiederum schon auf psychischer Ebene Verlauf und Ausgang der Psychose negativ beeinflußt werden.

# 4 Synopsis

## 4.1 Der klinische Gesamteindruck

Den objektivierenden Befunden sei der klinische Gesamteindruck des residualen Apathiesyndroms der Schizophrenen vorangestellt, der sich nach oft wiederholten Begegnungen und Gesprächen mit allen Patienten gebildet hat. Die Berechtigung zu einer solchen „naiven" Betrachtung möge in dem explorativen Teil der Studie gesehen werden, der das Ziel verfolgte, eine Vorstellung vom inneren Aufbau, von der psychopathologischen Schichtung des schizophrenen Apathiesyndroms zu gewinnen.

In der klinischen Anschauung trat das Apathiesyndrom des schizophrenen Residuums nicht als etwas Einheitliches, Globales in den Blickpunkt. Es entstand vielmehr der Eindruck, daß drei Prägnanztypen Apathie in recht unterschiedlicher Weise zeigen, freilich in einzelnen Patienten häufig vermischt und nicht klar zu sondern. Die schwerstgestörten Patienten, denen man in den Heimen und auf der Pflegestation des PLK begegnet, zeigten im unmittelbaren Kontakt oft keinerlei Regung, saßen stumm, starr, bewegungslos da, ohne daß für den Untersucher zu unterscheiden gewesen wäre, ob sie in einer reichen, phantasievollen Eigenwelt lebten, oder „ausgebrannt", „leer", ohne autistisches Gefühlsleben waren. Sie bilden die Gruppe, die den Eindruck von Apathie am nachhaltigsten weckt und mit den Begriffen „Defektschizophrenie", „Prozeßpsychose", „Hospitalismus" assoziiert wird. Und doch ist erstaunlich, wie reich an Eigenarten, an individuellen Zügen, an Vorlieben und Empfindlichkeiten diese Patienten in den Schilderungen qualifizierter Betreuer ins Leben treten, die sie seit vielen Jahren kennen. Sie alle rufen bei den sie lange Betreuenden definierte, differenzierte Einstellungen hervor, oft mit viel Zuneigung und Anerkennung. Eine zweite Gruppe zeigt Apathie in Form einer Erschöpftheit, Müdigkeit, eines bedauernden Nachlassens und Erschlaffens. Diesen asthenisch wirkenden Patienten fehlt der Autismus, sie haben meist eine bessere Krankheitseinsicht und finden sich häufiger in der Gruppe der ambulanten Patienten. Insgesamt ist ihr Apathiesyndrom blander, nicht sicher von postakuten Erschöpfungssyndromen abgrenzbar, oft noch in äußerst diskretem Ausmaß bei scheinbar völlig restituierten Patienten zu explorieren. Es geht einher mit emotionaler Labilität, Verunsicherbarkeit, die nicht in floride produktive Schübe münden muß, aber mit Entfremdungserlebnissen, sensitiven Anmutungen, vegetativ-coenästhetischen Störungen in bekannter Weise verbunden sein kann. Dieser Typus wird mit den Begriffen „asthenische Basisstadien", „reiner Defekt", „Basisstörungen" assoziiert, oder auch mit der seltenen Vollremission. Schließlich gibt es eine dritte Gruppe von Patienten, die im Affektleben überhaupt nicht apathisch oder stumpf erscheinen, sondern vielmehr frisch und lebendig, aber durch ihre Naivität, Oberflächlichkeit und Unstetigkeit in einem soziologischen Sinne apathisch erscheinen: Es geht keine geordnete Initiative von ihnen aus, ihre Einstellung zu anderen Menschen ist von Orientierungslosigkeit geprägt und sie erscheinen kritiklos, distanzlos. Diesen Patienten eignet weder die Abschirmung des Autismus, noch die kraftzehrende Unsicherheit des bewußten, aber labilen prä- oder postakuten Schizophrenen, sondern eine strukturelle Ungebundenheit und Offenheit des Gefühlslebens, die mit Hebephrenie assoziiert wird.

Zu erwähnen sind noch einige ambulante Patienten, die zwar zunächst als völlig gesund imponierten, im Laufe des Gesprächs aber einen Themenkomplex berühren konnten, der ungewöhnlich stark affektiv besetzt war, von dem vorstellbar war, daß er bei einer Reaktualisierung den entsprechenden Menschen wieder in Schwierigkeiten bringen könnte. Übergänge zum Residualwahn, oder auch nur zu einer gewissen Unheimlichkeit bestimmter Zusammenhänge i. S. mangelnder Distanzierung von durchlebter akutpsychotischer Entfremdung kamen dabei vor. Diese Menschen standen meist weiter in lebhafter Auseinandersetzung mit ihrer Umgebung, oder zogen sich mit einem gewissen Mißtrauen zurück, wirkten jedenfalls nicht apathisch, sondern eher affektiv gespannt. Sie hatten oft perakute, kurzdauernde Episoden vom Typus etwa einer Verwirrtheitspsychose durchgemacht. Ein Zusammenhang zwischen prämorbider Struktur, wie sie mit den vier Prägnanztypen des adynamen, offenen, reizbaren und gespannten Charakters zu schildern versucht wurde und der Art des Residualsyndroms ergab sich eindrucksmäßig vor allem zwischen dem offenen Prägnanztyp und dem amorph-hebephrenen Defekttyp. Es entstand der Eindruck, daß außerdem Psychosen mit bipolar-phasischer Unterlegung oder einem „chaotischen" Verlauf mit Verwahrlosungstendenz und Alkoholabusus eher bei offenem Prägnanztyp vorkommen. Der adyname Typus erschien als zu heterogen, inkonsistent, zu wandlungsfähig mit Auftreten der akuten Psychose, als daß sich ein klarer Zusammenhang mit dem ausgebildeten Defektsyndrom in der klinischen Anschauung ergeben hätte.

Das Studium der Verläufe geschah gesondert vom klinischen Eindruck; nicht im Gespräch, sondern anhand der Krankenakten. Neben den zahlreichen, in der Literatur beschriebenen Varianten schien eine schwer schematisch einzuordnende Verlaufsform recht häufig: die zunehmende Bildung eines Residualsyndroms in mehreren akuten Schüben. Sind erst die Schübe das Eindrucksvolle, die Defektbildung das Akzidentelle, so erscheint bei diesen Verlaufsformen später der Defekt als das zentrale Phänomen, der chronisch-prozeßhafte Gang, unterbrochen von für den Verlauf nicht mehr bedeutsamen Schwankungen des Antriebs und der Produktivsymptomatik. Hier werden die Unterscheidungen wellenförmig-schleichend oder akut-chronisch problematisch. Bedeutsamer erscheint dann vielmehr die Entwicklung weg von der Realität, oder das Verharren in einer ungelösten Konfliktsituation, das eine Arretierung der weiteren Entwicklung bedingt, so daß jeder Rehabilitationsversuch in erneutem Rückfall endet. Andererseits gibt es eindrucksvolle Beispiele für eine Persönlichkeitsnachreifung noch nach früher Ersterkrankung, gerade beim offenen Typus, mit mühsamem und leidvollem Erwerb einer gewissen Selbstsicherheit und eines Stolzes auf das Erreichte. Dann kann es nach einigen turbulenten Jahren nach der Ersterkrankung zu einer relativen Stabilisierung und Rückfallfreiheit kommen, wie es in der Literatur ebenfalls vielfach beschrieben ist.

## 4.2 Die objektivierenden Daten

Bei dem Versuch, den klinischen Eindruck und das aus ihm entwickelte Modell des Abbaus der intentionalen Organisiertheit in drei Formen durch die objektivierenden Befunde zu stützen, zeigte sich, daß die univariate Korrelation des Apathiescores mit einigen der Items der Wing-Skala von 1961 das residuale Apathiesyndrom nicht weiter aufdifferenzieren konnte, es vielmehr als etwas Globales in Erscheinung treten ließ, in dem Autismus, Müdigkeit und Strukturverlust gleichermaßen enthalten sind. Frühere Befunde Lorrs (1966; Lorr et al. 1963) hatten allerdings die drei Faktoren „paranoider Prozeß", „Apathie" und „schizophrene Disorganisation" als wichtigste Vektoren isolieren können, die die psychopathologische Ordnung in Profilsyndrome des IMPS bei einem Kollektiv schizophrener Patienten determinierten. Eine Clusteranalyse der IMPS-Profile dieser Studie zeigte weitgehende Analogien zu Lorrs Befunden. Die Ergebnisse können also als eine Entsprechung zu den vorher klinisch-intuitiv gefundenen drei Typen intentionaler Verarmung im schizophrenen Residuum aufgefaßt werden.

Zur Gewichtung der vier Einflußbereiche Morbus, Primärpersönlichkeit, Hospitalisation und Gehirn auf das residuale Apathiesyndrom wurden drei Diskriminanzanalysen gerechnet: Eine, die nur Informationen verwertet, die bei der Ersterkrankung bekannt sein können; eine, die nur Verlaufsdaten enthält und schließlich eine, die alle verfügbaren, relevant erscheinenden Daten enthält. Für alle drei Analysen wurde die nötige Gruppenzweiteilung durch den Median des Apathiescores vorgenommen, wodurch das Gesamtkollektiv in leicht und schwer Apathische zerfiel.

Die erste Diskriminanzanalyse verwendet die Daten, die bei der Ersthospitalisation bekannt sein konnten (Tabelle 16). Recht deutliche Unter-

**Tabelle 16.** Diskriminanzanalyse der Ersterkrankungsvariablen

| Einschlußschritte bis zum endgültigen Signifikanzniveau | Diskriminanzfunktionen | |
|---|---|---|
| 1. Adynamer Primärtyp | Adynamer Primärtyp | −0,53767 |
| 2. Prämorbide Berufsqualifikation | Prämorbide Berufsqualifikation | −0,50444 |
| | Beeinträchtigungserlebnisse | −0,39602 |
| | Verlaufstyp | 0,34751 |
| | Dauer der Prodromi | −0,30708 |
| | Alter bei Ersterkrankung | −0,29619 |
| | Affektiver Wahn | 0,25775 |

| Klassifikationsergebnisse: | | Zugeordnet zu Gruppe | |
|---|---|---|---|
| | n | 1 | 2 |
| Gruppe 1 leicht apathisch | 104 | 66 (63,5%) | 38 (36,5%) |
| Gruppe 2 schwer apathisch | 103 | 30 (29,1%) | 73 (70,9%) |

Korrekt zugeordnet gesamt: 67,15%

schiede zwischen den Gruppen der leicht und ausgeprägt Apathischen finden sich bei den Affektivitätsinitialscores, einigen Variablen der Primärpersönlichkeit, darunter den harten Daten über Schul- und Berufsausbildung, dem Ersterkrankungsalter und schließlich auch dem Erbscore. Die Zusammenfassung der Analyseschritte zeigt, daß das endgültige Signifikanzniveau ausschließlich mit Variablen der Primärpersönlichkeit erreicht wird, nämlich dem adynamen Primärtyp und der Berufsqualifikation. Dann folgen allerdings einige psychopathologische Merkmale. Die beiden Variablen der ersten beiden Schritte zeigen auch die höchsten Ladungen, gefolgt von dem psychopathologischen Kriterium der Beeinträchtigungserlebnisse. Danach folgen zwei Verlaufskriterien, die schon bei der Ersthospitalisation bekannt sind, nämlich schleichender Beginn und kurzdauernde Prodromi bei später schwer apathischen Patienten. Das Klassifikationsergebnis zeigt, daß mit der Information, die bei der Ersthospitalisation zur Verfügung steht, lediglich ein Drittel der Varianz des residualen Apathiesyndroms erklärt werden kann, wobei der Anteil aufgeklärter Varianz für die Gruppe der schwerer Apathischen höher ist, als für die Gruppe mit guter Remission. Das Ergebnis der ersten Diskriminanzanalyse läßt sich also folgendermaßen zusammenfassen: Bei der Ersterkrankung liefert die Primärpersönlichkeit in unserem Material den besten Prädiktor für das residuale Apathiesyndrom. Unter den psychopathologischen Merkmalen scheinen der „Verlauf in nuce", also Dauer der Prodromi und die Akuität am aussagefähigsten, auf der Symptomebene das Phänomen der Beeinträchtigungserlebnisse. Theoretisch interessant sind als Nebenbefund höheres Ersterkrankungsalter und höherer Erbscore bei den Patienten mit besserer Remission. Die unerklärte Varianz bleibt bei den gesünderen Probanden größer.

**Tabelle 17.** Diskriminanzanalyse der Verlaufsvariablen

| Einschlußschritte bis zum endgültigen Signifikanzniveau | Diskriminanzfunktionen | |
|---|---|---|
| 1. Höchste erreichte Berufstätigkeit | Höchste erreichte Berufstätigkeit | −0,55188 |
| 2. Hospitalisation vor 1970 | Hospitalisation vor 1970 | 0,45634 |
| | Affektiver Wahn | 0,34022 |
| | Zahl der erweiterten Hirnfurchen | −0,30830 |
| | Alter | 0.31141 |
| | Produktivsymptomatik | −0,30515 |

| Klassifikationsergebnisse: | | Zugeordnet zu Gruppe | |
|---|---|---|---|
| | n | 1 | 2 |
| Gruppe 1 leicht apathisch | 68 | 51 (75%) | 17 (25%) |
| Gruppe 2 schwer apathisch | 73 | 20 (27,4%) | 53 (72,6%) |

Korrekt zugeordnet gesamt: 73,76%

Die Gruppenmediane der zweiten Diskriminanzanalyse (Tabelle 17), die nur Verlaufsdaten enthält, zeigen für die schwer apathischen Patienten niedrigere Affektivitätsscores, mehr Produktivsymptomatik, aber weniger affektive Wahnformen und mehr nichtaffektiv getragene akustische Halluzinationen. Der Verlauf ist bei ihnen eher einfach-chronisch, die höchste erreichte Berufstätigkeit weniger anspruchsvoll. Die Variablen, die sich auf das Gehirn beziehen, zeigen, daß der Unterschied in der Ventrikelweite zwischen den beiden Gruppen nicht sehr groß, wenngleich als Tendenz deutlich zu erkennen ist, während der Unterschied im Ausmaß eines äußeren Hydrozephalus gravierend ist, obwohl die Gruppe der schwerer Apathischen das niedrigere Durchschnittsalter hat. Auch die Hospitalisationsdaten zeigen einen interessanten Befund: Die Zeit vor 1970 weist eine weit höhere Differenz der durchschnittlichen Hospitalisationsdauer zwischen den beiden Gruppen auf als die Hospitalisationsdauer nach 1970, auch dies wieder, obwohl die schwerer gestörte Gruppe im Durchschnitt jünger ist, allerdings ein niedrigeres Ersterkrankungsalter hat. Dennoch könnte darin ein Hinweis darauf gesehen werden, daß Hospitalismustendenzen eher vor 1970 wirksam waren, bzw. die Schaffung der Übergangseinrichtungen nach 1970 Häufigkeit und Dauer der Vollhospitalisierung für die schwergestörten Patienten abbauen konnte. Die Zusammenfassung der Analyseschritte zeigt, daß die Vielzahl der untersuchten Verlaufsdaten weitgehend im Kriterium der sozialen Adaptationsleistung, bemessen am höchsten erreichten Berufsstandard, enthalten ist. Wird noch die Hospitalisation vor 1970 hinzugenommen, ist das endgültige Signifikanzniveau erreicht. Die Variablen der Verlaufsform tauchen hier nicht mehr auf, auch nicht die Affektivitätsscores, deren Aussage wohl in den psychopathologischen Symptomen der Produktivisymptomatik und des affektiv getragenen

Wahns enthalten ist. Die Variable Alter dürfte mit dem Ersterkrankungsalter in Beziehung stehen, das in dieser zweiten Diskriminanzanalyse nicht gerechnet wurde. Interessant ist schließlich, daß die Weite des III. Ventrikels in der Analyse nicht mehr auftaucht, wohl aber die Zahl der erweiterten Hirnfurchen, ein Befund, der zusammen mit der univariaten Statistik doch eher für den unspezifischen Einfluß des organischen Faktors spricht als für den spezifischen einer Stammhirnschädigung. Die Koeffizienten der Diskriminanzfunktionen zeigen relativ gleichstarke Ladungen der aufgeführten Variablen, etwa in der Reihenfolge des Einschlusses in die Analyse. Knapp 50% der Varianz des Apathiesyndroms lassen sich mit den Verlaufsdaten im Klassifikationsversuch erklären – für beide Gruppen ungefähr gleich –, das entspricht in etwa dem Ergebnis von Hartmann (1980), der davon wiederum ungefähr eine Hälfte dem Morbus, die andere Hälfte Hospitalisierungsfaktoren anlastete. Auch diese ätiologische Gewichtung, von Hartmann mit einer Pfadanalyse vorgenommen, ließe sich in unserem Material zwanglos sehen. Die Aufklärung der Apathievarianz mit Hilfe von Verlaufsdaten hat gegenüber der ersten Diskriminanzanalyse, die sich auf Informationen der Ersterkrankung beschränkte, deutlich zugenommen, nämlich von 34% auf 47%.

Die dritte Diskriminanzanalyse (Tabelle 18) rechnet mit den Variablen der ersten und zweiten Analyse gemeinsam. Der erste Einschlußschritt gilt der Hospitalisationsdauer, danach folgt das psychopathologische Kriterium der nichteffektiven Stimmen bei der Ersterkrankung i.S. des RDC. Die restlichen Schritte betreffen weitere psychopathologische Kriterien und solche der Primärpersönlichkeit sowie das biologische der erweiterten Hirnfurchen. Die RDC-Kriterien der nichtaffektiven Stimmen und das Wingsche

**Tabelle 18.** Diskriminanzanalyse aller für das residuale Apathiesyndrom relevanten Variablen

| Einschlußschritte bis zum endgültigen Signifikanzniveau | Diskriminanzfunktionen | |
|---|---|---|
| 1. Dauer der Hospitalisation | Höchste erreichte Berufstätigkeit | 1,13515 |
| 2. Nicht affektive Stimmen bei der Ersterkrankung | Berufsqualifikation vor der Ersterkrankung | −0,91702 |
| 3. Adynamer Primärtyp | Dauer der Hospitalisation vor 1970 | −0,55872 |
| 4. Produktivsymptomatik | Zahl der erweiterten Hirnfurchen | −0,40691 |
| 5. Dauer der Prodromi | Alter | 0,28615 |
| 6. Zahl der erweiterten Hirnfurchen | | |

| Klassifikationsergebnisse: | | Zugeordnet zu Gruppe | |
|---|---|---|---|
| | n | 1 | 2 |
| Gruppe 1 leicht apathisch | 57 | 46 (80,7%) | 11 (19,3%) |
| Gruppe 2 schwer apathisch | 58 | 12 (20,7%) | 46 (79,3%) |

Korrekt zugeordnet gesamt: 80,00%

Kriterium der chronifizierten Produktivsymptomatik haben sich unter den psychopathologischen Variablen als die beständigsten in ihrer Aussagekraft erwiesen, die beste Prädiktion unter den Primärtypen macht der adyname. Die Koeffizienten der standardisierten Diskriminanzfunktionen zeigen, daß die höchste erreichte Berufstätigkeit gefolgt von der Berufsqualifikation vor der Ersterkrankung bei weitem die stärksten Ladungen unter allen Variablen aufweisen. Nach der Dauer der Hospitalisation vor 1970 folgt dann mit deutlichem Abstand noch das Kriterium der erweiterten Hirnfurchen. Mit der Gesamtheit aller in dieser Studie erhobenen, nach der univariaten Statistik relevant erscheinenden Daten gelingt eine Aufklärung von immerhin 60% der Varianz des residualen Apathiesyndroms, wie es sich im Profil „retardation and apathy" des IMPS darstellt. Die Aufklärung ist für beide Gruppen, gering und ausgeprägt apathische, gleichgroß.

Es läßt sich aus diesen Ergebnissen eine Bestätigung für die bereits aus der univariaten Statistik gewonnenen Vorstellungen ableiten:

1. Der größte Einfluß auf das Ausmaß residualer Apathie geht von der Primärpersönlichkeit aus, die in ihren sozialadaptiven Leistungen – relativ zur Behinderung durch die Psychose – und wohl auch in affektdynamischer Sicht eine bemerkenswerte Kontinuität durch die Psychose bis ins stabile Residuum beweist.

2. Ein organischer Faktor i. S. einer vorzeitigen oder verstärkten Alterung des Gehirns scheint das Entstehen des residualen Apathiesyndroms zu begünstigen. Aus den univariaten Analysen ist anzunehmen, daß dies über eine Chronifizierung der Produktivsymptomatik, eine Verflachung der Affektdynamik und Minderung der allgemeinen Variabilität des Krankheitsverlaufs geschieht. Aber auch an einen schon prämorbid wirksamen, zerebralen Faktor ist zu denken, da die vorzeitig zerebral alternden Patienten auch schon prämorbid eine geringere soziale Adaptation erreichen. Es wäre vorstellbar, daß perinatale oder auch genetisch bedingte Vorschädigungen als Einflußgröße zweifach den Verlauf der Erkrankung erreichen: einmal direkt als organischer Faktor durch die erwähnte, vorzeitige zerebrale Alterung, zum anderen durch die schon prämorbid wirksame Behinderung beim Aufbau einer strukturierten Persönlichkeit. Letzteres ist nur möglich, wenn starke Affekte bis zur Lösung von Konflikten ausgehalten werden können. Eine solche ichschwache Persönlichkeit stellt ihrerseits wiederum eine Disposition für ungünstigen Verlauf und Ausgang dar. Da beide „Gehirnfaktoren", Erweiterung der inneren und der äußeren Liquorräume, in die gleiche Richtung wirken und bei einem unausgelesenen Krankengut Schizophrener wahrscheinlich weniger häufig als in diesem Kollektiv vorkämen, ist eher an eine allgemeine als an eine spezifische Verbindung zur Psychopathologie der Schizophrenie zu denken, wenngleich die These von der neurovegetativen Integrationsschwäche durch frühe Schäden den zerebralen Faktor relativ morbusnah lokalisiert.

3. Kriterien der Psychopathologie spielen für die Vorhersage von Verlauf und Ausgang schizophrener Psychosen gegenüber den vorgenannten Einflüssen eine untergeordnete Rolle. Chronifizierte Produktivsymptomatik, Beeinflussungserlebnisse und ichfremde, akustische Halluzinationen kennzeichnen Patienten mit schlechter, affektive Bewegtheit, wie sie im Maniescore und katathymen Wahn zum Ausdruck kommt, Patienten mit günstiger Prognose.

4. Der Einfluß der Hospitalisation ist aus dem vorliegenden Material schwer zu bemessen. Sicher ist, daß eine durch alle Untersuchungsgänge konsistente, hochgradige Korrelation zwischen Hospitalisationsdauer und residualem Apathiesyndrom besteht, in der univariaten Statistik sogar mit einem deutlichen Anteil linearer Abhängigkeit. Die Richtung der Abhängigkeit der beiden Variablen voneinander ist aber in unserer Studie nicht sicher zu bestimmen. Eine Hypothese läßt sich aus dem deutlichen Unterschied der Beziehung ableiten, der für die Zeit vor und nach 1970 besteht, unabhängig vom Alter der Patienten. Zwei einander entgegenwirkende, kausale Faktoren können als Determinanten der Korrelation gedacht werden: a) Apathie bewirkt Hospitalisation, b) Hospitalisation bewirkt Apathie. Unterstellt man, daß in der Zeit vor 1970 der zweite, in der Zeit nach 1970, als die Rehabilitationseinrichtungen des PLK entstanden, der erste Faktor stärker bestimmend war, so wäre in der Differenz der beiden Einflüsse das Ausmaß an reversiblem Hospitalismussyndrom enthalten. Es ist natürlich nicht zu quantifizieren, seine Existenz und Wandlung spiegeln sich aber deutlich in den Zahlen. Dies entspricht dem klinischen Eindruck während der Untersuchung, daß eine fein abgestufte, durchlässige Kette von Rehabilitationseinrichtungen und eine den Gefahren des Hospitalismus gegenüber bewußte Betreuung im PLK und den in die Studie einbezogenen Heimen keinen Patienten in einem für seine Möglichkeiten zu schützenden Milieu beläßt, so daß heute für die Population des PLK wohl weitgehend gelten kann: Apathie bedingt Hospitalisation. Nichtdestoweniger tragen viele der älteren Patienten trotz aller Bemühungen noch an Behinderungen, die in einer Zeit kustodialer Pflege für viele unvermeidbar entstanden.

5. Wie jede Studie, so hat auch diese ihre Mängel und Grenzen in der Methodik. Die Auswahl des Kollektivs kann Repräsentativität und epidemiologische Fundierung nur für den voll- und teilstationären Bereich beanspruchen. Die Heimpatienten stammen aus überdurchschnittlich günstigem Milieu; mögliche Verzerrungen in der Auswahl der ambulanten Patienten sind schwer zu übersehen. Wahrscheinlich ist, daß hier eher die Gesünderen der Nachuntersuchung verloren gingen. Der Apathiescore des IMPS zeigt zwar eine gute Entsprechung zur globalen Versorgungsbedürftigkeit der Patienten, einige auf das Ausmaß des Residuums abzielende eigene Kriterien und solche der Wing-Skala, er spiegelt aber nicht die komplexe

Psychopathologie des Residuums und seines Aufbaus wider und schon gar nicht die soziale und biographische Situation des Patienten. Zudem enthält er einen „organischen" Anteil (z.B. das Item „memory deficit"), der vielleicht die Beziehung zum äußeren Hydrozephalus akzentuiert.

Er stellt also nur einen schmalen Ausschnitt aus dem Syndrom des schizophrenen Residuums dar, allerdings sehr gut validiert, reliabel und faktorenanalytisch abgesichert, also linear quantifizierend. Schließlich bringt die Retrospektive ein Vorurteil in die Bewertung des Verlaufs und der Primärpersönlichkeit; die Psychopathologie des Verlaufs ist zudem in einer sehr globalen Weise erfaßt. Andererseits gibt es eine Fülle harter Daten, die einem Vorurteil gegenüber robust sein dürften, wie etwa die prämorbiden Schul- und Berufsleistungen, die in der Akte festgehaltenen Hospitalisierungsdaten und natürlich die CT-Befunde. So kommt also der Konsistenz einer Aussage durch „harte" und „weiche" Daten hindurch eine Bedeutung zu.

Blicken wir noch einmal im Bestreben einer alle Einzelaspekte übergreifenden Interpretation auf die Ergebnisse der Studie zurück, so läßt sich feststellen, daß unter einem formalen psychopathologischen Aspekt die Studie als Bestätigung von Befunden angesehen werden kann, wie sie etwa von Janzarik (1968), von Ciompi u. Müller (1976) und von Eggers (1973) beschrieben worden sind; sie zeigt auch Übereinstimmung mit den wichtigsten Ergebnissen vieler anderer, methodisch nicht so gut vergleichbarer Studien wie der von M. Bleuler (1972b), Huber et al. (1979), der IPSS (WHO 1979), oder der Studie von Moeller et al. (1982). Die Übereinstimmung liegt in der Aussage, daß die Primärpersönlichkeit wichtigster Prädiktor für den Verlauf und Ausgang der Psychose ist, und daß alles, was zur Variabilität und zur Bewegtheit des Krankheitsgeschehens beiträgt, auf einen günstigen, alles Verstetigende dagegen auf ungünstigen Ausgang hinwirkt. Einiges konnte aber präzisiert werden: Was von Müller und von Ciompi u. Müller als die dem Morbus eigene Dynamik bezeichnet wurde, scheint vielfältigen Einflüssen zu unterliegen und ein in sich zusammengesetzter Faktor für Verlauf und Ausgang zu sein. So zeigte sich in dieser Studie, daß eine solche morbusimmanente Dynamik eher etwas persönlichkeits- als morbuseigenes ist, jedenfalls sein kann und oft schon vor Ausbruch der Psychose an der prämorbiden Persönlichkeit auffiel. Andererseits hat ein biologischer Faktor, wie die Alterung, Voralterung oder Vorschädigung des Gehirns Einfluß auf diese Dynamik, genauer auf ihr Verflachen. Es drängt sich die Vorstellung auf, daß weniger die psychotische Erkrankung selbst, als vielmehr die Persönlichkeit, in die die Psychose einbricht, Verlauf und Ausgang prägt. Weder die prämorbide Sozialanpassung mit der Entwicklung eines guten Berufsstandards, einer allgemeinen Strebsamkeit und Anpassungswilligkeit und der Verwurzelung in einem selbstgeprägten Beziehungsgefüge nach Lösung aus den Primärbindungen, noch die affektive Komposition der Primärpersönlichkeit, auch nicht ihr zerebraler Status, stellen intrinsische Eigenschaften eines Morbus Schizophrenie dar. Und doch sind dies die prägendsten Einflüsse für Verlauf und Ausgang der Psychose, neben der Hospitalisationsdauer – ganz sicher kein intrinsisches, sondern ein soziales Merkmal. Die von Müller und Ciompi u. Müller für günstigen Verlauf geforderte Variabilität und Mobilität des Morbus stellt sich in dieser Studie eher als eine Beweglichkeit und als eine Immernoch-Entwicklungsfähigkeit der Persönlichkeit dar.

Spielte bislang in der Literatur, vertreten durch die skandinavischen Schulen, Kasanin, Leonhard und in jüngerer Zeit Müller und Ciompi u. Müller u. v. a. die Beweglichkeit des „Morbus" also eine entscheidende Rolle für die Vorhersage von Verlauf und Ausgang, so würde diese Studie die Vorstellung nahelegen, daß die Fähigkeit der Persönlichkeit, mit der Realität in Kontakt zu bleiben, den zentralen Aspekt für Verlauf und Ausgang der Psychose bildet. Die Fähigkeit des Menschen, sich immer wieder auf die Auseinandersetzung mit eigenen Entwicklungsmöglichkeiten in der sozialen Wirklichkeit einzulassen, geht eben mit „Variabilität" und „Dramatik" der Krankheitserscheinungen einher, mit Stimmungs- und Befindlichkeitsphänomenen, mit Ichsyntonie der Halluzinationen, während den Rückzug von der Realität die Erstarrung in Abwehrhaltungen und die Verarmung des inneren Seelenlebens, die Ichfremdheit der Produktionen begleiten. Sie vermitteln dann den Eindruck des Prozesses.

Das Modell der Intentionalität soll behilflich sein, dieses komplexe Ineinanderwirken von Persönlichkeit und Psychose zu erläutern. Als eigentliche Intentionsstörung wurden Phänomene definiert, die den Verlust der Ganzheitlichkeit seelischer Leistungen, des Erlebens, markieren, oder den Verlust der Verfügbarkeit der Sinnsetzungen. Dies sind paradigmatisch die Denkstörungen und die Phänomene des naszierenden Wahns, wie Wahnwahrnehmungen. Diese eigentliche Intentionsstörung, isoliert etwa in einer Wortfeldstörung i. S. von Peters (1973) anzusehen, stellt noch keinen schizophrenen Defekt dar, sie sagt nichts über den Verlauf der Psychose aus, ja sie ist noch nicht einmal in vollem Umfang spezifisch für Schizophrenie. Erst die Rücknahme intentionaler Anstrengungen, etwa im manifesten Wahn mit den nun neu und starr festgelegten Sinnsetzungen, oder in dem schizoiden Zurückweichen vor Intentionsleistungen fordernden, sozialen Kontakten macht Phänomene eines Defektes, sie stellen aber bereits Reaktionen der Persönlichkeit auf ihre Intentionsinstabilität dar. Nun scheinen alle Begleitreaktionen auf eigentliche Intentionsstörungen, die die Haltung eines Menschen, seine wertenden Einstellungen zu sich selbst und der Welt betreffen, die sich also charakterologisch-strukturell manifestieren, eher von Dauer zu werden, als Reaktionen, die im Bereich flüchtiger, strukturell nicht gefestigter Stimmungsphänomene bleiben oder gar die Intentionsstörung in reiner Form belassen. Hier ließe sich in Anlehnung an die Infektionslehre eine positiv und negativ anerge Reaktion unterscheiden, positiv anerg, wenn eine relativ strukturierte Primärpersönlichkeit nach akutem Einbruch der Psychose die Auseinandersetzung mit der Realität wieder aufnimmt, oder der primär unstrukturierte, „offene" Charakter nach akuter Entordnung sich weiter entwickeln, Struktur aufbauen kann, ebenfalls durch eine weitere Auseinandersetzung mit der Realität; negativ anerg, wenn sich eine hilf- und ratlose Untätigkeit gegenüber intentionaler Instabilität einstellt, also ein Entwicklungsstillstand, wie er etwa mit dem Knick bei einer Schizophrenia simplex beobachtet werden kann. Für eine solche Interpretation sprechen die ungünstige prognostische Valenz von Beeinflussungserlebnissen und nicht affektiv getragenen Wahnbildungen in unserer Studie, die sich als eine solche strukturell hypererge Reaktion der Persönlichkeit auf ihre Intentionsinstabilität interpretieren ließen. Der verflachende Einfluß der zerebralen Alterung behindert dagegen auf andere Weise die aktive Reaktion auf intentionale Instabilität und disponiert eher zu negativ anerger Reaktion. In diesem Denkmodell würden sich also affektive und strukturelle Reaktionen des seelischen Gefüges als alternative Antwortmöglichkeiten auf intentionale Instabilität darstellen. Solange die Auseinandersetzung mit Selbst und Welt erhalten ist, die Struktur also hält, muß mit Verstimmungen bezahlt werden für ein Auseinanderlaufen von Seinsentwurf und Seinsmöglichkeiten. Daher die bessere Prognose der affektiven Persönlichkeiten und Psychosen, aber auch der gespannten Charaktere, die zwar eine sehr ausgeprägte und wesensmäßig festgelegte Struktur haben, also hypererg reagiert haben, aber in ihrer Strebsamkeit auch immer wieder den Realitätsbezug suchen. Solche Antworten des seelischen Gefüges auf intentionale Instabilität sind auch in der prämorbiden Lebensstrecke der später schizophren Erkrankenden denkbar, denn Intentionsstörungen, wie sie sich etwa in den uncharakteristischen Basisstörungen manifestieren, machen noch keine schizophrene Psychose, sie finden sich häufig bereits prämorbid. Die Untersuchungen von Watt et al. (1982) legen die Vermutung nahe, daß schon vor und im Schulalter, zu einer Zeit also, in der erstmals massiv intentionale Leistungen in der sozialen Begegnung gefordert werden, mit dem Manifestwerden „emotioneller Labilität" (so das Kriterium von Watt et al.) erst über längere Zeit, gewissermaßen tastend eine Einstellung dieses Menschen zu seiner Intentionsinstabilität entwickelt wird, z.B. eine schizoide Haltung. Es bleibt vorerst Spekulation, inwieweit eine möglicherweise biologisch mitfundierte und in sehr basaler Weise genetisch übermittelte Affektkomposition der Persönlichkeit einen intrinsischen Schizophreniefaktor darstellt, wie etwa von Leonhard (1936), in anderer Weise von Janzarik (1959) konzipiert, oder ob er einen extrinsischen Faktor darstellt, der die Gestaltung der Psychose auf dem Umweg über die Persönlichkeit beeinflußt. Am plausibelsten sind wohl auch hier zirkuläre Kausalketten, wie sie etwa das Denkmodell der strukturell-dynamischen Kohärenz anzielt (Janzarik 1983) oder Ciompis systemischer Ansatz der Affektlogik (1982). Schließlich bleibt zu beachten, daß sowohl die Affektdynamik wie die strukturelle Entwicklung und ihre intentionale Instabilität sehr stark biographischen und aktuell situativen Einflüssen ausgesetzt sind.

Blickt man auf die langfristige biographische Entwicklung der Patienten, so heißt dies, daß die Auseinandersetzung der Kranken mit der Realität, mit eigenen zentralen Lebensproblemen in ihrem Bezug zur biographischen Situation für die Langzeitentwicklung der Psychose eine viel größere Rolle spielt, als aktuelle Entgleisungen, ein „Überkochen" oder andere Phänomene aktueller Entordnung, die auf der Symptomebene schizophren psychotisch wirken, aber langfristig nicht mit einer Abwendung des Patienten von der Realität verbunden sein müssen. Nicht nur die Kriterien der Primärpersönlichkeit, der Affektdynamik und des zerebralen Abbaus, sondern auch die relevanten psychopathologischen Einzelsymptome gewinnen ihre prädiktive Aussagekraft daraus, daß sie Patienten mit vorübergehendem Realitätsverlust von solchen trennen, die einen stetigen, konsequenten Weg in eine psychotische Eigenwelt verfolgen. Die Störung des Realitätsbezugs kann sich für Schizophrene offenbar ebenso gut in einem aktuellen Zusammenbruch der die Ordnung der kognitiven, sensorischen und mellontischen Strukturen konstituierenden, intentionalen Leistungen kundtun, wie in einer langfristigen Abwendung von der Welt des anderen, ein Vorgang, der reaktive Entlastung aber auch ursprünglicher, erst in die Katastrophe führender Verlust sein kann. Der Gesichtspunkt der Entwicklung scheint unabdingbar. Beide Leistungsbereiche der Intentionalität, die kurzgreifende, die die Ganzheitlichkeit der Wahrnehmungs- und Handlungsakte herstellt, wie die übergreifende, die die Einstellung zu sich selbst und dem anderen anzielt, werden von einer niemals abgeschlossenen Entwicklung eigener Identität aus der Dialektik von Abgrenzung und erneuter Einlassung getragen. So gesehen stellt sich die Spanne von der ersten psychotischen Symptommanifestation bis zum stabilen Residuum als Kampf um die soziale Realität und soziale Gemeinsamkeit oder auch – je nach Einstellung – um die psychotische Eigenwelt und Abschirmung dar. Die Komposition der intentionalen Leistungen, die Stellen ihres Einbruchs und die Formen ihrer Abstützung, scheinen das Pendeln zwischen und die schließlich mögliche Verankerung in der sozial konstituierten Wirklichkeit oder der psychotischen Eigenwelt zu bestimmen. Sehr viel mehr Einflüsse, als wir sie in dieser Studie erfassen konnten, wirken auf diesen Vorgang ein. Es scheint, daß sie ganz überwiegend in der Persönlichkeit der Kranken lokalisiert sind und nicht intrinsische Morbusfaktoren darstellen, es sei denn, man sähe in der Persönlichkeitsformation mit ihrer Strukturbildung und Affektkomposition die Ätiologie der Schizophrenie begründet, sähe damit also die Persönlichkeit selbst als intrinsische Morbusvariable. Die Varianz der Persönlichkeitsgestaltung bei Schizophrenen ist aber so breit gestreut, daß sich an ihr sicher nie der Krankheitsbegriff wird festmachen lassen. Sinnvoll erschien daher im Kontext dieser Studie nur die Überprüfung überindividueller, stereotyper, dadurch allenfalls mit einem Krankheitsbegriff zu verbindender Phänomene; alles andere ist „das Leben", jene fehlenden, nicht erklärbaren 40% unserer Apathievarianz, von denen wir annehmen möchten, daß sie nicht die Folge einer methodologischen Lücke sind, denn sie finden sich, einmal etwas mehr, einmal etwas weniger, in allen Studien. Sie vertreten die Unwägbarkeiten des Lebens, Zufälle und „Schicksal", die eben auch für schizophrene Menschen nicht besser vorhersehbar sind als für andere.

**Zusammenfassung**

Die Analyse der Diskriminerungsfähigkeit für residuale Apathie von bereits bei der Ersterkrankung bekannten Variablen weist den prämorbiden Berufsstandard und die prämorbide Affektdynamik als die Faktoren mit den höchsten Ladungen aus, gefolgt von Beeinträchtigungserlebnissen und schleichendem Beginn mit Prodromi bzw. Wesensänderung. Damit werden bei den günstigen Ausgängen 30%, bei den ungünstigen 40% der Varianz des Apathiesyndroms aufgeklärt.

Die Analyse der Verlaufsdaten akzentuiert die Bedeutung einer chronifizierten Produktivsymptomatik, der Affektarmut der Psychose, des einfachen Verlaufs, der zerebralen Sustanzminderung und langer Hospitalisationsdauer für residuale Apathie. Die Ladungen sind etwa gleichstark, 50% der Varianz des Apathiesyndroms werden mit diesen Variablen aufgeklärt.

Die Analyse aller relevanten Daten zusammengenommen stellt mit großem Abstand zwei Items zum prämorbiden und höchsten je erreichten Berufsstandard voran, gefolgt von der Hospitalisationsdauer, einigen Variablen, die die Affektivität der Psychose charakterisieren und – mit großem Abstand – einer Variablen für Liquorraumerweiterungen, die zusammen mit der Hospitalisationsdauer und einer Reihe von psychopathologischen Chronizitätsmerkmalen nun wiederum die ersten sechs Einschlußschritte bildet. Es werden damit 60% der Varianz des Apathiesyndroms bei günstigen und ungünstigen Ausgängen aufgeklärt.

In der Interpretation der Befunde wird darauf hingewiesen, daß alle die Struktur der Persönlichkeit ergreifenden Reaktions- und Reparationsweisen auf Intentionsinstabilität eher zu beständigen – aber noch nicht notwendig ungünstigen – Veränderungen führen, während Reaktionen mit Befindlichkeits- und Stimmungsänderungen oder die Intentionsstörung selbst in ihrer Reinform eher flüchtig bleiben. Als entscheidend für das Ausmaß von Apathie stellt sich letztlich der noch zu haltende Realitätsbezug des Patienten dar.

# Zusammenfassung

## Zielsetzung und Methodik

Im Mittelpunkt der Untersuchung stand die Erfassung und Beurteilung des residualen Apathiesyndroms der Schizophrenen i. S. einer Störung der Intentionalität als der Fähigkeit, soziale Wirklichkeit in der Dialektik einer emotionalen Gegenseitigkeit zu konstituieren. Die Studie verfolgte zwei methodische Zugänge: Einen ideographisch explorativen mit dem Ziel, die psychopathologische Durchgliederung des schizophrenen Apathiesyndroms zu verstehen und mit einem Modell zu interpretieren, sowie einen hypothesengeleiteten, empirisch objektivierenden mit dem Ziel, die maßgeblichen Einflußgrößen auf die Entwicklung des schizophrenen Apathiesyndroms zu gewichten.

Es wurden 257 chronisch schizophrene Patienten aus dem Einzugsbereich des PLK Weinsberg untersucht. Sie mußten am Stichtag entweder in ambulanter, voll- oder teilstationärer Behandlung des PLK stehen, oder in einem der von ihm betreuten Heime untergebracht sein und zu diesem Zeitpunkt mindestens 5 Jahre früher ihre psychotische Erstmanifestation erlebt haben. Eine Repräsentativität der versorgten Region kann für den voll- und teilstationären Bereich angenommen werden, die Heimpopulation kommt aus überdurchschnittlich gut geführten Heimen, die ambulante, Population unterrepräsentiert wahrscheinlich die voll Gesundeten und solche mit blandesten Residuen. Es wurde die Diagnostik des PLK Weinsberg zugrundegelegt, die sich an der „Kieler Schule", d. h. den Begriffen von Kleist und Leonhard orientiert. „Zycloide Randpsychosen" wurden einbezogen.

Die Untersuchung gliederte sich in drei Abschnitte, ein persönliches Gespräch, das Studium der Akten und die kraniale Computertomographie. Das residuale Apathiesyndrom wurde quantifiziert mit dem Profil „Retardation and Apathy" des Inpatient Multidimensional Psychiatric Scale von Lorr et al. (1963). Die Studie erarbeitet in ihrem klinisch-explorativen Teil eine Deskription und Typologie schizophrener Apathie und der prämorbiden Persönlichkeit, in ihrem empirisch-objektivierenden gewichtet sie die Einflüsse der vier Faktoren Primärpersönlichkeit, Morbus, Hospitalisation und zerebrale Morphologie auf das residuale Apathiesyndrom.

136

## Ergebnisse der klinisch-explorativen Deskription

In der klinischen Sicht des Apathiesyndroms werden die drei Formen des asthenischen, autistischen und amorphen Realitätsverlustes beschrieben, denen die drei Vektoren 2. Ordnung aus der Faktorenanalyse der IMPS-Profilsyndrome nach Lorr entsprechen als Ordnungsprinzipien schizophrener Psychopathologie im IMPS. Auch in einer Clusteranalyse der IMPS-Profile dieser Studie zeigten sich die Profile „retardation and apathy", „paranoid projection" und „motor disturbance" als die in dieser Reihenfolge für die Clusterbildung auf der 2-, 3- und 4-Cluster-Ebene wirksam werdenden Ordnungsprinzipien. Die Beschreibung der Primärpersönlichkeiten erarbeitet die vier Prägnanztypen des adynamen, offenen, reizbaren und gespannten Charakters, deren Gemeinsamkeit als differente Konstitutionstypen einer endothymen Affektdisposition die Irritierbarkeit der intentionalen Leistungen ist. Weist also die Klinik der verschiedenen Formen schizophren-residualer Apathie die regressive Entlastung von der Konstituierung der mitmenschlichen Welt und Wirklichkeit als grundlegenden Vorgang auf, so zielt die Klinik und Typologie der Primärpersönlichkeit der Schizophrenen auf die Bedeutung der endothymen Affektdisposition als vermittelnden Träger sowohl genetisch-biologischer Fundierung wie biographisch-charakterlicher Entwicklung der Schizophreniedisposition.

## Ergebnisse der objektivierenden Datenverarbeitung

Der empirische Teil der Studie untersucht zunächst in univariater Statistik schrittweise den Einfluß der genannten vier Faktoren auf den Apathiescore, um abschließend multivariat die einzelnen Einflüsse zu gewichten.

## Psychopathologie

Im Abschnitt Apathie und psychopathologische Restsymptomatik tritt das Apathiesyndrom in der univariaten Statistik als geschlossenes, globales und sehr konsistentes Syndrom hervor. Es spiegelt sehr gut die globale Versorgungsbedürftigkeit der Patienten wider. Erst die multivariate Statistik mit der erwähnten Clusteranalyse bringt eine Entsprechung zu der klinisch- intuitiv erarbeiteten Differenzierung des Apatheisyndroms in drei Prägnanztypen. Der Abschnitt Apathie und Morbus untersucht den Einfluß psychopathologischer Einzelsymptome sowie den Syndromcharakter der Psychose mit Verlaufscharakteristiken unter besonderer Berücksichtigung der Affektivität und Variabilität auf ihren Bezug zum residualen Apathiesyndrom. Es zeigt sich, daß der psychopathologische Querschnitt mit einer Beschreibung auf Symptomebene die am wenigsten aussagekräftige Prädiktion bringt, während die Längsschnittbetrachtung auf Syndromebene mit Einbeziehung der Zeitabläufe eine bessere Vorhersage ermöglicht. Auf Symptomebene zeigen Beeinträchtigungserlebnisse einen ungünstigen, affektive Wahnbildungen i. S. der RDC einen günstigen Verlauf an; andere Wahnbildungen, formale Denkstörungen, Halluzinationen sind prognostisch neutral. Eine affektive Unterlegung der Psychose zeigt Zusammenhänge mit günstigem Verlauf und Ausgang, wenn auch geringer als erwartet; sie klärt nur ein Drittel der mit allen Variablen der Studie aufgeklärten Varianz des Apathiesyndroms. Eine sehr viel stringentere Zuordnung zu Verlauf und Ausgang zeigt die nicht speziell an das Auftreten affektiver Symptome gebundene „globale Variabilität" des schizophrenen Syndroms.

## Primärpersönlichkeit

Die empirischen Daten zur Primärpersönlichkeit, vorwiegend solche des Schul-, Ausbildungs- und Berufsstandards, zeigen, daß die Persönlichkeit mit erstaunlicher Kontinuität durch prämorbides Leben und Psychose bis ins Residuum wirkt. Sie ist die konsistenteste und wahrscheinlich einflußreichste der untersuchten vier Einflußgrößen auf das residuale Apathiesyndrom, das so eher als persönlichkeits-, denn als krankheitsspezifisch erscheint. Bleiben Überlegungen zur Ätiologie der Psychose aus der Primärpersönlichkeit auch spekulativ, so muß ihre pathoplastische Funktion nach den Befunden doch als ganz wesentlich hervorgehoben werden.

## Hospitalisation

Die Daten zur Hospitalisation zeigen durchweg eine hochsignifikante Korrelation mit dem Apathiescore, deren Bedeutung für einen Hospitalismuseffekt aber schwer abzuschätzen ist. Die Tatsache, daß der Zusammenhang zwischen residualer Apathie und Hospitalisation vor 1970 altersunabhängig noch enger war als nach 1970, spricht dafür, daß heute eher das Ausmaß des Apathiesyndroms das der Versorgung bestimmt, als umgekehrt. Diese beiden gegenläufigen Wirkketten sind aber statistisch nicht voneinander zu trennen.

## Kraniale Computertomographie

Die computertomographischen Untersuchungen sind mit schwierigen Methodenproblemen behaftet. Die Beurteilung der Daten geschah in zwei

138

Schritten: Einem Vergleich der kranken mit den gesunden Kontrollprobanden und einem Vergleich der Kranken untereinander nach unterschiedlichen Gesichtspunkten. Der Vergleich der äußeren Liquorräume bei Patienten und Kontrollprobanden erbrachte keine Unterschiede. Der Vergleich der inneren Liquorräume zwischen Schizophrenen und körperlich kranken, aber geistig gesunden Kontrollprobanden zeigte ebenfalls keine Unterschiede; eine Kontrollgruppe mit körperlich völlig gesunden neurotischen Patienten ließ hingegen bei den Schizophrenen weitere Ventrikel, aber innerhalb der Varianz des Normalen, in Erscheinung treten. Nimmt man beide Ergebnisse zusammen, so ergibt sich in dieser Studie eine Tendenz der Schizophrenen zu weiteren inneren Liquorräumen als sie gesunde Kontrollprobanden aufweisen, die Unterschiede sind jedoch relativ gering und stellen eine Streuung innerhalb eines klinisch allgemein als Normbereich akzeptierten Spektrums dar. Sie sind in allen Altersklassen nachweisbar und nehmen im hohen Alter zu. Die vergleichenden Untersuchungen innerhalb der Patientengruppe zeigen, daß sowohl die Erweiterungen der inneren wie die der äußeren Liquorräume mit vermehrter residualer Apathie und geringerer Affektivität der Psychose einhergehen. Patienten mit weiten Liquorräumen werden zudem länger hospitalisiert und zeigen eher einen schleichend chronischen Verlaufstyp der Psychose. Die Interpretation der Ergebnisse weist auf den Selektionseffekt des Patientensampling hin mit seinem Schwerpunkt auf der Erfassung stationärer, teilstationärer und Heimpatienten, während die Gesundeten oder sehr blande residuären Patienten wahrscheinlich zu einem erheblicheren Teil verlorengingen. Da andererseits die Patienten mit erweiterten Liquorräumen eine erhöhte Hospitalisationsrate zeigen, ist anzunehmen, daß sie im Kollektiv dieser Studie überrepräsentiert sind, legt man die wahre Punktprävalenz an chronischer Schizophrenie im Einzugsbereich des PLK Weinsberg zugrunde. Es wird unter mehreren möglichen Erklärungsversuchen zum Zusammenhang von Schizophrenie und zerebraler Morphologie die Hypothese favorisiert, die in Liquorraumerweiterungen einen unspezifischen Risikofaktor für ungünstigen Verlauf, möglicherweise auch für die Erkrankung überhaupt, sieht.


## Synopsis

Für eine Synopsis und Gewichtung der Einflußgrößen auf das residuale Apathiesyndrom wurden Diskriminanzanalysen mit den bei der Ersterkrankung bekannten Daten, den Verlaufsdaten und allen nach der univariaten Statistik relevanten Daten gerechnet. Bei der Ersterkrankung sind die zuverlässigsten Prädiktoren die prämorbide Sozialanpassung und die formalen Kriterien des Erkrankungsbeginns. Knapp ein Drittel der Varianz des Apathiesyndroms kann damit aufgeklärt werden. Aus den Verlaufsdaten prädizieren wiederum der höchste erreichte Berufsstandard und die Hospitalisationsdauer das Apathiesyndrom am besten; psychopathologische Daten und solche der zerebralen Morphologie treten demgegenüber an Bedeutung zurück. Mit den Verlaufsdaten können 50% der residualen Apathie aufgeklärt werden. Aus der Gesamtheit der relevanten Daten in der dritten Analyse heben sich wiederum die Faktoren der prämorbiden Sozialanpassung und der Hospitalisationsdauer heraus, hinzu treten hier einige Daten der Psychopathologie, des formalen Krankheitsverlaufs und der zerebralen Morphologie. Es wird eine Aufklärung von 60% der Apathievarianz erreicht.

Die Befunde bestätigen tendenzmäßig die Ergebnisse solcher Verlaufsstudien, die die Primärpersönlichkeit und alle jene Einflüsse, die auf Variabilität und Flexibilität des Seelenlebens einerseits bzw. Verstetigung und Erstarrung andererseits hinwirken, für Krankheitsverlauf und Ausgang bestimmend erwiesen. Verstetigung und Erstarrung wird zu einem Teil vermittelt über strukturelle Persönlichkeitsveränderungen und zerebrale Voralterung, Variabilität und Flexibilität zu einem Teil über die Fähigkeit mit flüchtigen Stimmungsphänomenen zu reagieren, aber auch mit akuter Entordnung, die nach ihrer Reorganisation langfristig offenbar eher folgenlos bleibt als langsame, die Persönlichkeit ergreifende Reaktionsbildungen des Seelenlebens. Die Frage, ob die dingfest gemachten Einflußgrößen morbusintrinsisch oder -extrinsisch sind, ließe sich abschließend nur beurteilen, wenn es gelänge, die Rolle der Persönlichkeit in der Ätiologie der Schizophrenie zu erhellen. Am plausibelsten erscheint es, die angeführten Persönlichkeitsfaktoren nach Ausbruch der Psychose als vorwiegend extrinsisch aufzufassen, wobei die Möglichkeit offenbleibt, daß sie vor allem in der prämorbiden Lebensphase des Patienten einen auch intrinsischen Faktor bilden, da die seelische Struktur den Ort darstellt, an dem die biologisch vermittelte Disposition und ihre biographische Konkretisierung realisiert werden. Das für die Interpretation angebotene Konstrukt der Intentionalität soll behilflich sein, diese Zusammenhänge zu erläutern.

# Summary

The study had two aims: (a) psychopathological description of the variety of residual syndromes of schizophrenia, and a typology and a psychopathological interpretation of this variety, and (b) the assessment and validation of four factors which are thought to contribute fundamentally to residual apathy – premorbid personality, the psychopathology of the illness, hospitalization, and the size of the cerebral ventricles.

An examination of 257 schizophrenic patients who had been ill for at least 5 years, with an average of 17 years, was conducted. The sample is thought to be largely representative for the point prevalence of chronic schizophrenia in the catchment area of the mental hospital of Weinsberg. Cycloid psychoses as diagnosed at the date of the investigation have been included. The examination consisted of an extensive personal interview with the patient and often an interview with relatives. As psychopathological instruments, the IMPS (Lorr et al. 1963), Wing's subclassification of chronic schizophrenia and the RDC (Spitzer et al. 1978) as a diagnostic categorization system were used, beside my own standardized procedure. Next, the hospital records of all patients were investigated and eventually a cranial CT examination of the patients was carried out.

The clinical description of the patients' psychopathology elaborated three forms of retreat from reality: the asthenic type, the autistic type, and the amorphous type. This typology has a parallel in the results of a cluster analysis of the IMPS-profiles and also in similar earlier results of Lorr et al. According to the affective make-up of the premorbid personality, four types could be distinguished: the adynamic, the open, the irritable, and the tense character.

In the second part of the study the empirical data of the records and the CT findings were correlated to the residual apathy as measured by the retardation profile of IMPS. The psychopathology of the first episode did not predict the apathy syndrome 17 years later. On the level of single symptoms, delusions of being controlled predisposed to an unfavorable outcome, synthymic delusions to a favorable one; other delusions, thought disorders, and hallucinations were prognostically neutral. A much more accurate prediction was made by the "global variability" of the psychopathology, which includes f.e. acute onset, cyclical course, and possibly affective symptoms.

The empirical data on the premorbid personality demonstrate that social adaptation is a basic personality feature which remains fairly constant from premorbid life throughout the psychosis to the residual syndrome. It is the most consistent and probably most influential of the four assessed factors which contribute to residual apathy. Although all patients suffer a severe deterioration in work performance after the onset of the illness, the relation between premorbid and residual functioning is strikingly similar through all professional strata of the premorbid subjects. Considered from the viewpoint of these findings, the schizophrenic "defect" appears personality-bound rather than schizophrenia-bound.

All data on hospitalization show a highly significant correlation to the residual apathy score, which is nevertheless difficult to interpret in a catchment area of a highly developed social psychiatric net of services. It cannot be decided on the basis of these data whether severe apathy causes long hospitalization, or vice versa. The first causality seems at present the more convincing one because of the active rehabilitation programs in this hospital, which do not allow understimulation.

Out of the sample of 257, 150 patients were examined by CT and 150 controls were matched by sex, age and skull diameter. The assessed parameters were: maximal width of the third ventricle, the ventricular brain ratio, the cella–media ratio, and the number of sulci larger than 1–10 mm. The comparison of the parameters in patients and controls showed no significant difference in any measure whatsoever. There was, however, a tendency towards smaller ventricles in controls, which reached significance for the physically healthy neurotic controls but did not with the controls, who were drawn from a general hospital. (Patients with diseases or therapies which can afflict the brain were excluded, of course.) Patients with high residual apathy usually combined with low affectivity of the psychosis showed larger ventricles and more enlarged sulci than patients with little residual apathy. Patients with large ventricles were hospitalized longer and more often suffered a chronic course than those with small ventricles. It is interesting that there is also a correlation between the level of premorbid adaptation in terms of educational and occupational standards and the width of the third ventricle 17 years later on average.

Thus, enlarged ventricles possibly influence the outcome of schizophrenia twofold: (a) premature aging of the brain impoverishes the emotional life – be it normal or psychotic – and so increases residual apathy, and (b) in the case of brain damage or otherwise irregularly subnormal brain development even before the onset of the illness, as might be suggested by the correlation large ventricles low premorbid adjustment, patients with large ventricles were hampered even in the development of a strong and well-structured premorbid personality, which in itself is again an influential factor for a favorable course and outcome of the illness. The question of schizophrenia specificity of the ventricle enlargement is very complex. In the discussion of the problem it is suggested that, for lack of more conclusive data, the inexplicable nature of the brain factor in schizophrenia should be considered both a causal variable as well as a moderator variable of the illness.

The survey of all the relevant variables for the prediction of high residual apathy stresses the importance of premorbid social adaptation, the duration of hospitalization, and – less influential – some psychopathological aspects of the illness, and the cerebral morphology. Sixty per cent of the variance of residual apathy can be explained in this way.

# Literatur


Abrams R, Taylor MA (1983) The genetics of schizophrenia: A reassessment using modern criteria. Amer J Psychiat 140: 171–175

Andreasen N (1982) Negative symptoms in schizophrenia. Definition and reliability. Arch Gen Psychiat 39: 784–788

Andreasen N, Olsen S (1982) Negative versus positive schizophrenia. Definition and validation. Arch Gen Psychiat 39: 789–794

Andreasen NC, Olsen SA, Dennert JW et al. (1982a) Ventricular enlargement in schizophrenia: Relationship to positive and negative symptoms. Amer J Psychiat 139: 297–302

Andreasen NC, Dennert JW, Olsen SA et al. (1982b) Hemispheric asymmetries and schizophrenia. Amer J Psychiat 139: 427–430

Andreasen NC, Smith MR, Jacoby CG et al. (1982c) Ventricular enlargement in schizophrenia: definition and prevalence. Amer J Psychiat 139: 292–296

Angermeyer MC, Finzen A (Hrsg) (1984) Die Angehörigengruppe. Familien mit psychisch Kranken auf dem Weg zur Selbsthilfe. Enke, Stuttgart

Angermeyer MC, Hofmann J, Robra BP (1982) Geschlechtsunterschiede in der Institutionskarriere Schizophrener. Ein Beitrag zur Sozialepidemiologie psychischer Erkrankungen. Psychiat Prax 9: 27–33

Angst J, Baestrup P, Graf P et al. (1973) Statistische Aspekte des Beginns und Verlaufs schizophrener Psychosen. In: Huber G (Hrsg) Verlauf und Ausgang schizophrener Erkrankungen. Schattauer, Stuttgart New York

Arieti S (1955) Interpretation of Schizophrenia. Brunner, New York

Arieti S (1959) American Handbook of Psychiatry. Basic Books, New York

Astrup C, Noreik K (1966) Functional psychoses. Diagnostic and prognostic models. Thomas, Springfield (Ill.)

Avenarius R (1976) Der Verlust der Ich-Umwelt-Balance im Beginn der endogenen Psychose. Über einige Aspekte der Psychopathologie, die auf das Ganze und solche, die auf den Teil bezogen sind. Nervenarzt 47: 482–487

Avenarius R (1978) Der Größenwahn. Erscheinungsbilder und Entstehungsweisen. Springer, Heidelberg

Bagshaw VE, Mc Pherson FM (1978) The applicability of the Foulds and Bedford hierarchy model to mania and hypomania. Brit J Psychiat 132: 293–295

Barrucci M (1955) La vecchiaia degli schizofrenici. Riv Pat Nerv Ment 76: 257, psichiat 64: 1 (zit. n. Ciompi u. Müller 1976)

Bender W (1974) Studie zur Reliabilität und differentiellen Validität der Lorr-Skala (IMPS). Med Dissertation, Universität Hamburg (zit. n. Mombour 1974)

Benes F, Sunderland P, Jones BD et al. (1982) Normal ventricles in young schizophrenics. Brit J Psychiat 141: 90–93

Bennett DH, Wing JK (1963) Sheltered workshops for the psychiatrically handicapped. In: Freeman H and Farndell J (eds) Trends in the Mental Health Services. Pergamon, Oxford New York

Beringer K (1924) Denkstörungen und Sprache bei Schizophrenen. Z Ges Neurol Psychiat 93: 55

Berner P (1965) Das paranoische Syndrom. Springer, Heidelberg

Berner P (1977) Psychiatrische Systematik. Huber, Bern

Berner P (1983) Achsensyndrome endogener Psychosen. In: Huber G (Hrsg) Endogene Psychosen: Diagnostik, Basissymptome und biologische Parameter. Schattauer, Stuttgart

Berze J (1914) Die primäre Insuffizienz der psychischen Aktivität. Ihr Wesen, ihre Erscheinungen und ihre Bedeutung als Grundstörung der Dementia praecox und der Hypophrenien überhaupt. Deuticke, Leipzig Wien

Berze J, Gruhle HW (1929) Psychologie der Schizophrenie. Springer, Berlin

Blankenburg W (1971) Der Verlust der natürlichen Selbstverständlichkeit. Ein Beitrag zur Psychopathologie symptomarmer Schizophrenien. Enke, Stuttgart

Bleuler E (1911) Dementia praecox oder Gruppe der Schizophrenien. Deuticke, Leipzig Wien

Bleuler E (1923) Die Probleme der Schizoidie und der Syntonie. Z Ges Neurol Psychiat 78: 753–762

Bleuler E (1930) Primäre und sekundäre Symptome der Schizophrenie. Z Ges Neurol Psychiat 124:607–646

Bleuler M (1972a) Klinik der schizophrenen Geistesstörungen. In: Kisker KP, Meyer JE, Müller M, Strömgren E (Hrsg) Psychiatrie der Gegenwart. Forschung und Praxis, 2. Aufl, Bd III/1. Springer, Berlin Heidelberg New York

Bleuler M (1972b) Die schizophrenen Geistesstörungen im Lichte langjähriger Kranken- und Familiengeschichten. Thieme, Stuttgart

Bleuler M, Huber G, Gross G, Schüttler R (1976) Der langfristige Verlauf schizophrener Psychosen. Gemeinsame Ergebnisse zweier Untersuchungen. Nervenarzt 47:477–481

Boeringa JA, Castellani S (1982) Reliability and validity of emotional blunting as a criterion for diagnosis of schizophrenia. Amer J Psychiat 139:1131–1135

Bogdan AN (1983) Clinicoepidemiological studies of favourable and unfavourable variants of continuous paranoid schizophrenia. Z Nevropat Psichiat 83:1376–1383

Bogerts B (1984) Schizophrenien als Erkrankungen des limbischen Systems. Vortrag auf dem 6. Weissenauer Symposium, Bonn, 9./10. 11.

Böök JA (1953) A genetic and neuropsychiatric investigation of a North-Swedish population with special regard to schizophrenia and mental deficiency. Acta Genet Statist Med 4: 1–100

Bostroem A (1938) Die verschiedenen Lebensabschnitte in ihrer Auswirkung auf das psychiatrische Krankheitsbild. Arch Psychiat Nervenkr 107:155–171

Boyarshinova TN (1982) Role of psychological factors in social and working adaptation of patients with slow-progressing schizophrenia. Z Nevropat Psichiat 82:1837–1843

Bräutigam W (1965) Erlebnisvorfeld und Anlässe schizophrener Psychosen. Vortrag auf der 7. Psychiatrietagung des Landschaftsverbandes Rheinland, Süchteln 20./21. 10. (zit. n. Fritsch 1976)

Brengelmann JC (1959–61) Wert und Grenzen von Persönlichkeitstests in der Neurosen- und Psychotherapie. In: Frankl VE, von Gebsattel V, Schultz JH (Hrsg) Handbuch der Neurosenlehre und Psychotherapie. Urban & Schwarzenberg, München Berlin (zit. n. Fritsch 1972)

Brenner HD, Rey ER, Stramke WG (Hrsg) (1983) Empirische Schizophrenieforschung. Experimentalpsychologische Ergebnisse und Beispiele ihrer Anwendung in Behandlung und Rehabilitation. Huber, Bern Stuttgart Wien

Broadbent DE (1958) Perception and communication. Pergamon, Oxford (zit. n. Hartwich 1980)

Brockington JF, Leff JP (1979) Schizo-affective psychosis: Definitions and incidence. Psychol Med 9:91–99

Broen WE, Storms LH (1967) A theory of response interference in schizophrenia. In: Maher BA (ed) Progress in experimental personality research. Academic Press, London New York

Brown GW, Monck EM, Carstairs GM, Wing JK (1962) The influence of family life on the course of schizophrenic illness. Brit J Prev Soc Med 16:55

Buss AH, Lang PJ (1965) Psychological deficit in schizophrenia: I. Affect, reinforcement, and concept attainment. J Abnorm Psychol 70:2–24

Butorina NE (1982) Clinical manifestations of dysontogenesis in children whose parents are suffering from schizophrenia. Z Nevropath Psichiat 10:91–93

Carpenter BW, Chapman LJ (1982) Premorbid status in schizophrenia and abstract, literal, or autistic proverb interpretation. J Abnorm Psychol 91:151–156

Chaikelson JS, Schwartzman AE (1983) Cognitive changes with aging in schizophrenia. J Clin Psychol 39:25–30

Cheadle AJ, Morgan R (1972) The measurement of work performance of psychiatric patients: A reappraisal. Brit J Psychiat 120:437–441
Ciompi L (1982) Affektlogik. Über die Struktur der Psyche und ihre Entwicklung. Ein Beitrag zur Schizophrenieforschung. Klett-Cotta, Stuttgart
Ciompi L (1984) Modellvorstellungen zum Zusammenwirken biologischer und psychosozialer Faktoren in der Schizophrenie. Fortschr Neurol Psychiat 52:202–206
Ciompi L, Müller C (1976) Lebensweg und Alter der Schizophrenen. Eine katamnestische Langzeitstudie bis ins Senium. Springer, Berlin Heidelberg New York
Ciompi L, Danwalder HP, Aguè C (1979) Ein Forschungsprogramm zur Rehabilitation psychisch Kranker. III. Längsschnittuntersuchung zum Rehabiliationserfolg und zur Prognostik. Nervenarzt 50:366–378
Clark JA, Mallett BL (1963) A follow-up study of schizophrenia and depression in young adults. Brit J Psychiat 109:491–499
Clayton PJ, Rodin L, Winokur G (1968) Family history studies. III. Schizoaffective disorder, clinical and genetic factors including a one to two year follow up. Compr Psychiat 9:31–49
Cohen SM, Allen MG, Pollin W, Hornbee Z (1972) Relationship of schizoaffective psychosis to manic depressive psychosis and schizophrenia. Findings in 15 909 veteran pairs. Arch Gen Psychiat 26:539–546
Conrad K (1958) Die beginnende Schizophrenie. Versuch einer Gestaltanalyse des Wahns. Thieme, Stuttgart
Cooper B, Morgan HG (1977) Epidemiologische Psychiatrie. Urban & Schwarzenberg, München Wien Baltimore
Croughan JL, Welner A, Robins E (1974) The group of schizoaffective and related psychoses – critique, record, follow-up and family studies. II. Record Studies. Arch Gen Psychiat 31:632–637
Crow T J, Stevens M (1978) Age disorientation in chronic schizophrenia: The nature of the cognitive defect. Brit J Psychiat 133:137–142
Dilling H, Weyerer S, Castell R (1984) Psychische Erkrankungen in der Bevölkerung. Enke, Stuttgart
Drift H van der (1960) Über „offene" Krankheitsbilder, wie sie bei Schizophrenie vorkommen. Psychiat Neurol Neurochir 63:377–397
Druzhinina TA (1979) Regularities of age dynamics in unfavorably developing forms of schizophrenia in the light of late follow-up studies in old age. Z Nevropat Psichiat 79:79–85
Early DF (1965) Economic rehabilitation. In: Freeman H (ed) Psychiatric hospital care. Baillière, Tindell & Cassell, London
Ebata K (1982) Some reflexions on the chronicity of the two Japanese-American schizophrenics – from the viewpoint of transcultural psychiatry. Int Soc Psychiat 28:243–249
Eggers C (1973) Verlaufsweisen kindlicher und präpuberaler Schizophrenien. Springer, Berlin Heidelberg New York
Eggers C (1981) Die Bedeutung limbischer Funktionsstörungen für die Ätiologie kindlicher Schizophrenien. Fortschr Neurol Psychiat 49:101–108
Eliava VN (1982) Heboid onsets of the progressing forms of juvenile schizophrenia. Clinical course and problems of prognosis on the basis of the results of longterm follow-up studies. Z Nevropat Psichiat 82:107–115
Endicott J, Nee J, Fleiss J et al. (1982) Diagnostic criteria for schizophrenia. Reliabilities and agreement between systems. Arch Gen Psychiat 39:884–889
Ernst K (1959) Die Prognose der Neurosen. Verlaufsformen und Ausgänge neurotischer Störungen und ihre Beziehung zur Prognostik endogener Psychosen. Springer, Berlin Göttingen Heidelberg
Essen-Möller E (1956) Individual traits and morbidity in a Swedish rural population. Acta Psychiat Scand Suppl 100: (zit. n. Zerbin-Rüdin 1967)
Esser A (1928) Über rein asthenische Endzustände bei Schizophrenie. Ärztl Sachverst Ztg 34:1 (zit. n. Huber et al. 1979, S. 93)
Ey H (1958) Einheit und Mannigfaltigkeit der Schizophrenie. Eine Untersuchung über die klinische und theoretische Fassung des Schizophreniebegriffs. Nervenarzt 29:433–439
Faergeman P (1963) Psychogenic psychoses. Butterworth, London

146

Farmer AE, Mc Guffin P, Spitznagel EL (1983) Heterogenität der Schizophrenie: Ein cluster-analytischer Versuch. Psychiat Res 8:1–12

Feighner JP, Robins E, Guze SB, Woodruf RA, Winokur G, Munoz R (1972) Diagnostic criteria for use in psychiatric research. Arch Gen Psychiat 26:57–63

Feuerlein W, Dilling H (1967) Das Echoencephalogramm des III. Ventrikels in verschiedenen Lebensaltern. Arch Psychiat Nervenkr 209:137–147

Fiedler PA (1979) Zur Theorie und Praxis verhaltenstherapeutischer Gruppen. In: Die Psychologie des 20. Jahrhunderts, Bd VIII., Lewin und die Folgen. Kindler, Zürich

Fish F (1964) The cycloid psychoses. Compr Psychiat 5:155–169

Floru L (1974) Reaktive, psychogene und schizophrenieähnliche Psychosen. Ein Überblick des Problems. Schweiz Arch Neurol Neurochir Psychiat 114:107–123

Foulds GA, Bedford A (1975) Hierarchy of classes of personal illness. Psychol Med 5:181–192

Fowler RC, Mc Cabe MS, Cadoret RJ et al. (1972) The validity of good prognosis schizophrenia. Arch Gen Psychiat 26:182–185

Fritsch W (1972) Objektivierende Untersuchungen zur prämorbiden Persönlichkeit Schizophrener. Med Dissertation, Universität Heidelberg

Fritsch W (1976) Die prämorbide Persönlichkeit der Schizophrenen in der Literatur der letzten hundert Jahre. Fortsch Neurol Psychiat 44:323–372

Gabriel E (1978) Die langfristige Entwicklung von Spätschizophrenien. Zugleich ein Beitrag zum langen Verlauf von Wahnbildungen der Lebensmitte. Bibliotheca Psychiatrica No. 156. Karger, Basel München Paris London New York Sydney

Galatschjan A (1937) Die Vererbung der Schizophrenie. Schweiz Arch Neurol Psychiat 39:291–315

Garrone G (1962) Etude statistique et génétique de la schizophrénie à Genève de 1901–1950. J Génét Hum 11:89

Gattaz WF, Kasper S, Kohlmeyer K, Beckmann H (1981) Die kraniale Computertomographie in der Schizophrenieforschung. Fortschr Neurol Psychiat 49:286–291

Gaupp R (1910) Über paranoische Veranlagung und abortive Paranoia. Allgem Zschr Psychiat 67:317

Gerzberg M (1937) Über hypo- und adynamische Zustände bei Schizophrenie. Z Nevropat Psichiat 6, Nr. 7, 82–93

Gibbs CF (1923) Relation of puberty to behaviour and personality in patients with dementia praecox. Amer J Psychiat 3:121–129 (zit. n. Fritsch 1976)

Glazer W, Sholomskas D, Williams D et al. (1982) Chronic schizophrenics in the community. Are they able to report their social adjustment? Amer J Orthopsychiat 52:166–171

Glatzel J (1972) Autochthone Asthenien. Fortschr Neurol Psychiat 40:596–619

Glatzel J (1978) Allgemeine Psychopathologie. Enke, Stuttgart

Glück E, Radü W, Mundt C, Gerhardt P (1985) A computed tomographic prolective trohoc study of chronic schizophrenics. Neuroradiology 20:167–171

Golden CJ, Mac Innes WD, Ariel RN et al. (1982) Cross-validation of the ability of the Luria-Nebraska Neuropsychological Battery to differentiate chronic schizophrenics with and without ventricular enlargement. J Cons Clin Psychol 50:87–95

Goldstein K (1944) Methodological approach to the study of schizophrenic thought disorder. In: Kasanin J S (Hrsg) Language and thought in schizophrenia. University of California Press, Berkeley

Griesinger W (1845) Die Pathologie und Therapie der psychischen Krankheiten. Krabbe, Stuttgart (4. Aufl. Wreden, Braunschweig 1876)

Gross G, Huber G, Schüttler R (1981) Korrelationen von psychopathologischen und computertomographischen Befunden. In: Reimer F (Hrsg) Somatische Psychiatrie. Neue Aspekte in Forschung und Therapie. 11. Weinsberger Kolloquium Weissenhof, Weinsberg

Gross J, Lempe P, Reimer C (1972) Wahn bei sensorischer Deprivation und Isolierung. In: Schulte W, Tölle R (Hrsg) Wahn. Thieme, Stuttgart

Grumme T (1977) Die Breite der dritten Hirnkammer vom Frühgeborenen bis ins 10. Dezennium. Eine eindimensional-echoencephalographische Studie an 1841 neurologisch unauffälligen Probanden. Fortschr Neurol Psychiat 45:223–268

Guilford JP (1964) Persönlichkeit. Beltz, Weinheim

Gunderson JG, Siever LJ, Spaulding E (1983) The search for a schizotyp. Arch Gen Psychiat 40:15–22
Gyldenstedt C (1977) Measurements of the normal ventricular system and hemispheric sulci of 100 adults with computed tomography. Neuroradiology 14:183–192
Gyldenstedt C, Kosteljanetz M (1975) Measurements of the normal hemispheric sulci with computed tomography: A preliminary study on 44 adults. Neuroradiology 10:147–149
Gyldenstedt C, Kosteljanetz M (1976) Measurements of the normal ventricular system with computed tomography of the brain. A preliminary study on 44 adults. Neuroradiology 10:205–213
Häfner H (Hrsg) (1978) Psychiatrische Epidemiologie. Springer, Heidelberg Berlin New York
Hansen J (1978) Der Antriebsüberschuß des Menschen im Werk von Arnold Gehlen und Hans Brüger-Prinz. Ein Vergleich. Fortschr Neurol Psychiat 46:382–391
Hartmann W (1980) Schizophrene Dauerpatienten. Untersuchungen an langjährig hospitalisierten Schizophrenen. Enke, Stuttgart
Hartwich P (1980) Schizophrenie und Aufmerksamkeitsstörungen. Zur Psychopathologie der kognitiven Verarbeitung von Aufmerksamkeitsstörungen. Springer, Berlin Göttingen Heidelberg
Hawk A, Carpenter WT, Strauss JT (1975) Diagnostic criteria and five year outcome in schizophrenia. Arch Gen Psychiat 32:343–347
Hecker E (1913) Die Hebephrenie. Virchows Archiv 52:394–432
Heinrich K (1973) Zur therapeutischen Wirksamkeit von Langzeitneuroleptika. In: Huber G (Hrsg) Verlauf und Ausgang schizophrener Erkrankungen. Schattauer, Stuttgart New York
Heinroth JCA (1823/4) Lehrbuch der Seelengesundheitskunde. Vorel, Leipzig
Hinterhuber H (1982) Epidemiologie psychiatrischer Erkrankungen. Eine Feldstudie. Enke, Stuttgart
Hirsch S, Hollender M (1969) Hysterical psychosis: Classification of the concept. Amer J Psychiat 125:909–915
Hoch A (1909) A study of the mental make up in functional psychoses. J Nerv Ment Dis 36:230–236
Hoch A (1910) Constitutional factors in dementia praecox group. Rev Neurol Psychiat 8:463–474
Hoch A (1913) Personality and psychosis. Amer J Insan 69:887–889
Hoffmann H (1921) Studien über Vererbung und Entstehung geistiger Störungen. Springer, Berlin
Hollender M, Hirsch S (1964) Hysterical psychosis. Amer Psychiat 120:1066–1074
Holm-Hadulla RM (1982) Der „Konkretismus" als Ausdruck schizophrenen Denkens, Sprechens und Erlebens. Nervenarzt 53:524–529
Huber G (1957) Pneumencephalographische und psychopathologische Bilder bei endogenen Psychosen. Springer, Berlin Göttingen Heidelberg
Huber G (1961) Chronische Schizophrenie. Synopsis. Klinische und radiologische Untersuchungen an defektschizophrenen Anstaltspatienten. Hüthig, Heidelberg
Huber G (1966) Reine Defektsyndrome und Basisstadien endogener Psychosen. Fortschr Neurol Psychiat 34:409–426
Huber G (1981) Schizophrenie. Stand und Entwicklungstendenzen der Forschung (Schlußwort). Schattauer, Stuttgart New York
Huber G, Betz H, Kleinöder J (1968) Echoencephalographische Untersuchungen der dritten Hirnkammer bei einer männlichen Normalbevölkerung. Nervenarzt 39:82–84
Huber G, Gross G, Schüttler R (1979) Schizophrenie. Eine verlaufs- und sozialpsychiatrische Langzeitstudie. Springer, Berlin Heidelberg New York
Hunt R, Appel K (1936) Prognosis in the psychoses lying midway between schizophrenia and manic-depressive psychoses. Amer J Psychiat 93:313–339
Iwai K (1983) Der klinische Gebrauch des Schizophreniebegriffs in Krankengeschichten der Jahre 1950, 1965 und 1979. Nervenarzt 54:255–258
Jacobi P (1974) Untersuchungen zur Faktorenstruktur, Zuverlässigkeit und Gültigkeit einer deutschen Bearbeitung der IMPS nach Lorr. Med. Dissertation Universität Hamburg (zit. n. Mombour 1974)
Jahrmärker M (1902) Zur Frage der Dementia praecox. Eine Studie. Marhold, Halle

Janet P (1903) Les obsessions et la psychasthénie. (zit. n. Jung CG (1972) Über die Psychologie der Dementia praecox. Ein Versuch. Walter, Olten Freiburg)

Janzarik W (1957a) Zur Problematik schizophrener Psychosen im höheren Lebensalter. Nervenarzt 28:535–542

Janzarik W (1957b) Referat über G. Huber: Pneumencephalographische und psychopathologische Bilder bei endogenen Psychosen. Zentrbl Neurol 142:190

Janzarik W (1959) Dynamische Grundkonstellationen in endogenen Psychosen. Springer, Berlin Göttingen Heidelberg

Janzarik W (1965a) Dynamische Faktoren in der psychiatrischen Pharmakotherapie. Thesen zur Interpretation eines mehrdeutigen Begriffs. Nervenarzt 36:124–126

Janzarik W (1965b) Die produktive Psychose im Spannungsfeld pathogener Situationen. Nervenarzt 36:238–244

Janzarik W (1968) Schizophrene Verläufe. Eine strukturdynamische Interpretation. Springer, Berlin Heidelberg New York

Janzarik W (1983) Basisstörungen. Eine Revision mit strukturdynamischen Mitteln. Nervenarzt 54:122–130

Jeliffe SE (1911) Predementia praecox: The hereditary and constitutional features of the Dementia praecox make up. J Nerv Ment Dis 33:101–124

Jeste DV, Zahlcman S, Weinberger DR et al. (1983) Apomorphine response and subtyping of schizophrenia. Prog Neuro-Psychopharmacol 7:83–88

Jung CG (1973) Zur Psychogenese der Geisteskrankheiten. Walter, Olten

Kahlbaum K (1863) Die Gruppierung der psychischen Krankheiten und die Eintheilung der Seelenstörungen. Entwurf einer historisch-kritischen Darstellung der bisherigen Eintheilungen und Versuch zur Anbahnung einer empirisch-wissenschaftlichen Grundlage der Psychiatrie als klinischer Disciplin. Kafemann, Danzig

Kahlbaum K (1874) Die Katatonie oder das Spannungsirresein. Hirschwald, Berlin

Kallmann FJ (1938) The genetics of schizophrenia. Augustin, New York

Kallmann FJ (1946) The genetic theory of schizophrenia. An analysis of 691 schizophrenic twins index families. Amer J Psychiat 103:309

Kant O (1941) A comparative study of recovered and deteriorated schizophrenic patients. J Nerv Ment Dis 93:616–624

Kasanin J (1933) The acute schizoaffective psychoses. Amer J Psychiat 13:97–126

Kasper S, Gattaz WF, Kohlmeyer K, Beckmann H (1981) Cranial computerized tomography in schizophrenia research. Presented at the III[rd] World Congress of Biological Psychiatry, Stockholm, Sweden, June 28th–July 3rd

Katschnig H (1974) Die andere Seite der Schizophrenie. Urban & Schwarzenberg, München

Katschnig H (1980) Methodische Probleme der Life-event Forschung. Nervenarzt 51:332–343

Kendell RE, Brockington IF, Leff JP (1979) Prognostic implications of six alternative definitions of schizophrenia. Arch Gen Psychiat 36:25–31

Kendler KS (1982) Demography of paranoid psychoses (delusional disorder). A review and comparison with schizophrenia and affective illness. Arch Gen Psychiat 39:890–902

Kendler KS, Gruenberg AM (1982) Genetic relationship between paranoid personality disorder and the "schizophrenic spectrum" disorders. Amer J Psychiat 139:1185–1186

Keppler K, Lempp R, Paschedag D, Rebmann HE, Rupps R (1979) Die frühkindliche Anamnese der Schizophrenen. Nervenarzt 50:719–724

Kick H (1979) Postpsychotische Residualzustände bei Epilepsien mit schizophrenen Intervallpsychosen. Zur Verlaufstypik ätiologisch heterogener schizophrener Syndrome. Nervenarzt 50:596–600

Kimura B (1980) Phänomenologie des Zwischen – zum Problem der Grundstörung der Schizophrenie. ZG Klin Psychol Psychother 28:34–38

Kimura S, Asai S, Wakeno M, Aoki N, Ichikawa M (1978) On early and midadolescent schizophrenia. II. Prognosis, course and defect. Fol Psychiat Neurol Jap 32:41–56

Kisker KP (1960) Der Erlebniswandel des Schizophrenen. Ein psychopathologischer Beitrag zur Psychonomie schizophrener Grundsituationen. Springer, Berlin Göttingen Heidelberg

Klages W (1961) Die Spätschizophrenie. Enke, Stuttgart

Klages W (1967) Der menschliche Antrieb. Psychologie und Psychopathologie. Thieme, Stuttgart

Knight RA, Sims-Knight JE (1979) Integration of linguistic ideas in Schizophrenics. J Abnorm Psychol 88:191–202

Köhler K (1983) Die zykloiden Psychosen. Habilitationsschrift, Universität Heidelberg

Koehler K, Seminario I (1979) Research diagnosable "schizo-affective" disorders in Schneiderian "first rank" schizophrenia. Acta Psychiat Scand 60:347–354

Kohlmeyer K, Mundt C, Claus B, Stechl J (1984) Stellenwert der Computertomographie in der Schizophrenieforschung. Vortrag vor der 20. Jahrestagung der Deutschen Gesellschaft für Neuroradiologie, Lindau/Bodensee, 20.–22.9.

Kontsevoy VA, Sudarera LO (1979) Attack-like development of schizophrenia in the light of late catamnesis. Z Nevropat Psichiat 79:312–319

Kraepelin E (1904) Psychiatrie. Ein Lehrbuch für Studierende und Ärzte. II. klinische Psychiatrie, 7. Aufl. Bart, Leipzig

Kraus A (1977) Sozialverhalten und Psychose Manisch-Depressiver. Enke, Stuttgart

Kraus A (1984) Diskussionsbemerkung in: Heinrich K (Hrsg) Psychopathologie der Regression. Hippokrates, Stuttgart, S 157

Kretschmer E (1918) Körperbau und Charakter. Thieme, Stuttgart

Kretschmer E (1950) Der sensitive Beziehungswahn. Ein Beitrag zur Paranoiafrage und zur psychiatrischen Charakterlehre, 3. Aufl. Springer, Berlin Göttingen Heidelberg

Kretz H (1965) Prüfungssituation und Schizophrenie. Jb Psychol Psychotherap 12:53–67

Krüger H, Zumpe V, Veltin A (1967) Echoencephalographische Untersuchungen der III. Hirnkammer bei Gesunden verschiedenen Lebensalters. Arch Psychiat Nervenkr 210:161–168

Kunze H (1977) Komplementäre Dienste und Heime. Nervenarzt 48:541–547

Kunze H (1981) Psychiatrische Übergangseinrichtungen und Heime. Enke, Stuttgart

Labhardt F (1963) Die schizophrenieähnlichen Emotionspsychosen. Springer, Berlin

Landmark J (1982) Ein Leitfaden für die Beurteilung der Schizophrenie. Acta psychiat Scand 65, Suppl 298:1–88

Lang H (1978) Die strukturale Triade. Struktural-analytische Untersuchungen zur familiären Tiefenstruktur bei Schizophrenen. Habilitationsschrift, Universität Heidelberg

Lang H (1982) Struktural-analytische Gesichtspunkte zum Verständnis der schizophrenen Psychose. In: Janzarik W (Hrsg) Psychopathologische Konzepte der Gegenwart. Enke, Stuttgart

Langfeldt G (1937) The prognosis in schizophrenia and the factors influencing the course of the disease. Acta Psychiat Neurol Scand Suppl 13:1–228

Langfeldt G (1967) The Reactive Psychoses. Wien Zschr Nervenheilk 25:278–285

Langness L (1967) Hysterical psychoses: The cross-cultural evidence. Amer J Psychiat 124:143–152

Lempp R (1984) Kann man im Kindesalter gegen Schizophrenie vorbeugen? In: Rudolf GAE, Tölle R (Hrsg) Prävention in der Psychiatrie. Springer, Berlin Heidelberg New York

Lempp R (Hrsg) (1979) Teilleistungsstörungen. Huber, Bern Wien

Leonhard K (1936) Die defektschizophrenen Krankheitsbilder. Ihre Einteilung in zwei klinisch und erbbiologisch verschiedene Gruppen und in Unterformen vom Charakter der Systemkrankheiten. Thieme, Leipzig

Leonhard K (1961) Cycloid psychoses – endogenous psychoses which are neither schizophrenic nor manic depressive. J Ment Sci 107:633–648

Leonhard K (1975) Prognosis of paranoid states in relation to the clinical features. Acta Psychiat Scand 51:134–151

Leonhard K (1980) Aufteilung der endogenen Psychosen. Akademie, Berlin

Lepel GF (1928) Schizophrenie bei ehemaligen Musterschülern. Z Ges Neurol Psychiat 112:575–604

Levenstein S, Klein D F, Pollack M (1966) Follow-up study of formerly hospitalized voluntary psychiatric patients: The first two years. Amer J Psychiat 122:1102–1109

Lewin K (1963) Feldtheorie in den Sozialwissenschaften. Huber, Bern Stuttgart

Lewine R, Renders R, Kirchhofer M et al. (1982) The empirical heterogeneity of first rank symptoms in schizophrenia. Brit J Psychiat 140:498–502

Lin T-Y (1953) A study of the incidence of mental disorders in Chinese and other cultures. Psychiatry 16:313–336

Lipps T (1909) Leitfaden der Psychologie, 3. Aufl. Engelmann, Leipzig

Lorr M (ed) (1966) Explorations in typing psychotics. Pergamon, Oxford

Lorr M, Klett CJ, Mc Nair DM, Lasky JJ (1962 a) Leitfaden zur Multidimensionalen Psychiatrischen Rating Scale für Klinikpatienten IMPS. Veterans Administration, Washington

Lorr M, Mc Nair DM, Klett CJ, Lasky JJ (1962 b) Evidence of ten psychotic syndromes. J Consult Psychol 26:185–189

Lorr M, Klett CJ, Mc Nair DM (1963) Syndromes of psychosis. Pergamon, Oxford London New York Paris

Lorr M, Mc Nair DM, Klett CJ, Lasky JJ (1966) Inpatient Multidimensional Psychiatric Scale (IMPS) revised. Consulting Psychologists, Palo Alto

Luchins DJ, Weinberger DR, Wyatt RJ (1982) Schizophrenia and cerebral asymmetry detected by computed tomography. Amer J Psychiat 139:753–757

Magnus R von (1967) The new Chronics. Brit J Psychiat 113:555–556

Manschreck TC, Petri M (1978) The atypical psychoses. Cul Med Psychiat 2:233–268

Mantonakis JE, Jemos JJ, Christodoulou GN et al. (1982) Short term social prognosis of schizophrenia. Acta Psychiat Scand 66:306–310

Marcus J, Auerbach J, Wilkinson L, Burack C (1981) Infants at risk for schizophrenia. The Jerusalem infant development study. Arch Gen Psychiat 38:703–713

Marinow A (1971) Schizophrene „Endstadien". Klinik und Verlauf. Arch Psychiat Nervenkr 215:46–61

Marneros A (1984) Frequency of occcurence of Schneider's first rank symptoms in schizophrenia. Eur Arch Psychiat Neurol Sci 234:78–82

Masselon R (1972) Psychologie der démences précoces. (zit. n. Jung C G Über die Psychologie der Dementia praecox. Ein Versuch. Walter, Olten & Freiburg, S. 15 ff)

Mauz F (1930) Die Prognostik der endogenen Psychosen. Thieme, Leipzig

Mayer-Gross W (1932) Die Schizophrenien. Atypische Gestaltung. In: Bumke O (Hrsg) Handbuch der Geisteskrankheiten, Bd IX. Springer, Berlin

Mc Cabe MR (1975) Reactive psychosis: A clinical and genetic investigation. Acta Psychiat Scand Suppl 259:1–133

Mc Cabe MR, Strömgren E (1975) Reactive psychosis: A family study. Arch Gen Psychiat 32:447–454

Mc Cabe MR, Fowler R, Cadoret R, Winokur G (1972) Symptom differences in schizophrenia with good and poor prognosis. Amer J Psychiat 128:1239–1243

Mc Creadle RG (1982) The Nithsdale schizophrenia survey. I. Psychiatric and social handicaps. Brit J Psychiat 140:582–586

Mc Pherson FM, Antram MC, Bagshaw VE, Carmichael SK (1977) A test of the hierarchical model of personal illness. Brit J Psychiat 131:56–58

Mednick SA (1970) Break down in individuals at high risk for schizophrenia: Possible predispositional perinatal factors. Ment Hyg 54:50–63

Mednick SA, Schulsinger F (1968) Some premorbid characteristics related to break down in children with schizophrenic mothers. J Psychiat Res 6, Suppl 1:267–291

Meese W, Grumme T (1980) Die Beurteilung hirnatrophischer Prozesse mit Hilfe der Computertomographie. Fortschr Neurol Psychiat 48:494–509

Meyer A (1910) The dynamic interpretation of dementia praecox. Amer J Psychol 21:385–399

Mitsuda H, Fukuda T (1974) Biological mechanisms of schizophrenia and schizophrenia-like psychoses. Igaku shoin, Tokyo

Möller HJ, Zeerssen D von, Werner-Eilert K et al. (1981) Psychopathometrische Verlaufsuntersuchungen an Patienten mit Schizophrenien und verwandten Psychosen. Arch. Psychiat Nervenkr 230:275–292

Möller HJ, Werner-Eilert K et al. (1982) Relevante Merkmale für die 5-Jahres-Prognose von Patienten mit schizophrenen und verwandten paranoiden Psychosen. Arch Psychiat Nervenkr 231:305–322

Mombour W (1974) Syndrome bei psychiatrischen Erkrankungen. Eine vergleichende Untersuchung mit Hilfe von zwei Schätzskalen für den psychopathologischen Befund (IMPS und AMP-Skala). Arch Psychiat Nervenkr 219:331–350

Morrison J, Winokur G, Crowe R et al. (1973) The Iowa 500: The first follow-up. Arch Gen Psychiat 29:678–682

Müller C (1959) Über das Senium der Schizophrenen. Karger, Basel

Müller C (1967) Alterspsychiatrie. Thieme, Stuttgart
Müller C (1971) Schizophrenia in advanced age. Brit J Psychiat 118:347–348
Müller C (1981) Psychische Erkrankungen und ihr Verlauf sowie ihre Beeinflussung durch das Alter. Huber, Bern Stuttgart Wien
Müller C, Le Dink T (1976) Aging of schizophrenic patients as seen through the Rohrschach test. Acta Psychiat Scand 53:161–167
Müller-Suur H (1949) Überblick über die psychiatrischen Theorienbildungen in kritischer Hinsicht auf ihren Ganzheitscharakter. Fortschr Neurol 17:31 (zit. n. Huber 1957)
Mundt C (1980) Zur Interpretation der sogenannten schizophrenen Basisstörungen. Nervenarzt 51:289–293
Mundt C (1981) Die Psychopathologie des Langzeitverlaufs schizophrener Erkrankungen. Nervenarzt 52:493–505
Mundt C (1982a) Die schizophrene Primärpersönlichkeit im Lichte psychopathologischer und tiefenpsychologischer Ansätze. In:Janzarik W (Hrsg) Psychopathologische Konzepte der Gegenwart. Enke, Stuttgart
Mundt C (1982b) Zur Psychopathologie und Theorie der schizophrenen Primärpersönlichkeit. In:Laux G, Reimer F (Hrsg) Fortschritte der Krankenhauspsychiatrie. Hippokrates, Stuttgart
Mundt C (1984) Der Begriff der Intentionalität und die Defizienzlehre von den Schizophrenien. Nervenarzt 55:582–5885
Mundt C, Radü W, Glück E (1980) Computertomographische Untersuchungen der Liquorräume an chronisch schizophrenen Patienten. Nervenarzt 51:743–748
Murray RM (1983) The contribution of genetics to the nosology of psychosis. Vortrag VII. Weltkongreß für Psychiatrie, Wien, Juli
Nasrallah HA, Rizzo M, Damasio H et al. (1982) Neurological differences between paranoid and nonparanoid schizophrenia. II. Computerized tomographic findings. J Clin Psychiat 43:307–309
Niswander GD, Halserud GM, Mitchell GD (1963a) Changes in cause of death of schizophrenic patients. Arch Gen Psychiat 9:229–234
Niswander GD, Halserud GM, Mitchell GD (1963b) Effect of catatonia on schizophrenic mortality. Arch Gen Psychiat 9:548–551
Okasha A, Madkour O (1982) Cortical and central atrophy in chronic schizophrenia. Acta Psychiat Scand 65:29–34
Oldigs J, Rey E-R, Ulardt J v (1983) Aufmerksamkeitsstörungen bei Schizophrenie: Darstellung, empirische Ergebnisse und kritische Bewertung des experimentellen Ansatzes von Josef Zubin. In: Brenner HD, Rey E-R, Stramke WG (Hrsg) Empirische Schizophrenieforschung. Huber, Bern Stuttgart Wien
Payne RW (1971) Cognitive defects in schizophrenics: Overinclusive thinking. In: Helmuth J (Hrsg) Cognitive Studies, vol II, Deficits in cognition. Brunner & Mazel, New York
Pearlson G, Garbacz D, Breakey W, Ahn H, De Paulo J (1984) Lateral ventricular enlargement associated with persistent unemployment and negative symptoms in both schizophrenia and bipolar disorder. Psychiatry Res 12:1–9
Perris C (1974) A study of cycloid psychoses. Acta Psychiat Scandinavia, Suppl 253
Peters UH (1973) Wortfeld-Störung und Satzfeld-Störung. Arch Psychiat Nervenkr 217:1–10
Philipps L (1968) Human adaptation and its failure. Academic Press, New York
Piaget J (1975) Das Erwachen der Intelligenz beim Kinde. Klett, Stuttgart
Procci WR (1976) Schizo-affective psychosis: Fact or Fiction? A survey of the literature. Arch Gen Psychiat 33:1167–1168
Radü EW, Kendall BE, Moseley JF (1980) Computertomographie des Kopfes. Technische Grundlagen – Interpretation – Klinik. Thieme, Stuttgart
Rapaport D (1967a) The theory of attention cathexis. An economic and structural attempt at the explanation of cognitive processes. In: Gill MM (ed) The collected papers of David Rapaport. Basic Books, New York London
Rapaport D (1967b) The theory of ego-autonomy. A generalization. In: Gill MM (ed) The collected papers of David Rapaport. Basic Books, New York London
Rapaport D (1967c) On the psychoanalytic theory of affects. In: Gill MM (ed) The collected papers of David Rapaport. Basic Books, New York London

Reimer F (1977) Das psychiatrische Krankenhaus als Organisator und Initiator regionaler psychiatrischer Versorgungsmaßnahmen. Spektrum 5:188–192

Reisner T, Zeiler K, Strobl G (1980) Quantitative Erfassung der Seitenventrikelbreite im CT – Vergleichswerte einer Normalpopulation. Fortschr Neurol Psychiat 48:168–174

Reiss D (1968) Individual thinking and family interaction III. An experimental study of categorization performance in schizophrenies. J Nerv Ment Dis 146:384–403

Remschmidt H (1984) Psychische Erkrankungen im Kindes- und Jugendalter – Risikofaktoren und protektive Faktoren. In: Rudolf GAE, Tölle R (Hrsg) Prävention in der Psychiatrie. Springer, Berlin Heidelberg New York

Retterstol N (1968) Paranoid psychoses: The stability of nosological categories illustrated by a personal follow-up investigation. Brit J Psychiat 114:553–562

Reveley AM, Gurling HMD, Murray RM (1981) Mortality and psychosis in twins. Prog Clin Biol Res 69 b:175–178

Reveley MA, Reveley AM, Murray RM (1983) Cerebral ventricular enlargement in schizophrenic twins. Vortrag vor dem VII. Weltkongreß für Psychiatrie, Wien, Juli

Reveley AM, Reveley MA, Murray RM (1984) Cerebral ventricular enlargement in nongenetic schizophrenia: A controlled twin study. Brit J Psychiat 144:89–93

Rey E-R (1983) Ein kritischer Rückblick auf die empirische Schizophrenieforschung und ein Ausblick auf künftige Entwicklungen. In: Brenner HD, Rey E-R, Stramke WG (Hrsg) Empirische Schizophrenieforschung. Huber, Bern Stuttgart Wien

Roesler M, Bellaire W, Hengesch G, Kiesling-Muck H, Carls W (1984) Die uncharakteristischen Basissymptome des Frankfurter Beschwerde-Fragebogens und ihre Beziehungen zu psychopathologischen Syndromen. (zit. n. Saß u. Köhler)

Rohr K (1961) Beitrag zur Kenntnis der sogenannten schizophrenen Reaktionen. Familienbild und Katamnesen. Arch Psychiat Nervenkr 201:626–647

Roth WF, Luton FH (1942) The mental health program in Tennessee. Amer J Psychiat 99:662 (zit. n. Cooper et al. 1977)

Roth M, Mc Clelland H (1979) The relationship of 'nuclear' and 'atypical' psychoses: Some proposals for a classification of disorders in the borderland of schizophrenia. Psychiatria Clin 12:23–54

Rudolf G (1979) Intentionalität: Die Geschichte des Begriffs und seine heutige Bedeutung für das Verständnis kommunikativer Vorgänge. Psychother Med Psychol 29:39–45

Rümke HC (1942) Das Kernsymptom der Schizophrenie und das „Praecox-Gefühl". Zbl Ges Neurol Psychiat 102:168–169

Rümke HC (1963) Über alte Schizophrene. Schweiz Arch Neurol Neurochir Psychiat 91:201–210

Rüther E (1984) Diskussionsbemerkung auf dem Symposium „Wahn", Psych. Univ. Klinik, Marburg, 25. 5.

Sander F (1932) Funktionale Struktur, Erlebnisganzheit und Gestalt. Arch Ges Psychol 85

Sander F (1962) Zur neueren Gefühlslehre. In: Sander F, Volkelt H (Hrsg) Ganzheitspsychologie. Grundlagen, Ergebnisse, Anwendungen. Beck, München

Sands SL, Malamud JT (1949) The psychoses and the socio-psychiatric concept of personality. Dis Nerv Syst 10:278–282 (zit. n. Fritsch 1976)

Saß H, Köhler K (1984) Persönlichkeitsstörungen und Basissymptome. Ein Beitrag zum Border-line-Problem. Vortrag vor dem 6. „Weissenauer" Schizophrenie-Symposium, Bonn, 9./ 10. 11.

Scharfetter C (1973) Streifzüge in die Geschichte des Schizophreniebegriffs. Schweiz Arch Neurol Neurochir Psychiat 112:75–85

Scharfetter C (1976) Allgemeine Psychopathologie. Thieme, Stuttgart

Scharfetter C (1981) Das Konstrukt Ich-Bewußtsein. Phänomenologie, Empirie, therapeutische Konsequenz. Vortrag vor dem 2. Heidelberger Psychopathologiesymposion am 8.–10. 10.

Schelling U, Laib G (1978) Patientenkarrieren in ihrer Abhängigkeit von institutionellen Tendenzen und Patientenmerkmalen. Vortrag vor dem III. Internationalen Kongreß über Rehabilitation in der Psychiatrie, Örebro, Schweden

Schindler R (1960) Das psychodynamische Problem beim sogenannten schizophrenen Defekt. In: Benedetti G, Müller C (Hrsg) 2. internationales Symposium über die Psychotherapie der Schizophrenen. Karger, Basel

Schneider C (1922) Über Gedankenentzug und Ratlosigkeit bei Schizophrenen. Z Ges Neurol Psychiater 78:252–282

Schneider C (1942) Die schizophrenen Symptomverbände. Springer, Berlin

Schneider K (1976) Klinische Psychopathologie, 11. Aufl. Thieme, Stuttgart

Schueler DE, Herron WG, Poland HV et al. (1982) Defence mechanisms in reactive and process schizophrenics. J Clin Psychol 38:486–489

Schultz-Hencke H (1927) Einführung in die Psychoanalyse. Fischer, Stuttgart

Schulz B (1940) Kinder schizophrener Elternpaare. Z Neur 168:709–721

Seemann V (1982) Gender differences in schizophrenia. Canad J Psychiat 27:107–112

Serban G, Gidnynsk C (1975) Differentiating criteria for acute-chronic distinction for schizophrenia. Arch Gen Psychiat 32:705–712

Shakow D (1969) On doing research in schizophrenia. Arch Gen Psychiat 20:618–624

Sheperd M, Cooper B, Brown AC, Kalton GW (1966) Psychiatric illness in general practice. Oxford University Press, London

Slater E (1938) Zur Erbpathologie des manisch-depressiven Irreseins. Z Ges Neurol Psychiat 163:1–47

Slater E, Cowie V (1971) The genetics of mental disorders. Oxford University Press, London (zit. n. Procci 1976)

Spiegelberg H (1936) Der Begriff der Intentionalität in der Scholastik, bei Brentano und bei Husserl. Philosoph Hefte 5:75–91

Spitzer RL, Endicott J, Robins E (1978) Research Diagnostic Criteria (RDC) for a selected group of functional disorders. State Psychiatric Institute, New York

Stenstedt A (1952) A study in manic-depressive psychosis. Acta Psychiat Neurol Scand, Suppl 79

Stephens JH (1972) Long-term course and prognosis in schizophrenia. In: Cancro R (ed) Annual review of the schizophrenic syndrome. Brunner & Mazel, New York, pp 430–54 (zit. n. Procci 1976)

Stephens JH, Astrup C, Magnum JC (1966) Prognostic factors in recovered and deteriorated schizophrenics. Amer J Psychiat 122:1116–1121

Stephens JH, Astrup C, Carpenter WT et al. (1982) A comparison of nine systems to diagnose schizophrenia. Psychiat Res 6:127–143

Sternberg EY, Druzhinina TA, Kontsevoy VA, Molchanova EK (1979) Über das Problem der Progredienz der Schizophrenie. I. Mitteilung. Über die Progredienz der schubförmig verlaufenden Formen. Z Nevropat Psichiat 8:1052–1057

Stevens JR (1982) The neuropathology of schizophrenia. Psychol Med 12:695–700

Stevens M, Crow TJ, Bowman MJ, Coles EC (1978) Age disorientation in schizophrenia: A constant prevalence of 25 per cent in a chronic mental hospital population? Brit J Psychiat 133:130–136

Störring GE, Suchenwirth R, Völkel H (1962) Emotionalität und cycloide Psychosen. Zur Psychopathologie der sogenannten Randpsychosen. Psychiat Neurol med Psychol 14:85–97

Stone M (1979) Contemporary shift of the border-line concept from a subschizophrenic disorder to a subaffective disorder. Psychiat Clin North Amer 2:577–594

Stransky E (1904) Zur Lehre der Dementia praecox. Zentbl Nervenheilk Psychiat 27:1–19

Stransky E (1905) Über Sprachverwirrtheit. Beiträge zur Kenntnis derselben bei Geisteskrankheiten und Geistesgesunden. Marhold, Halle

Strauss JS, Carpenter WT (1972) The prediction of outcome in schizophrenia. I. Characteristics of outcome. Arch Gen Psychiat 27:739–746

Strobl G, Reisner T, Zeiler K (1980) Die craniale Computertomographie in der Psychiatrie. Diagnostische Wertigkeit. Nervenarzt 51:36–40

Strömgren E (1965) Schizophreniform psychoses. Acta Psychiat Scand 41:483–489

Strömgren E (1984) Möglichkeiten und Grenzen der genetischen Forschung innerhalb der Psychiatrie. Vortrag vor dem Kongreß der Deutschen Gesellschaft für Psychiatrie und Nervenheilkunde, Tübingen, 4.–6. 10.

Süllwold L (1977) Symptome schizophrener Erkrankungen. Uncharakteristische Basisstörungen. Springer, Berlin Heidelberg New York
Süllwold L (1983) Schizophrenie. Kohlhammer, Stuttgart
Summers F (1981) The post-acute functioning of the schizophrenic. J Clin Psychol 37:705–714
Taylor MA, Abrams R (1975) Manic-depressive illness and good prognosis schizophrenia. Amer J Psychiat 132:741–742
Tellenbach H (1978) Das „Zwischen" und die Rolle. (Zur Konditionsanalyse endogener Psychosen). Z Klin Psych Psychother 26:142–148
Thomae H (1983) Alternsstile und Altersschicksale. Ein Beitrag zur differentiellen Gerontologie. Huber, Bern Stuttgart Wien
Todd NA, Bennle EH, Carlisle JM (1976) Some features of "new long-stay" male schizophrenics. Brit J Psychiat 129:424–427
Travin S, Protter B (1982) Mad or bad? Some clinical considerations on the misdiagnosis of schizophrenia as antisocial personality disorder. Amer J Psychiat 139:1335–1338
Tress W, Pfaffenberger U, Frommer J (1984) Zur Patholinguistik schizophrener Texte. Eine vergleichende Untersuchung an Schizophrenen, Depressiven, Hirnorganikern und Gesunden. Nervenarzt 55:488–495
Trömner E (1900) Das Jugendirresein. Dementia praecox. Marhold, Halle
Trussel RE, Elinson J (1959) Chronic illness in a rural area – the Hunterdom Study. Chronic illness in the United States vol III. Commission on chronic illness, Cambridge (Mass) (zit. n. Cooper u. Morgan 1977)
Tsuang MT, Perkins K, Simpson JC (1983) Physical diseases in schizophrenia and affective disorder. J Clin Psychiat 44:42–46
Tugendhat E (1981) Selbstbewußtsein und Selbstbestimmung. Sprachanalytische Interpretationen. Suhrkamp, Frankfurt
Urban S (1965) Beitrag zur Entwicklung einer klinischen Testkurzform unter besonderer Berücksichtigung schizophrener Symptomatik. Med. Disseration, Universität Heidelberg (zit. n. Fritsch 1972)
Vaillant GE (1964a) Prospective prediction of schizophrenic remission. Arch Gen Psychiat 11:509–518
Vaillant GE (1964b) A historical review of remitting schizophrenias. Amer J Nerv Ment Dis 138:48–56
Vaillant GE (1978) A ten year follow-up of remitting schizophrenics. Schizo Bull 4:78–85
Vaughn C, Leff JP (1976) The influence of family and social factors on the course of psychiatric illness: A comparison of schizophrenic and depressed neurotic patients. Brit J Psychiat 129:125–137
Venables PH (1957) A short scale for rating "activity-withdrawal" in schizophrenics. J Ment Sci 103:197
Vogel T (1973) Statistische Untersuchungen zur Frage der Normgrenzen des Pneumencephalogramms des Erwachsenen. Ein Beitrag zum Normenproblem in der Medizin. Fortschr Neurol Psychiat 41:55–122
Vogel T, Lange H-J (1966) Pneumencephalographische und psychopathologische Bilder bei endogenen Psychosen. Statistische Untersuchungen an dem von G. Huber 1957 veröffentlichten Material. Arch Psychiat 208:371–384
Watt NF, Grubb TW, Erlenmeyer-Kimling L (1982) Social, emotional, and intellectual behavior at school among children at high risk for schizophrenia. J Cons Clin Psychol 50:171–181
Watzlawick P, Bevin JH, Jackson DD (1972) Menschliche Kommunikation. Formen, Störungen, Paradoxien. Huber, Bern Stuttgart Wien
Weinberger DR, Torrey EF, Neophytides AN, Wyatt RJ (1979) Structural abnormalities in the cerebral cortex of chronic schizophrenic patients. Arch Gen Psychiat 36:935–939
Weinberger DR, Bigelow LB, Kleinmann JE, Klein ST, Rosenblatt JE, Wyatt RJ (1980) Cerebral ventricular enlargement in chronic schizophrenia. Arch Gen Psychiat 37:11–12
Weitbrecht HJ (1962) Zur Frage der Demenz. In: Psychopathologie heute. Hg. v. H. Kranz. Thieme, Stuttgart
Weizsäcker V v (1940) Der Gestaltkreis. Theorie der Einheit von Wahrnehmen und Bewegen. Thieme, Leipzig

Welner A, Croughan JL, Robins E (1974) The group of schizoaffective and related psychoses – critique, record, follow-up, and family studies. I. A persistent emigma. Arch Gen Psychiat 31:628–631

Welner A, Croughan J, Fishman R, Robins E (1977) The group of schizoaffective and related psychoses: A follow-up study. Compr Psychiat 18:413–422

Weygandt W (1904) Alte Dementia praecox. Centralbl Nervenheilk Psychiat XXVII/ F. XV:613–625

Wilson WH, Ban TA (1983) Distribution of Leonhard's subtypes of chronic schizophrenia in two cultures. Canad J Psychiat 28:197–198

Wimmer A (1916) Psykogene Sindsygdomsformer in St. Hans Hospital 1816–1916. Jubilee Publication, 85–216, Gad, Copenhagen (zit. n. Roth u. Mc Clelland 1979)

Wing JK (1960) Pilot experiment in the rehabilitation of long-hospitalized male schizophrenic patients. Brit J Prev Soc Med 14:173–180

Wing JK (1961) A simple and reliable subclassification of chronic schizophrenia. Ment Sci 107:862–875

Wing JK, Brown GB (1970) Institutionalism and schizophrenia. A comparative study of three mental hospitals 1960–1968. University Press, Cambridge

Winkler WT (1954) Zum Begriff der „Ich-Anachorese" beim schizophrenen Erleben. Arch Psychiat Z Neur 192:234–240

Winokur G (1974) The use of genetic studies in clarifying clinical issues in schizophrenia. In: Mitsuda H, Fukuda T (eds) Biological mechanisms of schizophrenia and schizophrenia-like psychoses. Igaku Shoin, Tokyo 241–247

World Health Organization (1979) Schizophrenia. An international follow-up study. Wiley & Sons, Chichester New York Brisbane Toronto

Wyatt RJ, Potkin ST, Kleinman JE, Weinberger DR, Luchins DJ, Jeste DV (1981) The schizophrenia syndrome. Examples of biological tools for subclassification. J Nerv Ment Dis 169:100–112

Wynne LC (1967) Family transactions and schizophrenia: Conceptual considerations for a research strategy. In: Romano's, The Origins of Schizophrenia, vol 151. Excerpta Media International Congress Series, Amsterdam, pp 165–178

Wynne LC, Singer MT (1963) Thought disorder and family relations of schizophrenics. I. A research strategy. Arch Gen Psychiat 9:191–198

Wyrsch J (1949) Die Person der Schizophrenen. Studie zur Klinik, Psychiatrie, Daseinsweise. Haupt, Bern

Wyrsch J (1960) Klinik der Schizophrenie. In: Gruhle HW, Mayer-Gross W, Müller M (Hrsg) Psychiatrie der Gegenwart, Bd II. Springer, Berlin Göttingen Heidelberg

Young MA, Tanner MA, Meltzer MY (1982) Operational definitions of schizophrenia. What do they identify? J Nerv Ment Dis 170:443–447

Zeersen D v (1966) Körperbau, Psychose und Persönlichkeit. Nervenarzt 37:52–59

Zerbin-Rüdin E (1967) Endogene Psychosen. In: Becker PE (Hrsg) Humangenetik. Ein kurzes Handbuch in fünf Bänden, Bd V/2. Thieme, Stuttgart

Ziehen T (1908) Zur Lehre der Aufmerksamkeit. Monatsschr Psychiat 24:173–180 (zit. n. Hartwich 1980)

Zubin J (1975) Problems of attention in schizophrenia. In: Kretzman ML, Sutton S, Zubin J (Hrsg) Experimental approaches to psychopathology. New York, Academic Press

Zubin J (1980) Chronic schizophrenia from the standpoint of vulnerability. In: Baxter CF, Melnechuk T (ed) Perspectives in schizophrenia-research. Raven, New York

Zubin J, Spring B (1977) Vulnerability – a new view of schizophrenia. J Abnorm Psychol 86:102–126

# Sachverzeichnis